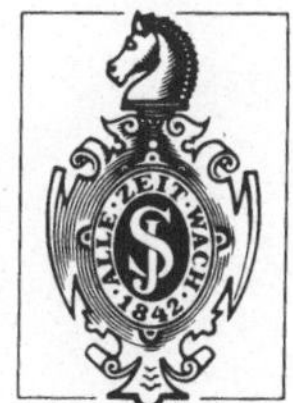
STILLE · ZEIT · WACH
1842

P. Dawson W. Clauß (Hrsg.)

Kontrastmittel in der Praxis

Mit 42 Abbildungen und 18 Tabellen

Springer-Verlag
Berlin Heidelberg New York
London Paris Tokyo
Hong Kong Barcelona
Budapest

Dr. Peter Dawson
Hammersmith Hospital
Department of Radiology
Ducane Road, London W12 OHS
England

Dr. Wolfram Clauß
Schering AG, Klinische Entwicklung Diagnostika
Müllerstr. 170–178
1000 Berlin 65

ISBN-13: 978-3-540-56614-4   e-ISBN-13: 978-3-642-93540-4
DOI: 10.1007/978-3-642-93540-4

Die Wiedergabe von Gebrauchsnamen, Handelsnamen, Warenbezeichnungen usw. in diesem Werk berechtigt auch ohne besondere Kennzeichnung nicht zu der Annahme, daß solche Namen im Sinne der Warenzeichen- und Markenschutzgesetzgebung als frei zu betrachten wären und daher von jedermann benutzt werden dürften.

Produkthaftung: Für Angaben über Dosierungsanweisungen und Applikationsformen kann vom Verlag keine Gewähr übernommen werden. Derartige Angaben müssen vom jeweiligen Anwender im Einzelfall anhand anderer Literaturstellen auf ihre Richtigkeit überprüft werden.

Satz: Cicero Lasersatz, 8900 Augsburg

21/3145-5 4 3 2 1 0 – Gedruckt auf säurefreiem Papier

Inhaltsverzeichnis

3 **Der Einfluß von Röntgenkontrastmitteln
auf Organe und Gefäße**

**4 Bestimmung der Risikofaktoren bei der Anwendung
   von Röntgenkontrastmitteln**

5 Prophylaktische Maßnahmen

6 Patientenaufklärung vor der Verabreichung von Kontrastmitteln

7 Die Verabreichung von Kontrastmitteln

8 Nebenwirkungen und ihre Pathomechanismen

9 Der klinische Einsatz iodierter Kontrastmittel zur Darstellung von Gefäßen, Organen und Organsystemen

Mitarbeiterverzeichnis

Adam, A., Dr., Hammersmith Hospital, Department of Radiology,
Ducane Road, London W12 OHS, U.K.

Alhassan, A., Dr., Nycomed AS Imaging, Slemdalsveien 37, N-0301 Oslo 3

Andrew, E., Dr., Nycomed AS Imaging, Slemdalsveien 37, N-0301 Oslo 3

Bassir, C., Dr., Univ.-Klinikum Rudolf Virchow, FUB,
Pädiatrische Radiologie, KAVH, Heubnerweg 6, D-1000 Berlin 19

Bohn, H. P., Dr., Nycomed AS Imaging, Slemdalsveien 37, N-0301 Oslo 1

Brasch, Robert C., Prof. Dr., University of California, Department of
Radiology, Contrast Media Laboratory, Third and Parnassus Street,
San Francisco, CA 94143 U.S.A.

Clauß, Wolfram, Dr., Schering AG, Klinische Entwicklung Diagnostika,
Müllerstraße 170–178, D-1000 Berlin 65

Davies, Peter, M.D., F.R.C.R., Department of Radiology, City Hospital,
Nottingham, U.K.

Dawson, Peter, Dr., Dept. of Radiology, Univ. of London, Royal
Postgraduate Medical School, Hammersmith Hospital, Ducane Road,
London W12 OHS, U.K.

Dickerhoff, Roswitha, Dr., Universitäts-Kinderklinik, Adenauerallee 119,
D-5300 Bonn 1

Dihlmann, W., Prof. Dr., Röntgeninstitut, Allgemeines Krankenhaus
Barmbek, Rübenkamp 148, D-2000 Hamburg 60

Dinger, J. C., Dr., Schering AG, GCP Methodologie,
Müllerstraße 170–178, D-1000 Berlin 65

Glöbel, B., Prof. Dr., Univ.-Kliniken des Saarlandes,
Abteilung Medizintechnik u. Strahlenschutz,
D-6650 Homburg/Saar

Grainger, Ronald G., Prof. Dr., Royal Hallamshire Hospital,
Department of Radiology, Glossop Road, Sheffield S102JF, U.K.

Günzel, P., Dr., Schering AG, Experimentelle Toxikologie,
Müllerstraße 170–178, D-1000 Berlin 65

Gulbrandsen, Trygve, Dr., Nycomed AS Imaging, Slemdalsveien 37,
N-0301 Oslo 3

Hagen, Bernd, Dr., Martin-Luther-Krankenhaus, Röntgen- und
Strahlenabteilung, Caspar-Theyss-Straße 27–31, D-1000 Berlin 33

Heep, Josef, Prof. Dr., Josefskrankenhaus, Gynäkologische Abteilung,
Landhausstraße 25, D-6900 Heidelberg

Hering, L., Dr., Röntgeninstitut, Allgemeines Krankenhaus Barmbek,
Rübenkamp 148, D-2000 Hamburg 60

Herrmann, Dirk, Dr., Schering AG, Müllerstraße 170–178, D-1000 Berlin 65

Imhof, H., Prof. Dr., Zentrales Inst. für Radiodiagnostik,
Allgemeines Krankenhaus Wien, Lazarettgasse 14, A-1090 Wien

Katayama, Hitoshi, Prof. Dr., Department of Radiology, Juntendo
University, Hongo 3-1-3 Brunkyo-ku, Tokyo 113, JAPAN

Kaufmann, Herbert J., Prof. Dr., Schwerinstraße 14, D-1000 Berlin 30

Krause, Werner, Dr., Schering AG, Müllerstraße 170–178, D-1000 Berlin 65

Krestin, G., Dr., Med. Einrichtungen d. Univ., Radiologische Inst.
und Poliklinik, Joseph-Stelzmann-Straße 9, D-5000 Köln

Laerum, Frode, Prof., Section for Experimental Radiology,
Department of Diagnostic Radiology,
Rikshospitalet, N-0027 Oslo 1

Maurer, H. J., Prof. Dr., Dept. of Radiology, Faculty of Medicine,
University of Malaya, Lembah Pantai, 59100 Kuala Lumpur,
MALAYSIA

Niendorf, Hans-Peter, Dr., Schering AG, Hauptdepartement Klinische
Forschung IV, Müllerstraße 170–178, D-1000 Berlin 65

Papassotiriou, V., Dr., Wenckebach-Krankenhaus, Röntgenabteilung,
Wenckebachstraße 23, D-1000 Berlin 42

Rickards, David, Dr., Department of Radiology, Middlesex Hospital,
Mortimer Street, London W1N 8AA, U.K.

Röal, W., Prof. Dr., Mediziniscne Universitats-Klinik, Rontgenabteilung im
Zentrum Innere Medizin, Krankenhausstraße 12, D-8520 Erlangen

Romaniuk, Paul, Prof. Dr., Inst. für Kardiovaskuläre Diagnostik,
Charite – Humboldt-Universität, Schumannstraße 20–21, D-1040 Berlin

Sage, Michael R., Prof., Dept. of Radiology, The Flinders University of
South Australia, Flinders Medical Centre, Bedford Park, South Australia
5042, AUSTRALIA

Scherberich, J. E., PD Dr., Klinikum der J.-W.-Goethe-Universität,
Zentrum der Inneren Medizin, Theodor-Stern-Kai 7,
D-6000 Frankfurt a. M. 70

Schlief, Reinhard, Dr., Schering AG, Sekt. Nichtkonvention.
Kontrastmittel, Müllerstraße 170–178, D-1000 Berlin 65

Schöbel, Christel, Dr., Schering AG, Experimentelle Toxikologie,
Müllerstraße 170–178, D-1000 Berlin 65

Schürmann, R., Dr., Schering AG, Klinische Entwicklung Diagnostika,
Müllerstraße 170–178, D-1000 Berlin 65

Schuhmann-Gampieri, Gabriele, Dr., Kernspintomographie Pharmakologie,
Schering AG, Müllerstraße 170–178, D-1000 Berlin 65

Skalpe, I. O., Prof. Dr., Rikshospitalet, Röntgen-Radium-Avd.,
Pilestredet 32, N-0027 Oslo 1

Spann, W., Prof. Dr., Ludwig-Maximilians-Univ., Fachbereich Medizin,
Bavariaweg 19, D-8000 München 2

Speck, Ulrich, Prof. Dr. rer. nat., Schering AG, Pharma Forschung,
Müllerstraße 170–178, D-1000 Berlin 65

Strickland, Nicola Hilary, Dr., Royal Postgraduate Medical School,
Hammersmith Hospital, Ducane Road, London W12 OHS, U.K.

Taenzer, V., Prof. Dr., Krankenhaus Moabit, Röntgenabteilung,
Turmstraße 21, D-1000 Berlin

Tauber, R., Prof. Dr., Allgemeines Krankenhaus Barmbek,
Urologische Abteilung, Rübenkamp 148, D-2000 Hamburg 60

Thelen, Manfred, Prof. Dr., Klinikum der Johannes-Gutenberg-Universität,
Institut für Klinische Strahlenkunde, Langenbeckstraße 1, D-6500 Mainz

Thron, A., Prof. Dr., Neurologische Klinik der RWTH,
Abteilung Neuroradiologie, Pauwelsstraße, D-5100 Aachen

Vergesslich, Klara, Dr., Universitätskinderklinik Wien,
Währinger Gürtel 18–20, A-1090 Wien

Weissleder, H., Prof. Dr., Kreiskrankenhaus, Abt. für Röntgendiagnostik,
Gartenstraße 40, D-8730 Emmendingen

Wisser, Gregor, Dr., Universitätsklinik für Anästhesiologie,
Johannes-Gutenberg-Universität, Langenbeckstraße 1, D-6500 Mainz

Wolden, Brit, Dr., Nycomed AS Imaging, Slemdalsveien 37, N-0301 Oslo 3

Zuckert, Dieter, Dr., Kissinger-Straße 57, D-1000 Berlin 33

KAPITEL 1

Allgemeine Grundlagen

1.1 Historischer Überblick über die Entwicklung von Kontrastmitteln für die bildgebenden diagnostischen Verfahren in der Radiologie

H. J. Maurer und *W. Clauß*

Einleitung

Es wird zwischen negativen (Luft, O_2, CO_2), positiven wie Barium ($BaSO_4$), Iod (I), paramagnetischen und ultraschallgeeigneten KM in der bildgebenden radiologischen Diagnostik unterschieden. Das erstmals 1896 für Untersuchungen der Peristaltik benutzte Bariumsulfat ($BaSO_4$) geriet schon bald wieder in Vergessenheit. Erst etwa 1 Jahrzehnt später wurde das von Munk (pers. Mitteilung 1950) „neu" entwickelte $BaSO_4$ als sog. Rieder-Mahlzeit in die Röntgendiagnostik des Magen-Darm-Kanals eingeführt. Hier hat es bis heute in speziellen Abwandlungen, wie z. B. mit verschiedenen Geschmackskorrigenzien, in geänderter Dichte und Molekülgröße seine Stellung halten können, gelegentlich ersetzt durch triiodierte ionische oder nichtionische Röntgenkontrastmittel (RKM), die z. B. bei Verdacht auf Fistel, Ileus oder vielfach bei Kindern indiziert sind.

Iod wurde als röntgenstrahlenabsorbierendes Atom, d. h. als positives RKM, schon 1896 erkannt, ohne daß daraus Konsequenzen gezogen worden wären. Als erstes brauchbares positives RKM wurde 1921 die ölige Iodverbindung Lipiodol zur Myelographie mit Erfolg von Sicard eingesetzt. Die öligen RKM, gleichzeitig für Bronchographie, später für Hysterosalpingographie, Pyelographie und -skopie und vor allem Lymphadenographie angewandt, werden kaum resorbiert und führen häufig zu Fremdkörpergranulomen. Wegen des Auftretens von pulmonalen und peripheren Fettmikroembolien gibt es heute kaum noch eine Indikation für ölige RKM, außer bei z. B. chronisch-destruktiven Lungenerkrankungen und pulmonalem Hochdruck. Sicard u. Jacobaeus haben Lipiodol auch zur Ventrikulographie benutzt. Dieses Verfahren hat sich jedoch, u. a. auch wegen der Komplikationen, nicht durchgesetzt.

Die wasserlöslichen RKM werden in nieren- und gallengängige RKM unterteilt, die sich vor allem hinsichtlich ihrer Proteinbindung unterscheiden. Im Gegensatz zu den Uroangiographika, die nach passiver glomerulärer Filtration renal ausgeschieden werden, gelangen die Cholegraphika nur nach Bindung an Serumeiweiße in die Leber und werden nach Verstoffwechselung über die Galle ausgeschieden. Da mit zunehmender Proteinbindung die Toxizität zunimmt, muß es das Ziel sein, nierengängige RKM mit möglichst geringer und gallengängige RKM mit gerade noch ausreichender Proteinbindung zu entwickeln. Die heute – trotz guter Ergebnisse mit der Sonographie – noch angewandte orale Cholezystographie erlaubt zwar bei funktionierender Resorption im Dünndarm eine Darstellung der Gallenblase, jedoch nicht die der Gallenwege. Wenn überhaupt, sollte die Gesamtdarstellung des biliären Systems, d. h. der intra- und extrahepatischen Gallengänge einschließlich der Gallenblase, mittels Kurzzeitinfusionscholezystocholangiographie u. U. unter Anwendung von Tomo- bzw. Zonographie und/oder CT angestrebt werden.

Gallengängige orale RKM

1909 wurde die Ausscheidung von Tetrachlorphenolphthalein über die Galle nachgewiesen. Dieser Effekt diente bis in die 50er Jahre als Grundlage von Leberfunktionstests. 1923 konnte erstmals mit einem oral verabreichten halogenierten Phenolphthalein die Gallenblase dargestellt werden. 1924 wurde dann Iodophthalein (Iodtetragnost) in den Handel gebracht. 1940 entwickelten Dohrn u. Diedrich Iodoalphionsäure (Biliselectan), deren Toxizität nur noch etwa $^1/_2$ der des Iodophthaleins betrug. Es sind anschließend eine Reihe oraler Cholezystographika entwickelt worden, die sich durch unterschiedliche Seitenketten der allgemeinen Strukturformel und darauf zurückführende bessere Verträglichkeit unterscheiden, wie z. B. Natriumiopodat (Biloptin).

Gallengängige intravenöse RKM

Priewe sah bei dem Versuch, ein besseres nierengängiges RKM zu synthetisieren, bei der i.v.-Applikation einer Verbindung, die sich aus 2 durch eine aliphatische Brücke verbundenen Molekülen Azetrizoat zusammensetzte, eine überraschende Ausscheidung über die Leber und die Gallenwege. Langecker et al. [5] entwickelten daraus das erste lebergängige RKM Adipiodon (Biligrafin), das 1953 von Frommhold in die Routinediagnostik eingeführt wurde. Wegen der relativ hohen Toxizität von Biligrafin und ähnlicher Präparate wurden weitere Substanzen synthetisiert und entwickelt, die schließlich über die Iodoxaminsäure (Endomirabil) zur Iotroxinsäure (Biliscopin) führten, deren Anwendung in Form der Kurzzeitinfusionscholezystocholangiographie ausgezeichnet verträglich ist.

Nierengängige RKM

Obwohl schon sehr früh Iod als positives RKM erkannt worden war (1896), hat es noch etwa 30 Jahre gedauert, bis ein klinisch anwendbares RKM entwickelt werden konnte. Der von Berberich u. Hirsch sowie Moniz beschrittene Weg, Bromverbindungen (S_rB_r, LiB_r, KBs_r, NaB_r) intravenös und intraarteriell zur Gefäßdarstellung zu verabreichen, führte in einigen Fällen zu technisch geglückten Arterio- und Phlebographien. Die ungenügende Gefäßdarstellung sowie die besonders nach i.a.-Applikation schweren Unverträglichkeitsreaktionen veranlaßten Moniz, auf das bereits von Osborne et al. [8] zur i.v.-Urographie verwendete Natriumiodid zurückzugreifen. Bei erheblicher Toxizität der verwendeten 25%igen Natriumiodidlösung konnte doch die gute kontrastgebende Eigenschaft von Iod nachgewiesen werden. Sie ist insbesondere auf den hohen Massenabsorptionskoeffizienten von Iod im diagnostischen Strahlenbereich zurückzuführen.

Binz u. Räth [2] synthetisierten 1925 in einem völlig anderen Zusammenhang Pyridinverbindungen, die z.T. auch Iod enthielten. Swick [11] untersuchte 1928 und 1929 zunächst bei L. Lichtwitz (Städt. Krankenhaus Altona, Hamburg), später bei A. von Lichtenberg [6] (St. Hedwigskrankenhaus, Berlin) eine Reihe dieser Pyridine und entwickelte zusammen mit der Schering AG zunächst 1929 Selectan neutral, das aber schon sehr bald durch Uroselectan (1 Iodatom) und Uroselectan B (2 Iodatome) ergänzt wurde. Etwa gleichzeitig (1930) entwickelten Bronner et al. bei der Bayer AG das Abrodil (Iodmethansulfonsäure) und das Perabrodil (3,5-Diiodpyridon-4-N-Essigsäure). Die diiodierten RKM Uroselectan B und Perabrodil führten bei befriedigender Verträglichkeit zu einer ausreichenden Darstellung der ableitenden Harnwege und auch von Gefäßen und wurden fast 20 Jahre in der Röntgendiagnostik verwendet.

Die 1929 von Moniz [7] für die zerebrale Angiographie eingeführte Thoriumdioxidsuspension zeigte ausgezeichnete Kontraste und wurde sehr gut vertragen. Thorium wird jedoch zu einem erheblichen Anteil im RES gespeichert und führt aufgrund seiner radioaktiven Strahlung zur Bildung gutartiger Tumoren, die im Laufe der Zeit maligne entarten. Bei paravasaler Injektion bilden sich erhebliche Fibrosen, u.a. mit Kompression des Gefäßes, die ebenfalls maligne entarten können. Obwohl diese schweren Komplikationen bereits seit 1942 bekannt waren, wurde Thoriumdioxid noch bis in die 50er Jahre hinein, wenn auch zunehmend seltener, angewandt.

Anfang der 50er Jahre ging man von den diiodierten Pyridinderivaten zu den mit 3 Iodatomen substituierten Benzolderivaten, den triiodierten Benzoesäuren, über. Hydrophile Seitengruppen sowie das zur Salzbildung eingesetzte Methylglukamin verbesserten die Verträglichkeit der ionischen KM beträchtlich, während das 3. im Molekül verankerte Iodatom zu einer höheren Kontrastdichte führte.

Eingeleitet wurde die Entwicklung der triiodierten RKM mit der Synthese des Azetrizoats durch Wallingford [12] (Urokon, Mallinckrodt, 1950). Eine entscheidende weitere Verbesserung der Verträglichkeit gelang Diedrich (Schering) und gleichzeitig Chemikern der Firma Sterling-Winthrop mit der Synthese des Amidotrizoats (Urografin und Hypaque, 1954). Auf der Basis des Amidotrizoats folgten durch Variation der Seitenketten Metrizoat (Isopaque, 1962), Iothalamat (Conray, 1962), Iodamid (Uromiro, 1965), Ioxithalamat (Telebrix, 1972) und Ioglicinat (Rayvist, 1978). Mehr als 30 Jahre bildeten diese RKM aufgrund ihrer guten Verträglichkeit die Basis für die Röntgendiagnostik der Gefäße, der ableitenden Harnwege und diverser Körperhöhlen. Sie werden auch heute noch, allerdings vornehmlich intravenös angewendet. Gemeinsames Merkmal ist die Dissoziation im Blut in Anionen und Kationen („ionische RKM") und ein hoher osmotischer Druck (bis zum 7fachen des Blutes). Almen [1] erkannte Ende der 60er Jahre als erster die entscheidende Rolle, der Hyperosmolalität, aber auch der elektrischen Ladung für die Auslösung bestimmter Nebenwirkungen ionischer RKM. Sein Vorschlag, die ionische Karboxylgruppe in den triiodierten Benzoesäurederivaten durch eine nicht-dissoziierende Gruppe, wie z. B. ein Amid, zu ersetzen und die notwendige Wasserlöslichkeit durch besonders hydrophile OH-Gruppen zu gewährleisten, war die Geburtsstunde der nichtionischen RKM.

Die den Verhältnissen im Blut angenäherte Osmolalität sowie die fehlende elektrische Ladung führte zu einer deutlichen Verbesserung der Verträglichkeit. Das kristalline Metrizamid (Amipaque) wurde überwiegend für Myelo- und periphere Angiographien benutzt, mußte jedoch in jedem Fall unmittelbar vor der Untersuchung in die gewünschte Lösung gebracht werden. Die Einführung von nichtionischen triiodierten RKM in gebrauchsfertiger Lösung, wie Iohexol (Omnipaque), Iopamidol (Solutrast, Iopamiron), Iopromid (Ultravist), Ioversol (Optiray) und Iopentol (Imagopaque) erleichterten und förderten den Einsatz der nichtionischen RKM. Der Weg, einen ähnlich günstigen Effekt durch das ionische Dimer Ioxaglat (Hexabrix) zu erzielen, führte jedoch zu weniger günstigen Resultaten.

Der Anwendungsbereich der nichtionischen RKM umfaßt alle Gebiete, außer dem Gallenwegs- und Lymphsystem.

Während eine Vielzahl von Publikationen die in klinischen kontrollierten Vergleichsstudien beobachtete signifikant geringere Rate an leichten und mittelschweren Nebenwirkungen der nichtionischen gegenüber den ionischen RKM beweist, wurden bisher nur 3 große multizentrische Studien mit dem Ziel durchgeführt, auch eine Differenzierung anhand der selten auftretenden schweren Reaktionen zu erzielen. Unabhängig vom statistischen Design attestierten die Ergebnisse aller 3 Studien übereinstimmend den nichtionischen RKM je nach Art und Grad des vorbestehenden Risikos ein um den Faktor 1:2 bis 1:6 vermindertes Risiko hinsichtlich des Auftretens schwerer und lebensbedrohlicher Reaktionen [4, 9, 10].

Die jüngste Weiterentwicklung der RKM stellt mit der Synthese hexaiodierter nichtionischer Dimere Iotrolan (Isovist) und Iodixanol (Visipaque) dar, deren Osmolalität in allen Konzentrationen der des Blutes und des Liquors entspricht. Mit dem bereits im Handel befindlichen Iotrolan konnten die neurotoxischen Beschwerden nach Myelographien deutlich gesenkt werden. Die Eignung für die intravasale Anwendung wird z. Z. für beide Substanzen klinisch überprüft.

Der Versuch, den kontrastgebenden Bestandteil Iod durch das in der Psychiatrie häufig angewandte Lithium zu ersetzen, mußte schon nach den Tierversuchen trotz des guten Kontrasteffektes wieder fallengelassen werden, da erhebliche zystische Degenerationen der Nieren beobachtet wurden.

Negative RKM wie Luft, O_2 und CO_2, absorbieren die Röntgenstrahlen schwächer als das Körpergewebe, wodurch ein negativer Kontrasteffekt erzielt werden kann. Luft wurde schon sehr früh bei der Diagnostik des Hohlsystems von Niere, Ureter und Blase angewandt. Gasförmige RKM ermöglichen nach präsakraler Insufflation vor Sonographie und CT die Darstellung retroperitonealer, mediastinaler und zervikaler Organe, vor allem in Verbindung mit der Tomo- bzw. Zonographie. Darüber hinaus wurde CO_2 sowohl experimentell als auch klinisch zur Angiokardiographie und Aortoarteriographie benutzt, um bei Risikopatienten iodierte RKM zu vermeiden. Methodische Schwierigkeiten und oft nicht zufriedenstellender Kontrast haben den routinemäßigen Einsatz verhindert.

Das Hauptanwendungsgebiet für negative RKM waren die Ventrikulographie und die aszendierende lumbale oder subokzipitale Enzephalographie, die aber einerseits durch die zerebrale Angiographie eingeschränkt und später durch CT bzw. heute MRT völlig verdrängt wurden. Ebenso ist die Luftmyelographie durch Einführung der Lipiodol-Myelographie erheblich zurückgegangen und später durch die di- und triiodierten ionischen RKM ersetzt worden. Heute werden zur Myelographie ausschließlich nichtionische monomere bzw. dimere nierengängige RKM verwendet.

Zusammenfassung

Die Geschichte der iodierten RKM zeigt eine gute und glückliche Zusammenarbeit zwischen der chemisch-pharmazeutischen Industrie und Klinik. Als Ergebnis stehen heute für die Röntgendiagnostik sehr gut verträgliche nichtionische RKM zur Verfügung, die alle Bereiche abdecken, bei denen harngängige RKM angewendet werden können.

Der Vollständigkeit halber soll noch erwähnt werden, daß für die MRT paramagnetische RKM wie Gd-DTPA (Magnevist) und Gd-DOTA (Dotarem) und für den Ultraschall ein RKM auf der Basis von Mikrobläschen (Echovist) entwickelt und in den Handel gebracht wurden. Die Sensitivität, aber auch Spezifität der aufgeführten diagnostischen Verfahren konnte durch den Einsatz dieser RKM erheblich gesteigert werden.

Literatur

1. Almén T (1969) Contrast agent design. Some aspects on the synthesis of water-soluble agents of low osmolality. J Theor Biol 24:216–226
2. Binz A, Räth A, von Lichtenberg A (1931) The chemistry of proselectan. Z Urol 25:297–301
3. Grainger RG (1982) Intravascular contrast media – the past, the present and the future. Br J Radiol 55:1–18

4. Katajama H, Yamaguchi K, Kozuka T, Takashima T, Seez P, Matsuura K (1990) Adverse reactions to ionic and nonionic contrast media. A report from the Japanese Committee on the Safety of Contrast Media. Radiology 175:621–628
5. Langecker H, Harwart A, Junkmann K (1954) 3,5-Diacetylamino-2,4,6-trijodbenzoesäure als Röntgenkontrastmittel. Naunyn-Schmiedebergs Arch Exp Pathol 222:584–590
6. Lichtenberg A von, Swick M (1929) Klinische Prüfung des Uroselectans. Klin Wochenschr 8:2089–2091
7. Moniz E (1934) L'angiographie cérébrale. Masson, Paris
8. Osborne ED, Sutherland CG, Scholl AF, Rowntree LG (1923) Roentgenography of urinary tract during excretion of sodium iodide. JAMA 80:368–373
9. Palmer FJ (1988) The RACR survey of intravenous contrast media reactions: final report. Austral Radiol 32:426–428
10. Schrott KM, Behrends B, Clauß W, Kaufmann J, Lehnert J (1986) Iohexol in der Ausscheidungsurographie: Ergebnisse des Drug monitorings. Fortschr Med 7:53–156
11. Swick M (1929) Darstellung der Niere und Harnwege im Röntgenbild durch intravenöse Einbringung eines neuen Kontraststoffes, des Uroselectans. Klin Wochenschr 8:2087–2089
12. Wallingford VH (1953) The development of organic iodide compounds as X-ray contrast media. J Am Pharmacol Assoc (Sci Ed) 42:721–728

1.2 Die Chemie der Röntgenkontrastmittel

T. Guldbrandsen

Einleitung und Übersicht

Die Funktion der RKM besteht darin, ein Organ oder einen Teil des Körpers für Röntgenstrahlen undurchlässig zu machen. Die Röntgenstrahlen interagieren dabei mit Elektronen und werden durch sie absorbiert. Es ist bekannt, daß diese Absorption etwa der Atomnummer in der 3. Potenz proportional ist. Daher ist jedes in einer biologisch verträglichen Hülle verpackte schwere Atom ein möglicher Kandidat für ein RKM. In der jüngeren Geschichte war Iod das einzige Atom, das alle nötigen chemischen Eigenschaften aufwies, um es in geeignete RKM für die intravasale und intrathekale Anwendung einzubauen.

Physikochemische Eigenschaften

Wasserlöslichkeit

Da die Nachweismethoden für Röntgenstrahlen eine relativ geringe Empfindlichkeit haben, muß das Iod mit einer Konzentration von mindestens 100 mg/ml in die zu untersuchende Körperstruktur gebracht werden. Bei Injektion in die Blutbahn erfolgt eine sofortige Verdünnung. Um dennoch

einen ausreichenden Kontrast zu erreichen, müssen daher recht hohe Iodkonzentrationen injiziert werden. Deshalb ist es wichtig, KM zu entwickeln, die eine extrem hohe Wasserlöslichkeit haben, ohne daß die Gefahr einer Auskristallisation in den Ampullen, den Spritzen oder dem Körper besteht. Die folgenden chemischen Prinzipien können genutzt werden, um die Wasserlöslichkeit zu verbessern:
- ionische Gruppen, d. h. Salze,
- Hydroxilgruppen (mehr als 3) und andere hydrophile Gruppen,
- eine große Zahl von Strukturisomeren.

Viskosität

Je höher die Viskosität der Lösung ist, desto länger wird es dauern, bis das KM im Blut auf diagnostisch unbrauchbare Konzentrationen verdünnt wird. In der klinischen Praxis wird jedoch durch die Viskosität die Injektionsgeschwindigkeit begrenzt, besonders wenn das KM durch einen Katheter injiziert wird. Daher gibt es abhängig von der klinischen Indikation unterschiedliche optimale Viskositäten für RKM. Faktoren, die die Viskosität von KM-Lösungen beeinflussen sind:
- die Zahl der Hydroxilgruppen und die Zahl und Geometrie der Substituenten,
- das Molekulargewicht des KM,
- die Temperatur der Lösung.

Tatsächlich kann durch das Erwärmen der KM-Lösung auf Körpertemperatur die Viskosität um ca. 50 % vermindert werden. Auf Körpertemperatur erwärmtes KM reduziert außerdem die pharmakologischen Wirkungen, besonders am Herzen.

Osmolalität

Parenterale Injektionslösungen sollten in ihrer Osmolalität der der Körperflüssigkeiten so weit wie möglich entsprechen. Da die Osmolalität einer Lösung der Zahl der gelösten Teilchen (Moleküle, Ionen) direkt proportional ist, kann die Osmolalität einer KM-Lösung gesenkt werden, indem man die Zahl der Iodatome pro gelöstem Partikel erhöht.

Zum gegenwärtigen Stand der Technik können die KM in 4 Gruppen eingeteilt werden:
1. ionische Monomere, charakterisiert durch 1 Triiodbenzolgruppe mit 1 Karboxilgruppe, Beispiele: Metrizoat (Isopaque), Amidotrizoat (Urografin, Hypaque),
2. nichtionische Monomere, charakterisiert durch eine Triiodbenzolgruppe mit mehr als 3 Hydroxilgruppen und keinen Karboxilgruppen oder anderen ionisierbaren Funktionen, Beispiele: Iohexol (Omnipaque), Iopami-

dol (Jopamiro, Solutrast), Iopromid (Ultravist), Ioversol (Optiray), Iopentol (Imagopaque),

3. ionische Monoaziddimere, charakterisiert durch 2 mit einer Kohlenstoffbrücke verbundene Triiodbenzolringe, von denen 1 eine Karboxilgruppe trägt, Beispiel: Ioxaglat (Hexabrix),
4. nichtionische Dimere, charakterisiert durch 2 mit einer Kohlenstoffbrücke verbundene Triiodbenzolgruppen, die mehrere Hydroxilgruppen und keine ionenbildenden Gruppen tragen, Beispiele: Iodixanol, Iotrolan (Isovist).

Tabelle 1.2.1. Die Osmolalität nimmt in folgender Reihenfolge ab

Substanz	Iodatome	Partikel	Verhältnis
Ionische Monomere	3	2	1,5
Nichtionische Monomere	3	1	3.0
Ionische Dimere	6	2	3,0
Nichtionische Dimere	6	1	6,0

Das Ziel der Entwicklung von Verbindungen mit niedrigerer Osmolalität wurde mit Iodixanol und Iotrolan erreicht. Diese nichtionischen Dimere sind z. Z. die einzigen RKM die auch isotonische Lösungen bei hohen Iodkonzentrationen (300 mg Iod/ml und mehr) bilden.

Verteilung hydrophiler Substituenten

Die Toxizität einer chemischen Substanz wird zu einem großen Teil durch Interaktionen mit Proteinen, Membranen usw. im Körper hervorgerufen. Man geht allgemein davon aus, daß die lipophilen Gruppen eines Moleküls leichter mit Biomolekülen interagieren als die hydrophilen Gruppen. Es kann daher gefolgert werden, daß ein Molekül mit einer optimalen biologischen Akzeptanz nicht nur hochgradig hydrophil sein sollte, sondern daß seine hydrophilen Substituenten auch gleichmäüßig auf seiner Oberfläche verteilt sein sollten. Die bessere Verträglichkeit von Iohexol im Vergleich mit Metrizamid kann vielleicht teilweise mit einer gleichmäßigeren Verteilung der Hydroxilgruppen auf dem Iohexolmolekül erklärt werden, während Metrizamid aus einem hydrophilen Teil (dem Glukosamin) und einem lipophilen Teil (dem iodierten aromatischen Ring) besteht (Abb. 1.2.1).
Bei der Betrachtung der Strukturformeln muß man bedenken, daß die Moleküle nicht flach sind, sondern im 3dimensionalen Raum annähernd in Kugelform vorliegen.

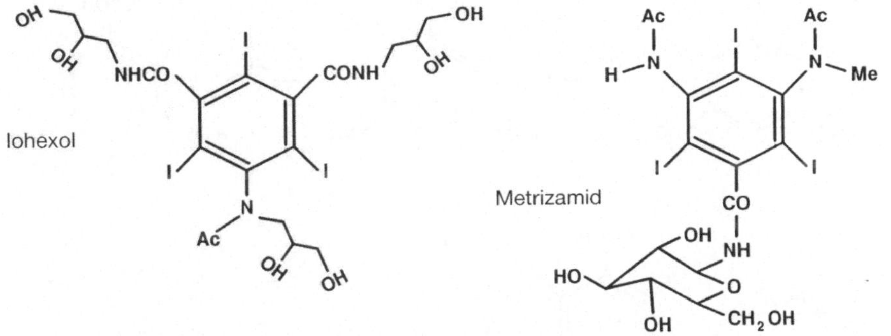

Abb. 1.2.1. Strukturabhängige Verträglichkeit am Beispiel von Iohexol und Metrizamid. Ac = Acethylierung; Me = Methylierung

Chemische Stabilität

Bei Raumtemperatur gelagert, sind KM über Jahre stabil, wenn sie vor Licht geschützt werden. Manche KM haben sich auch bei 40 °C als stabil erwiesen.

Als erstes Anzeichen des Zerfalls eines RKM sieht man das Freisetzen von Iodidionen in der Lösung. Diese Zerfallsreaktion wird durch Hitze, Lichteinwirkung oder durch eine Kontamination mit Spuren von Kupferionen verstärkt. Aus diesem Grund enthalten KM-Lösungen EDTA bzw. DTPA, das mit Kupfer einen stabilen Komplex bildet.

Synthese

Die Synthese von ionischen KM kann recht einfach in einem 3- oder 4stufigen Prozeß aus industriell lieferbarer 3,5-Dinitrobenzolsäure oder 5-Nitroisophthalsäure durchgeführt werden. 3,5-Dinitrobenzolsäure wird durch katalytische Hydrigierung in 3,5-Diaminobenzolsäure transformiert, dann mit Iodchlorid (oder Natriumioddichlorid in wäßriger Lösung) iodiert und durch Azetylierung der Aminofunktionen mit Essigsäureanhydrid weitertransformiert in Amidotrizoesäure (Abb. 1.2.2).

Für nichtionische KM, die Amidderivate der ionischen KM darstellen, müssen mindestens 2 weitere Syntheseschritte zum Einbau der Amidfunktionen durchgeführt werden. Die Amidierung kann zu einem späten Stadium der Synthese an den entsprechenden ionischen Verbindungen durchgeführt werden oder, vorzugsweise, zu einem frühen Zeitpunkt, bevor die Iodatome eingebaut werden (Abb. 1.2.3).

Der Preisunterschied zwischen den nichtionischen und den ionischen KM spiegelt die Kosten der beiden zusätzlichen Syntheseschritte sowie die Kosten der hydroxilierten Amine wider.

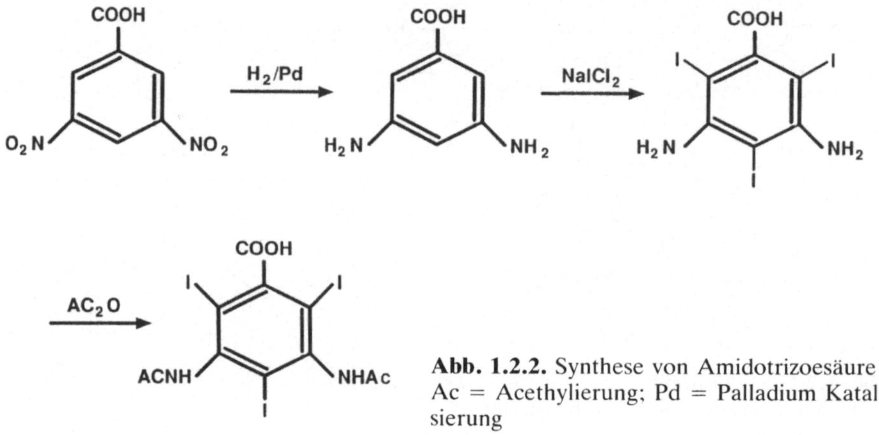

Abb. 1.2.2. Synthese von Amidotrizoesäure
Ac = Acethylierung; Pd = Palladium Katalysierung

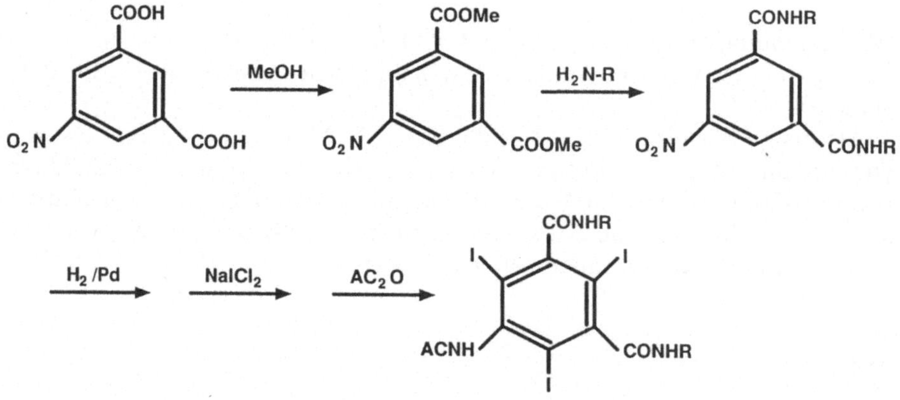

Abb. 1.2.3. Synthese nichtionischer KM
R = CH CHOH CH$_2$OH; Me = Methylierung; Pd = Palladium Katalysierung

Stereochemische Eigenschaften der Kontrastmittel

Aufgrund des großen Raumbedarfs der Iodatome ist die Rotation zum aromatischen Ring an den benachbarten Bindungsstellen eingeschränkt (Abb. 1.2.4).

Besonders bei den nichtionischen KM führt dies zur Existenz mehrerer Stereoisomere, die mit chromatographischen Methoden getrennt werden können.

Eine große Zahl von Stereoisomeren trägt zur Löslichkeit der Verbindungen bei. Daher haben die nichtionischen KM eine bessere Löslichkeit als man aufgrund der Anzahl der Hydroxilgruppen voraussagen könnte.

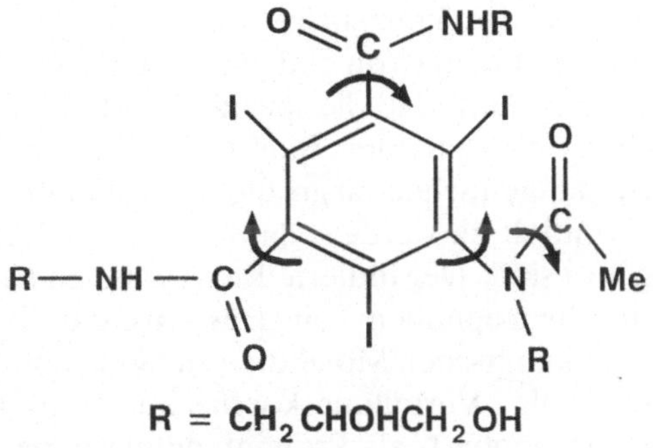

Abb. 1.2.4. Isomerie bei Iohexol.
(Die Pfeile weisen auf die behinderte
Rotation hin.)

$R = CH_2CHOHCH_2OH$

Orale Röntgenkontrastmittel für die Cholezystographie

Orale Cholezystographika müssen folgende Voraussetzungen erfüllen:
- Absorption aus dem Gastrointestinaltrakt,
- Exkretion in ausreichender Konzentration in die Galle,
- geringe Toxizität/minimale Nebenwirkungen.

Die Abbildung 1.2.5 zeigt verallgemeinert die Struktur brauchbarer RKM
für die Cholezystographika. Dies sind normalerweise 3fach iodierte Aro-
mate mit einer unsubstituierten Ringposition sowie einer über eine lipophile
Brücke angehängten aliphatischen Karboxilgruppe.

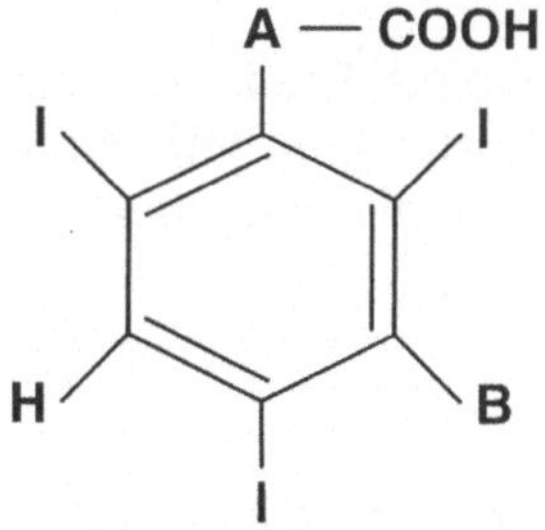

Abb. 1.2.5. Allgemeine Struktur der oralen Cholezystographika

1.3 Struktur-Toxizitätsbeziehungen von RKM-Verbindungen

P. Dawson

Die Toxizität der KM setzt sich aus 2 Komponenten zusammen: Zum einen
die hohe Osmolalität, deren Wirkungen auf den Organismus gut bekannt
sind, und zum anderen nämlich die Chemotoxizität, über die man bedeutend
weniger weiß. Bei der 1. handelt es sich um eine unspezifische Wirkung, die

nur von der Konzentration der Lösung abhängig ist; die 2. ist molekülspezifisch und hängt von einigen Parametern der Molekülstruktur ab.

Es scheint, daß die spezifische Molekültoxizität der RKM auf einer schwachen unspezifischen Bindung an biologische Makromoleküle beruht. Diese Bindungen scheinen größtenteils über die hydrophoben Anteile der Moleküle vermittelt zu werden, da die hydrophilen Anteile in einer wäßrigen Lösung gelöst sind. Der iodierte Benzolring im Kern des Moleküls bildet den wichtigsten hydrophoben Teil. Das Ausmaß, in dem dieser Ring für Interaktionen mit biologischen Molekülen zur Verfügung steht, wird unterschiedlich gemessen: als Verteilungskoeffizient (ein Maß der relativen Hydrophilie/Hydrophobie), als Proteinbindungskapazität (z. B. mit Albumin) oder indirekt als die Stärke der Wirkung auf Proteine, insbesondere Enzyme. Ein 2. und sehr wichtiger Interaktionsweg zwischen manchen RKM und biologischen Makromolekülen ist die elektrische Ladung oder der Coulomb-Effekt. Dieser fehlt naturgemäß bei den nichtionischen KM, was ihnen, abgesehen von allen anderen Überlegungen, bereits eine größere Inertheit einräumt.

Untersuchungen auf diesem Gebiet haben zu der Schlußfolgerung geführt, daß folgende Bedingungen gute Voraussetzungen für KM mit niedriger Toxizität bilden:
1. Die Substanz sollte nichtionisiert sein.
2. Es sollte viele hydrophile Substituenten geben, die den iodierten Kern des Moleküls abschirmen.
3. Das Molekül sollte kompakt sein, so daß die Viskosität nicht zu hoch ist.
4. Aus Gründen der Entropie und Löslichkeit sollte das Molekül isomerisch sein.

Dieses Thema ist noch nicht völlig erforscht, aber die Fortschritte waren in letzter Zeit beträchtlich, und bald wird vielleicht der Punkt erreicht sein, an dem ein computergestütztes Design von Molekülen möglich sein wird.

1.4 Relevante Ergebnisse toxikologischer Untersuchungen von nichtionischen Röntgenkontrastmitteln für die Risikoabschätzung für den Menschen

C. Schöbel und *P. Günzel*

Einleitung

Für die Risikoabschätzung von neuen iodhaltigen RKM sind die tierexperimentellen Untersuchungsergebnisse eine wichtige Voraussetzung für die klinische Prüfung am Menschen. Die zu diesem Zwecke ausgeführten toxikologischen Prüfprogramme unterscheiden sich in der Regel nicht von den-

jenigen, die für ein kurzfristig anzuwendendes Arzneimittel eingesetzt werden:
– Akute Toxizität,
– systemische Verträglichkeit bei wiederholter Verabreichung,
– Genotoxizität,
– Reproduktionstoxikologie,
– lokale Verträglichkeit,
– Prüfung zum Auffinden von anaphylaktoiden Reaktionen.

Über Art und Durchführung derartiger Studien ist bereits früher von uns wiederholt berichtet worden [9–13, 31, 41, 42, 44–46]. Aus diesem Grunde werden nachfolgend nur repräsentative Ergebnisse aus den genannten Studientypen, die mit den in Tabelle 1.4.1 aufgeführten nichtionischen RKM zur Risikoabschätzung für den Menschen ausgeführt worden sind, dargestellt.

Tabelle 1.4.1. Nichtionische Röntgenkontrastmittel (RKM)

Chemische Kurzbezeichnung	Handelsname
Iohexol	Omnipaque
Iopamidol	Iopamiro(n) Solutrast
Iopromid	Ultravist
Metrizamid	Amipaque
Iotrolan	Isovist

Akute Toxizitätsprüfungen

Iodhaltige nichtionische RKM zeichnen sich in der Regel durch eine geringe akute Toxizität aus. Diese Eigenschaft der Verbindungen ist vorwiegend auf die gute metabolische Stabilität, die schnelle und vollständige Elimination sowie die geringere Reaktivität mit biologischem Material zurückzuführen. Nach i.v.-Applikation liegen die LD_{50}-Werte für Hund, Ratte und Maus für alle in Tabelle 1.4.1 genannten RKM > 10 g Iod/kg.

Auf die Nennung der absoluten LD_{50}-Werte von den verschiedenen RKM wird verzichtet, da bislang mit allen in Tabelle 1.4.1 genannten Verbindungen keine vergleichende akute Toxizitätsprüfung (Prüfung aller 5 RKM in 1 Untersuchungsgang) vorliegt. Die Ergebnisse, die jeweils aus der Zeit der Entwicklung des entsprechenden RKM stammen und von verschiedenen Untersuchern stammen, können abhängig von der angewendeten Methodik (insbesondere von der Applikationsgeschwindigkeit bei i.v.-Gabe), dem

Tiermaterial und der großen zeitlichen Differenz zwischen den Untersuchungen z. T. ganz erheblich voneinander abweichen.

Systemische Verträglichkeitsprüfungen bei wiederholter Verabreichung

Dieser Untersuchungsart kommt für die Risikoabschätzung für den Menschen eine wesentliche Bedeutung zu. Der Applikationswert für die wiederholte Applikation leitet sich von der geplanten diagnostischen Anwendung beim Menschen ab (intravenös, subarachnoidal etc.). Wegen der sehr geringen systemischen Verfügbarkeit von iodhaltigen RKM nach oraler Gabe erübrigen sich in der Regel systemische Verträglichkeitsprüfungen nach wiederholter Per-os-Applikation für potente Gastrographika. Deshalb werden nachfolgend nur Ergebnisse von systemischen Verträglichkeitsprüfungen bei wiederholter Verabreichung nach intravenöser und subarachnoidaler Applikation berichtet.

Intravenöse Verabreichung

Bei allen o. g. RKM konnten selbst nach der höchstgeprüften Dosis ($\geq 2,4 - \leq 4$ g Iod/kg) an Ratten, Hunden und/oder Affen bei wiederholter Applikation (über 3–5 Wochen) keine eindeutigen organtoxischen Befunde beobachtet werden. Ab der mittleren und/oder hohen Dosis kam es bei einzelnen RKM zu geringgradigen toxikologisch irrelevanten Veränderungen von klinisch-chemischen oder hämatologischen Parametern.

Nur nach der jeweils höchstgeprüften Dosis wurde nach Iopromid bei Ratten (3,7 g Iod/kg) und Affen (3,9 Iod/kg) eine Vakuolisierung der Hepatozyten beobachtet.

Alle in der Tabelle 1.4.1 genannten RKM führten nach wiederholter Verabreichung (3–5 Wochen) ab der ca. 1,4–5fachen diagnostischen Dosis zu einer dosisabhängigen Vakuolisierung der proximalen Nierentubulusepithelzellen. Die Aufstellung einer Rangordnung für die 5 RKM hinsichtlich des Potentials diesen Befund auszulösen, ist wegen der unterschiedlichen Versuchsanordnungen, verschiedener Untersucher sowie der großen zeitlichen Differenzen zwischen den einzelnen Untersuchungen nicht sinnvoll. Diese Veränderungen, die ebenfalls nach ionischen RKM beobachtet werden, führten in den o. g. Studien zu keinen Nierenfunktionseinschränkungen. Sie erwiesen sich in zusätzlich durchgeführten Reversibilitätsstudien an Ratten nach wiederholter i.v.-Gabe als reversibel, wobei die Reversibilitätsdauer von der Höhe der gewählten Dosis sowie der Applikationshäufigkeit abhängig war.

Die Pathogenese der Vakuolisierung der proximalen Nierentubulusepithelzellen ist bislang nicht geklärt. Theoretisch sind zwei Entstehungsmöglichkeiten denkbar:

1. Iodhaltige RKM werden von der Niere glomerulär ausgeschieden. Bei Verabreichung sehr hoher Dosierungen können geringe Mengen des KM auch tubulär ausgeschieden werden. Das von den Tubuluszellen aus dem Blut aufgenommene RKM kann nur sehr langsam wieder abgegeben werden.
2. Von dem ausschließlich glomerulär ausgeschiedenen KM wird in den proximalen Nierentubuli ein kleiner Teil rückresorbiert.

Elektronenmikroskopische Untersuchungen [4] mit Ioxaglat (7,5 g Iod/kg) und Iotrolan (6 g Iod/kg) weisen darauf hin, daß eine hochgradige Vakuolisierung der proximalen Nierentubulusepithelzellen nicht zu strukturellen Veränderungen an den Zellorganellen führt. Dieses Ergebnis darf auch als repräsentativ für andere iodhaltige RKM, die eine Vakuolisierung der proximalen Nierentubulusepithelzelle induzieren, angesehen werden, da alle in Tabelle 1.4.2 genannten RKM einer nahezu gleichartigen Ausscheidungskinetik unterliegen und eine gute metabolische Stabilität aufweisen, so daß dieser Analogieschluß gezogen werden darf.

Moreau et al. [35] haben bei den wasserlöslichen RKM Veränderungen im Sinne einer Vakuolisierung der proximalen Nierentubuluszellen bei Nierenbiopsien am Menschen beschrieben und vermuten, daß diese RKM den zellulären Metabolismus in der Niere verändern und es hier-

Tabelle 1.4.2. Ergebnisse der vergleichenden lokalen Verträglichkeitsprüfung am Kaninchen nach i.m.-Gabe von Röntgenkontrastmitteln (8 Applikationsstellen/Prüflösung; histologische Untersuchungen von je 4 Applikationsstellen am Tag 3 bzw. 7 nach Applikation)

Stoffbezeichnung Handelsname	Osmolalität bei 37°C (Osm./kg H₂O)	Einstufung der lokalen Reizwirkung
0,9 % (w/v) NaCl-Lösung Isotonische Kochsalzlösung (Kontrolle)		Sehr geringgradig
Iotrolan (Isovist)	320	Sehr gering- bis geringgradig
Iohexol (Omnipaque-300)	690	Geringgradig
Iopromid (Ultravist-300)	610	Gering- bis mittelgradig
Iopamidol (Solutrast-300)	640	Mittelgradig
Amidotrizoat (Angiografin)	1530	Mittelgradig

durch zur Pinozytose kommt. Morphologisch ähnliche Veränderungen wurden beim Menschen nach i.v.-Gabe von hyperosmolalen Zuckerlösungen beobachtet und dort als „osmotische Nephrose" bezeichnet. Für die iodhaltigen RKM sollte diese Bezeichnung jedoch nicht verwendet werden, da derartige Veränderungen in den tierexperimentellen Studien auch mit RKM niederer Osmolalität bzw. nahezu fast blutisotonen RKM auftraten.

Die Nierenverträglichkeit von RKM stellt bei der diagnostischen Anwendung am Menschen ein besonderes Problem dar [5, 29]. Es wird vorwiegend von temporären Einschränkungen der Nierenfunktion und in seltenen Fällen auch von Nierenversagen berichtet. Die Ursache für diese Funktionsstörungen sind vorwiegend in lokalen hämodynamischen Wirkungen zu vermuten [43]. Da in den tierexperimentellen Studien selbst beim Vorliegen einer hochgradigen Vakuolisierung der proximalen Nierentubulusepithelzellen weder Funktionseinschränkungen der Niere noch Hinweise auf lokale hämodynamische Wirkungen vorgelegen haben, erscheint es deshalb auch grundsätzlich zweifelhaft, ob die Vakuolisierung der proximalen Nierentubulusepithelzellen etwas mit den genannten Veränderungen der Nierenfunktion beim Menschen zu tun hat.

Nierenveränderungen im Sinne einer Vakuolisierung der proximalen Nierentubulusepithelzellen werden nach Verabreichung der in der Regel einmaligen diagnostischen Dosierung bei normaler Nierenfunktion des Patienten aufgrund der tierexperimentellen Ergebnisse nicht erwartet. Sollten sie dennoch auftreten, wird ihnen keine krankmachende Bedeutung beigemessen, da weder Funktionsstörungen noch degenerative Veränderungen durch sie, wohl aber ihre Reversibilität, nachgewiesen wurden.

Subarachnoidale Verabreichung

Da in der Regel bei intaktem Gefäßendothel die in Tabelle 1.4.2 genannten nichtionischen KM die Blut-Hirn-Schranke nicht passieren, ist die Prüfung der neuralen Verträglichkeit, insbesondere bei denjenigen KM eingehend zu prüfen, die zu diagnostischen Zwecken direkt in das ZNS verabreicht werden, wie z.B. zur Myelographie und Ventrikulographie.

Eigene tierexperimentelle Untersuchungen mit nichtionischen RKM, die für die Diagnostik im ZNS vorgesehen sind, liegen nur mit Iotrolan (300 mg Iod/ml) an Ratten nach intrazisternaler Verabreichung (4 Applikationen innerhalb von 14 Tagen; 8, 40; 200 µl/Ratte) und an Hunden nach subarachnoidaler Gabe im Lumbalbereich (4mal im Abstand von je 1 Woche; 0,13, 0,3, 0,83 ml/kg) vor. Bei beiden Spezies konnten selbst nach den höchstgeprüften Dosierungen keinerlei durch Iotrolan bedingte Befunde beobachtet werden. Insbesondere traten keine leptomeningealen Veränderungen auf (s.S. 17, lokale Verträglichkeit).

Genotoxizität und Reproduktionstoxikologie

Aus den jeweils durchgeführten Studien zur Risikoabschätzung mit den genannten RKM liegen keine Hinweise auf reproduktionstoxische und genotoxische Wirkungen vor.

Lokale Verträglichkeit

Für die Abklärung der lokalen Verträglichkeit der diagnostisch zur Anwendung kommenden Konzentrationen am Applikationsort sowie für die Gewebe, mit denen die RKM versehentlich in Kontakt kommen könnten (z. B. infolge von Fehlapplikationen, Verschlucken, Aspiration, Perforation etc.), wurden entsprechende Untersuchungen zur Risikoabschätzung für den Menschen ausgeführt.

Die gute Gefäßverträglichkeit (Arterie, Vene) aller in Tabelle 1.4.2 angegebenen Verbindungen wurde in jeweils speziell ausgeführten Studien, wie in lokalen Verträglichkeitsprüfungen am Kaninchen (intravenös, intraarteriell) sowie in den systemischen Verträglichkeitsprüfungen bei wiederholter Verabreichung (intravenös) an 2, in einzelnen Fällen auch an 3 Spezies durch klinische Beobachtungen und histologische Untersuchungen der Applikationsstellen belegt.

Spezielle, vergleichende lokale Verträglichkeitsprüfungen wurden an empfindlichen Geweben, wie dem Muskelgewebe und dem paravenösen Gewebe (Kaninchen) sowie dem Peritoneum (Ratte) durchgeführt. Die nichtionischen Verbindungen Iotrolan, Iopamidol, Iopromid und Iohexol, jeweils 300 mg Iod/ml enthaltend, unterschieden sich in bezug auf ihre Gewebeverträglichkeit im paravenösen sowie peritonealen Gewebe nicht voneinander. Lediglich am sehr empfindlichen Muskelgewebe des Kaninchens wurden Unterschiede zwischen den nichtionischen Prüfpräparaten beobachtet (s. Tabelle 1.4.2). Hier erwies sich Iotrolan von den geprüften RKM als am besten verträglich und entsprach in seiner Wirkung nahezu der mitgeprüften 0,9 %igen (w/v) NaCl-Lösung.

Das jeweils in die beschriebenen vergleichenden Prüfungen miteinbezogene ionische RKM Amidotrizoat (Angiografin, 306 mg Iod/ml) wurde nur nach paravenöser Gabe deutlich schlechter vertragen als die nichtionischen RKM.

RKM, die zur lumbosakralen Myelographie subarachnoidal verabreicht werden, können neben akuten Reizerscheinungen auch chronische meningeale Unverträglichkeitserscheinungen, wie z. B. eine Proliferation von Granulationsgewebe verursachen. Die letztgenannten Veränderungen können durch eine erneute Myelographie in Form von Obliterationen der Nervenwurzeltaschen oder als Einengung bzw. Verkürzung des Lumbalsackes röntgenologisch dargestellt werden [1, 2, 14, 24, 27, 28, 32, 34]. Als Ursache dieser Veränderungen könnte die applizierte Menge des RKM (längere Verweildauer) und/oder das osmotische Verhalten des Liquor-Kontrastmittel-Gemisches (Dehydratation aus der Zelle) angesehen werden. Beim Menschen konnten nach Myelographien mit Metrizamid keine leptomeningealen Veränderungen beobachtet werden [2, 3, 6, 8, 14, 33, 48, 49]. Nach Irstam u. Schmidt [25, 47] sollen derartige Veränderungen ausgesprochen selten sein. Nach Iotrolan sind solche Veränderungen bisher nicht beobachtet worden.

In Tierversuchen wurden am Affen nach den iodhaltigen RKM Metrizamid, Iopamidol und Iohexol (nichtionisch) sowie Iocarmat (ionisch, dimer) nach subarachnoidaler Gabe im Lumbalbereich leptomeningeale Veränderungen gefunden [15–23, 27].

Nach Metrizamid traten diese Veränderungen $\geq$ 1,2 ml (300 mg Iod/ml) auf. Sie gingen bei Erhöhung des Applikationsvolumens mit gleichem oder höherem Iodgehalt nie über als mittelgradig einzustufende Veränderungen hinaus [19, 21] und waren in ihrer Intensität immer geringgradiger ausgeprägt als das in einigen Versuchen gleichzeitig mitgeprüfte Iocarmat. Zwischen Metrizamid [19, 21] und dem jeweils mitgeprüften Iopamidol [19] oder Iohexol [21] wurden bei gleichem Applikationsvolumen (1,2 ml/Affe) und gleichen Iodkonzentrationen (300 mg/ml) keine Unterschiede in der lokalen Verträglichkeit beobachtet. Bei Erhöhung des Applikationsvolumens (3,6 ml/Affe) sowie des Iodgehaltes (370 mg/ml) wurde Metrizamid (gering- bis mittelgradige Veränderungen) etwas schlechter vertragen als das gleichzeitig mitgeprüfte Iohexol (geringgradige Veränderungen) [23]. Iopamidol und Iohexol (300 mg Iod/ml; je 3 ml/Tier) führten beim Hund nach intrazisternaler Applikation an den Leptomeningen zu keinen lokalen Veränderungen [40].

Iotrolan führte nach einmaliger und auch nach wiederholter subarachnoidaler Gabe hoher Applikationsvolumina im Lumbalbereich (4mal im Abstand von je 1 Woche) beim Hund (0,83 ml/kg = 10 ml/12 kg Hund) sowie nach mehrmaliger intrazisternaler Verabreichung an Ratten (4 Applikationen; 8, 40, 200 µl/Ratte) zu keinen leptomeningealen Veränderungen [42].

Bei RKM, die auch zur Bronchographie angewendet werden sollen, sind für die Risikoabschätzung lokale Verträglichkeitsprüfungen in der Lunge notwendig. Derartige Untersuchungen werden ebenfalls für oral zu applizierende RKM benötigt. Hier ist das Risiko nach versehentlicher Aspiration, insbesondere bei Patienten mit Schluckstörungen sowie bei Kindern, abzuschätzen.

Vergleichende Lungenverträglichkeitsstudien wurden an Hunden mit Isovist-300, Ultravist-300 und Angiografin (306 mg Iod/ml) ausgeführt [39]. Die Tiere erhielten einmalig jeweils 0,6 ml/kg intrabronchial verabreicht. Zur Bewertung der Verträglichkeit in der Lunge wurden die Lungengewichte und der Sauerstoffpartialdruck (PO_2) im arteriellen Blut bestimmt sowie histologische Untersuchungen durchgeführt. Zu diesem Zweck wurden jeweils Teilkollektive nach 2, 24 und 48 h nach Applikation getötet. Anhand der erhaltenen Ergebnisse wurde die nachfolgende Rangfolge der Verträglichkeit, bei der das bestverträglichste RKM zuerst genannt wird, aufgestellt:

Ringer-Lösung $\geq$ Isovist-300 (Iotrolan) $>$ Ultravist-300 (Iopromid) $>>$ Angiografin.

Aufgrund dieser Untersuchungsbefunde ist Iotrolan zur Entwicklung als Bronchographikum zu empfehlen. Auch bei Gastroenterographien mit iodhaltigen RKM bei Problempatienten mit Schluckstörungen sollte Iotrolan der Vorzug gegeben werden.

Prüfung zum Auffinden von anaphylaktoiden Reaktionen

Nach der Verabreichung iodhaltiger RKM können beim Menschen anaphylaktische Reaktionen in Form von Kreislaufversagen, Übelkeit, Erbrechen, Ödemen, Bronchokonstruktionen etc. auftreten, wobei die mechanistischen Zusammenhänge für das Auslösen derartiger Reaktionen bislang nicht geklärt sind. Solche Reaktionen konnten in den Tierversuchen selbst nach subchronischer Anwendung (4 Wochen) bei den geprüften Tierspezies (Ratten, Hunde und Affen) bei keinem der in Tabelle 1.4.1 angegebenen RKM beobachtet werden.

Da bislang entsprechende Tiermodelle zur Auffindung von anaphylaktoiden Reaktionen fehlen und solange die kausalen Zusammenhänge beim Menschen nicht geklärt sind, auch nicht etabliert werden können, kann lediglich ein Hinweis auf das mögliche Auftreten solcher Reaktionen aus der Prüfung der Histaminfreisetzung aus Mastzellen sowie der Feststellung einer Komplementaktivierung entnommen werden. Hier scheinen die nichtionischen RKM die beiden genannten Systeme weniger zu aktivieren als die ionischen Verbindungen [7, 30, 36–38]. Aufgrund des Fehlens geeigneter Prüfmodelle kann jedoch der Häufigkeit und Schwere derartiger Reaktionen erst in den klinischen Prüfungen am Menschen nachgegangen werden.

Literatur

1. Ahlgren P (1973) Long term side effects after myelography with watersoluble contrast media: Conturex, Conray Meglumin 282 and Dimer-X. Neuroradiology 6:206–211
2. Ahlgren P (1975) Amipaque myelography. The side effects compared with Dimer X. Neuroradiology 9:197–202
3. Ahlgren P (1980) Early and late side effects of water-soluble contrast media for myelography and cisternography: a short review. Invest Radiol 15 (Suppl):S264–S266
4. Battenfeld R (1980) Licht- und elektronenmikroskopische Untersuchungen der osmotischen Nephrose nach Applikation eines Röntgenkontrastmittels. Inaugural Disseration, Tierärztliche Hochschule Hannover
5. Cigarroa RG et al (1989) Dosing of contrast material to prevent contrast nephropathy in patients with renal disease. Am J Med 86:649–652
6. Chronqvist S (1977) Examination of the subarachnoid space with a water-soluble contrast medium (Amipaque). J Neuroradiol 4:13–27
7. Ennis M et al (1989) Histamine release from canine lung and liver mast cells induced by radiographic contrast media. Agents Actions 27:101–103
8. Graser C et al (1979) Zur Myelographie mit Metrizamid. Dtsch Med Wochenschr 104:511–514

9. Günzel P (1990) Schließen vom präklinischen Experiment auf den Menschen. In: Kuemmerle HP et al (eds) Klinische Pharmakologie, Bd 1, II-2.4.8, 4. Aufl, 24. Erg Lfg 2/90. Ecomed, Landsberg
10. Günzel P (1990) Grundsätzliche Überlegungen zur Durchführung experimenteller toxikologischer Untersuchungen. In: Kuemmerle HP et al (eds) Klinische Pharmakologie, Bd 1, II-2.4.1, 4. Aufl, 24. Erg Lfg 2/90. Ecomed, Landsberg
11. Günzel P, Schöbel C (1984) Systemische Verträglichkeitsprüfung bei einmaliger Verabreichung – akute Toxizitätsprüfung. In: Kuemmerle HP et al (eds) Klinische Pharmakologie, Bd 1, II-2.4.2, 4. Aufl. Ecomed, Landsberg
12. Günzel P et al (1986) Zur toxikologischen Prüfung von Kontrastmitteln. In: Burger OK et al (eds) Aktuelle Probleme der Biomedizin. Gruyter, Berlin, pp 275–288
13. Günzel P (1991) Diagnostika (Röntgen- u. a. Kontrastmittel). In: Hess R (eds) Arzneimitteltoxikologie, Anforderungen, Verfahren, Bedeutung. Thieme, Stuttgart, pp 397–404
14. Hansen EB et al (1978) Late meningeal effects of myelographic contrast media with special reference to metrizamide. Br J Radiol 51:321–327
15. Haughton VM et al (1977) Arachnoiditis following myelography with metrizamide in monkeys. Effect of blood in the cerebrospinal fluid. Acta Radiol Suppl 355:373–378
16. Hauhgton VM et al (1977) Experimental production of arachnoiditis with water-soluble myelographic media. Radiology 123:681–685
17. Haughton VM et al (1977) Arachnoiditis following myelography with water-soluble agents. Radiology 125:731–733
18. Haughton VM et al (1978) Comparison of arachnoiditis produced by meglumine locarmate and metrizamide myelography in an animal mdoel. Am J Roentgenol 131:129–132
19. Haughton VM, Ho KC (1980) The risk of arachnoiditis from experimental nonionic contrast media. Radiology 136:395–397
20. Haughton VM, Ho KC (1982) Arachnoid responde to contrast media: a comparison of iophendylate and metrizamide in experimental animals. Radiology 143:699–702
21. Haughton VM et al (1982) Experimental study of arachnoiditis from iohexol, and investigational nonionic aqueous contrast medium. Am J Neuroradiol 3:375–377
22. Haughton VM, Ho KC (1982) Effect of blood on arachnoiditis from aqueous myelographic contrast media. Am J Roentgenol 139 (3):569–570
23. Haughton VM (1985) Intrathecal toxicity of iohexol vs. metrizamide. Survey and current state. Invest Radiol 20 (Suppl 1):S14–S17
24. Irstam L, Rosencrantz M (1974) Water-soluble contrast media and adhesive arachnoiditis. Acta Radiol 15:1–15
25. Irstam L (1978) Lumbar myelography with amipaque. Spine 3:70–82
26. Irstam L et al (1974) Lumbar myelography and adhesive arachnoiditis. Acta Radiol Diagn 15:356–368
27. Johansen JG et al (1984) Arachnoiditis from myelography and laminectomy in experimental animals. Am J Neuroradiol 5:97–99
28. Jorgensen J et al (1975) A clinical and radiological study of chronic lower spinal arachnoidits. Neuroradiology 9:139–144
29. Kröpelin T et al (1983) The risk liability of nephrotropic contrast media: clinical and experimental results. In: Taenzer V, Zeitler E (eds) Contrast media in urography, angiography and computerized tomography. Thieme, Stuttgart, pp 129–142
30. Lang JH et al (1976) Activation of serum complement by contrast media. Invest Radiol 11:303–308
31. Lang R (1990) Prüfung auf genotoxische Wirkung. In: Kuemmerle HP et al (eds) Klinische Pharmakologie, Bd 1, II-2.4.5, 4. Aufl, 24. Erg Lfg 2/90. Ecomed, Landsberg
32. Liliequist B, Lundström B (1974) Lumbar myelography and arachnoiditis. Neuroradiology 7:91–94
33. McCormick CC et al (1981) Myelography with metrizamide. An analysis of the complications encountered in cervical, thoracic and lumbar myelography. Aust NZ J Med 11:645–650

34. McNeill TW et al (1976) A new advance in water-soluble myelography. Spine
1:72–84
35. Moreau JF et al (1980) Tubular nephrotoxicity of water-soluble iodinated contrast
media. Invest Radiol 15 (Suppl 6):S54–S60
36. Muetzel W, Speck U (1983) Tolerance and biochemical pharmacology of iopromide.
In: Taenzer V, Zeitler E (eds) Contrast media in Urography, Angiography and
Computerized Tomography. Thieme, Stuttgart, New York, pp 11–17
37. Muetzel W, Speck U (1983) Tolerance and biochemical pharmacology of iopromide.
Fortschr Geb Röntgenstr Nuklearmed 118:11–17
38. Muetzel W, Speck U (1983) Pharmacochemical profile of iopromide. Am J Neuroradiol 4:350–352
39. Müller N et al (1991) Results of a comparative pulmonal tolerance study in the dog
following a single intrapulmonal application of three iodine-containing X-ray contrast
media (Isovist-300, Ultravist-300, Angiografin). (in press)
40. Pasaouglu A et al (1988) An experimental evaluation of response to contrast media.
Pantopaque, iopamidol, and iohexol in the subarachnoid space. Invest Radiol
23:762–766
41. Poggel HA (1984) Reproduktionstoxikologische Untersuchungen. In: Kuemmerle
HP et al (eds) Klinische Pharmakologie, Bd 1, II-2.4.6, 4. Aufl. Ecomed, Landsberg
42. Press WR et al (1989) Tolerance to iotrolan after subarachnoid injection in animals.
Fortschr Geb Röntgenstr Nuklearmed 128:126–133
43. Scherberich JE et al (1991) Unerwünschte Kontrastmittelwirkungen an der Niere. In:
Peters PE, Zeitler E (eds) Röntgenkontrastmittel. Springer, Berlin Heidelberg New
York, pp 65–69
44. Schöbel C, Günzel P (1984) Systemische Verträglichkeitsprüfungen bei wiederholter
Verabreichung – subakute und chronische Toxizitätsprüfung. In: Kuemmerle HP et al
(eds) Klinische Pharmakologie, Bd 1, II-2.4.3, 4. Aufl. Ecomed, Landsberg
45. Schöbel C, Siegmund F (1984) Lokale Verträglichkeitsprüfungen. In: Kuemmerle HP
et al (eds) Klinische Pharmakologie, Bd 1, II-2.4.7, 4. Aufl. Ecomed, Landsberg
46. Schöbel, C, Günzel P (1991) Methoden und Ergebnisse toxikologischer Prüfungen
von nichtionischen Röntgenkontrastmitteln. In: Peters PE, Zeitler E (eds) Röntgenkontrastmittel. Springer, Berlin Heidelberg New York, pp 5–7
47. Schmidt RC (1980) Mental disorders after myelography with metrizamide and other
water-soluble contrast media. Neuroradiology 19:153–157
48. Skalpe IO (1978) Adhesive arachnoiditis following lumbar myelography. Spine
3:61–64
49. Skalpe IO (1977) Lumbale Myelographie mit wasserlöslichen Kontrastmitteln
(Metrizamid). Akt Neurol 4:179–183
50. Slätis P et al (1974) Hyperosmolality of the cerebrospinal fluid as a cause of adhesive
arachnoiditis in lumbar myelography. Acta Radiol Diagn 15:619–629
51. Tirone P, Boldrini E (1983) Effects of radiographic contrast media on the serum
complement system. Arch Toxicol (Suppl 6):37–41

1.5 Physikochemiche Eigenschaften der Kontrastmittel

U. Speck

Die wichtigsten physikochemischen Eigenschaften der wasserlöslichen,
iodierten KM sind ihre Löslichkeit, die Viskosität und der osmotische Druck
der Lösungen, die lipophilen und hydrophilen Eigenschaften des iodhaltigen

Tabelle 1.5.1. Physikochemische Eigenschaften von Kontrastmitteln und deren Bedeutung bei der Anwendung

Eigenschaft	Bedeutung
Löslichkeit	Maximal mögliche Konzentration; ggf. Notwendigkeit, Kristalle vor der Verwendung in der Wärme zu lösen
Viskosität	Geschwindigkeit der Injektion; Infusion; Sehr visköse Lösungen können in der selektiven Angiographie die Mikrozirkulation stören
Osmotischer Druck	Schmerz in einigen angiographischen Indikationen; Endothelschädigung; Arachnoiditis (?) in der Myelographie; Bradykardie in der Kardioangiographie; Hypervolämie nach hochdosierter Gabe; Diurese
Lipophilie, mangelnde Hydrophilie	Häufiger Allgemeinreaktionen (Übelkeit, Erbrechen, allergieartige Reaktionen), besonders bei hoher Dosis und schneller Injektion; Proteinbindung, Behinderung der glomerulären Filtration, tubulären Sekretion, biliären Ausscheidung; Permeation durch Zellmembranen, enterale Resorption
Elektrische Ladung	Verbesserung der Löslichkeit; erhöht die Hydrophilie; Epileptogenität

Moleküls sowie die elektrische Ladung (Tabelle 1.5.1). In der Praxis haben diese Eigenschaften folgende Bedeutung [8]:

Wasserlöslichkeit

Eine sehr gute Wasserlöslichkeit ist Voraussetzung zur Herstellung hochkonzentrierter, röntgendichter KM. Megluminsalze lösen sich in der Regel besser als die Natriumsalze. Die Löslichkeit nichtionischer KM wird wie bei Zuckern oder Peptiden durch hydrophile Gruppen (-OH, -CONH-) vermittelt. Einige im Handel befindliche KM können bei niedriger Temperatur auskristallisieren. Sie müssen vor Gebrauch durch Erwärmen aufgelöst werden.

Viskosität

Die Viskosität ist ein Maß für die Fließfähigkeit der Lösungen. Sie wird in $Pa \cdot 10^{-3} \cdot s$ (identisch mit der älteren Angabe Centipoise) angegeben und nimmt mit steigender Konzentration und bei sinkender Temperatur stark zu (Abb. 1.5.1).

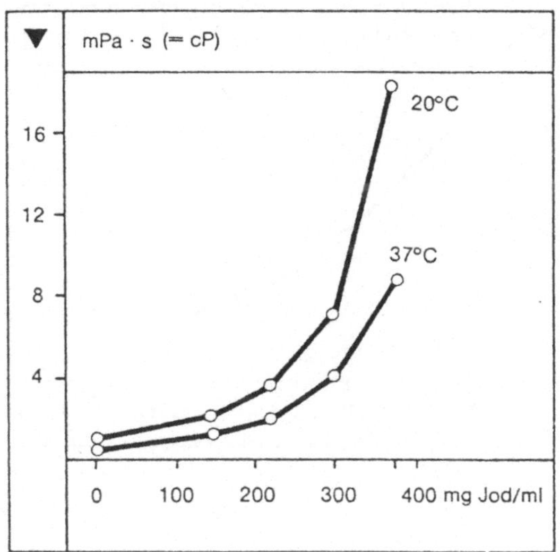

Abb. 1.5.1. Viskosität von 76%igem Urografin in Abhängigkeit von der Konzentration

Eine geringe Viskosität bedeutet vor allem, daß das betreffende KM ohne zu hohen Kraftaufwand bzw. Druck rasch injizierbar ist. Das ist in der Urographie wegen der bei rascher Injektion hohen Plasmaspiegel und damit schnellen Ausscheidung von Vorteil [4]. Bei einigen angiographischen Techniken (geringe Katheterlumen, hohe Flußraten) kommt einer geringen Viskosität entscheidende Bedeutung zu. Weiterhin ist dünnflüssiges KM rascher und homogener mit Blut mischbar und strömt unverdünnt oder wenig verdünnt bei selektiver Arteriographie besser durch die kleineren Gefäße und Kapillaren [5]. Geeignete niedrig-visköse KM für die Angiographie, CT und Urographie sind Präparate, die Iopromid-oder Iopamidol enthalten. Mit starken Einschränkungen wegen der schlechten Verträglichkeit sind auch die Natriumsalze ionischer KM zu nennen.

Bei bestimmten Untersuchungen kann eine höhere Viskosität der Lösungen von Vorteil sein, z.B. wenn eine Beschichtung von Oberflächen erwünscht ist oder einer zu raschen Verdünnung vorgebeugt werden soll. In der Angiographie können KM mit höherer Viskosität zu etwas länger anhaltenden und damit besseren Kontrasten führen [4]. Da dabei die Kontaktzeit mit den Blutgefäßen verlängert wird, ist eine sehr gute lokale Verträglichkeit Voraussetzung für die Anwendung dieses Prinzips. KM mit höherer Viskosität sind meist die sog. „Dimere" (hexaiodierte Substanzen):
1. als ionische Verbindungen neben den i.v.-Gallekontrastmitteln (früher z.B. als Endografin im Handel),
2. das Natriummegluminioxaglat (Hexabrix) oder
3. als nichtionisches KM das Iotrolan (Isovist).

Verschiedene KM sind bei gleicher Iodkonzentration und gleicher Temperatur unterschiedlich viskös (Abb. 1.5.1 u. 1.5.2).

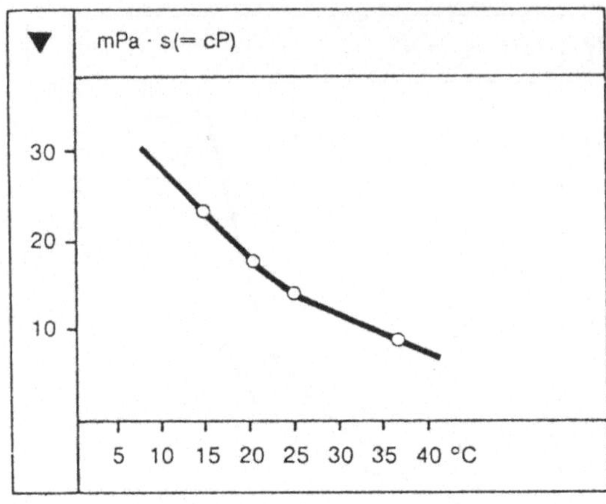

Abb. 1.5.2. Viskosität von 76 %igem Urografin in Abhängigkeit von der Temperatur

Osmotischer Druck

Der osmotische Druck der KM-Lösungen wird in mosmol/kg Wasser, in MPa oder auch in at angegeben (1000 mosm/kg = 2,58 MPa = 25,5 a). Er ist der Anzahl der frei beweglichen Teilchen (Moleküle, Ionen) pro kg Wasser annähernd proportional. Der osmotische Druck der KM ist stark konzentrations- und wenig temperaturabhängig (Abb. 1.5.3). Unterschiedliche KM können bei gleicher Iodkonzentration einen recht unterschiedli-

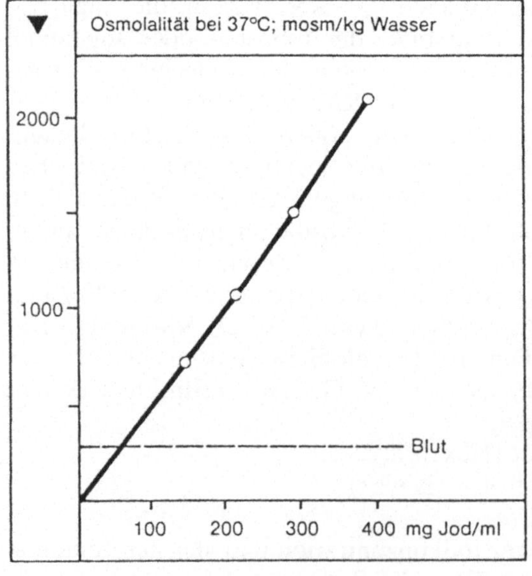

Abb. 1.5.3. Abhängigkeit des osmotischen Druckes von der Kontrastmittelkonzentration (Urografin)

Tabelle 1.5.2. Osmolalität ionischer und nichtionischer Kontrastmittel bei 37°C; Mittel und 95% Vertrauensintervall

	mg Iod/ml	Osmolalität mosm/kg Wasser
Blut		290
Ionische KM		
Urografin 30%	146	710
45%	219	1050
60%	292	1500
76%	370	2100
Angiografin	306	1530
Urovist	306	1530
Na-Megluminioxaglat	320	577 ± 13
	160	ca. 300
Nichtionische KM	150	ca. 300
Ultravist	240	483 ± 17
	300	607 ± 9
	370	774 ± 10
Iopamidol	200	437 ± 16
	300	644 ± 31
	370	832 ± 34
Omnipaque	240	525 ± 15
	300	685 ± 10
	350	823 ± 23
Amipaque	300	480

chen osmotischen Druck aufweisen (s. Tabelle 1.5.2). Die meisten derzeit im Handel befindlichen KM sind bei den in der Angiographie üblichen Konzentrationen gegenüber dem Blut hyperton.

Ausnahmen sind einerseits verdünnte sog. niederosmolare KM wie Ultravist-150, Hexabrix-160, etc. und insbesondere das auch bei 300 mg Iod/ml praktisch blut- und liquorisotone Isovist.

Die starke osmotische Aktivität der konventionellen ionischen KM war eine der wesentlichen Ursachen für Nebenwirkungen in der Gefäßdarstellung, sofern die Lösungen nicht vor Gebrauch deutlich verdünnt wurden (Phlebographie und i.a.-DSA). Aber auch bei hochdosierter i.v.-Gabe und bei der Darstellung von Körperhöhlen sind ein Teil der unerwünschten Effekte auf die zu hohe Osmolalität der meisten KM zurückzuführen (Tabelle 1.5.3) [1].

Andererseits sind Reaktionen wie Übelkeit, Erbrechen, allergieartige Reaktionen und bestimmte Herz-Kreislauf-Wirkungen eindeutig nichtosmotisch bedingt. Sie können auch bei der Verabreichung von sehr verdünnten, sogar isotonen KM (z.B. i.v.-Cholegraphika) und bei Verabreichung sehr geringer KM-Mengen auftreten.

Tabelle 1.5.3. Pharmakologische Effekte, die auf die Hyperosmolalität von KM zurückzuführen sind

Angiographie	Myelographie
● Schmerz	● Depression/Sedierung
● Endothelschädigung	● Schmerz
● Schädigung der Blut-Hirn-Schranke	● Arachnoiditis (?)
● Thrombose und Thrombophlebitis	
● Bradykardie und Kontraktilitätsanstieg in der Angiokardiographie	
● Anstieg des pulmonalen Blutdrucks	
● Vasodilatation und Anstieg des Blutflusses	
Bei allen intravasalen Anwendungen hoher KM-Dosen	**Andere Körperhöhlen**
● Vasodilatation und Blutdruckabfall	● Schnelle Verdünnung
● Hypervolämie	● Lokale Entzündungsreaktionen
● Anstieg der Diurese	● Lungenödem
	● Erhöhte Peristaltik

Lipophilie

Unter der Lipophilie der KM versteht man die Affinität der iodhaltigen Moleküle zu Fetten oder Fettlösungsmitteln, unter Hydrophilie die Affinität zu Wasser.

Auf die Lipophilie der iodhaltigen KM-Säuren bzw. der nichtionischen KM wird aus deren Verteilung zwischen einem mit Wasser nicht mischbaren Lösungsmittel (Octanol, Butanol) und einem wäßrigen Puffer mit unterschiedlichem pH-Wert geschlossen (Verteilungskoeffizient) (Abb. 1.5.4).

Bereits in den 50er Jahren ist der Zusammenhang zwischen einer zunehmenden Verträglichkeit und abnehmender Lipophilie erkannt worden [3]. Gleichzeitig wurde festgestellt, daß lipophile KM (-säuren) bevorzugt mittels aktiver Transportprozesse ausgeschieden wurden, so die Galle-KM durch die Leber und die früher gebräuchlichen Urographika auch durch tubuläre Sekretion in den Nieren. Orale Cholegraphika müssen darüber hinaus stark lipophil sein, um enteral resorbiert zu werden.

Die Ursache für diese Eigenschaften – Toxizität und aktiver Transport – ist offensichtlich eine durch die Lipophilie der Moleküle verstärkte Bindung an Eiweiße im Körper, dabei u. a. auch die Transportproteine. Eine entscheidende Rolle bei dieser Bindung spielt die Säuregruppe der ionischen KM, obwohl sie deren Hydrophilie ganz außerordentlich erhöht.

Nichtionische RKM sind wegen des Fehlens einer Säuregruppe lipophiler als vergleichbare ionische Urographika. Sie sind dennoch eindeutig besser

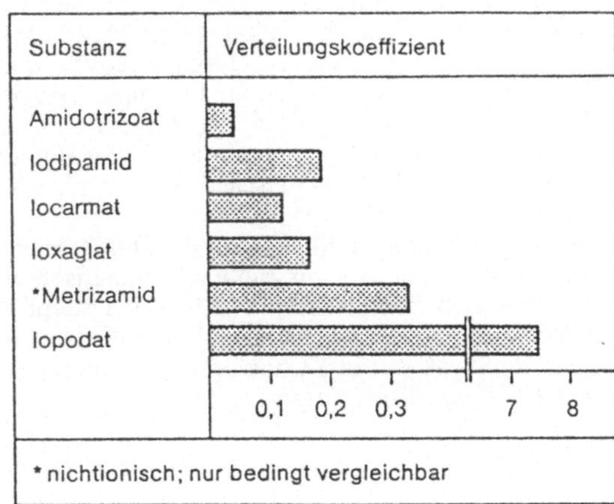

Abb. 1.5.4. Verteilungskoeffizient unterschiedlicher Röntgenkontrastmittel zwischen n-Butanol und Puffer pH 7,6

verträglich als diese. Entscheidender als die lipophil-hydrophilen Eigenschaften ist vermutlich die geringe Interaktion der neutralen, nichtionischen Moleküle mit Eiweißen, Membranen und anderen biologischen Materialien.

Elektrische Ladung

Ionische KM sind Salze elektrisch negativ geladener iodhaltiger Säuren. Die positiv geladenen Kationen enthalten keine schweren Elemente und tragen daher bei den im Handel befindlichen Substanzen nicht zur Kontrastdichte bei, können aber die Verträglichkeit beeinflussen. Die negativ geladenen KM-Säuren und die positiv geladenen Kationen (z. B. Natrium, Meglumin) sind im Körper unabhängig voneinander beweglich und können auch auf unterschiedlichen Wegen ausgeschieden werden. Der ionische Charakter der Moleküle beeinflußt deren biologisches Verhalten in vielfältiger Weise. Bei den Gallen-KM ist er unbedingte Voraussetzung für die Nutzung des hepatischen Säuretransportmechanismus. Dagegen ist die elektrische Ladung bei KM für die Angiographie, Urographie und CT unerwünscht. Sie trägt zur Bindung an Proteine und Hemmung von Enzymen bei. Die Bindung von Kalzium durch die KM-Säuren verstärkt die negativ-inotrope Wirkung am Herzen [6]. Die in vieler Hinsicht bessere Verträglichkeit der nichtionischen KM ist inzwischen auch klinisch einwandfrei erwiesen [2]. Schließlich ist noch die ganz ungenügende Verträglichkeit ionischer KM in der Myelographie zu erwähnen.

Literatur

1. Grainger RG (1987) Osmolality and osmolality-related side effects. In: Contrast media from the past to the future. Berlin, March 27–28. Thieme, Stuttgart
2. Katayama H, Tanaka T (1988) Clinical survey of adverse reactions to contrast media. Invest Radiol 23:S88–S89

3. Knoefel PK, Huang KC (1956) The biochemorphology of renal tubular transport: iodinated benzoic acids. J Pharm Exp Ther 117:307–316
4. Mitchell DG, Friedman AC (1985) Viscosity of iodinated contrast agents: significance for peripheral venous injection. J Comput Tomogr 9:77–78
5. Morris TW, Kern MA, Katzberg RW (1982) The effects of media viscosity on hemodynamics in selective arteriography. Invest Radiol 17:70–76
6. Morris TW, Sahler LG, Fischer HW (1982) Calcium binding by radiopaque media. Invest Radiol 17:501–505
7. Nauert CM, Langer M, Mützel W (1989) Hemorrheologic effects of Iotrolan after intra-arterial injection in rabbits: comparison with other types of contrast media. Fortschr Geb Röntgenstrahl Nuklearmed Suppl 128:40–45
8. Speck U (1987) Newer perspectives in contrast media chemistry. In: Parvez Z, Moncada R, Sovak M (eds) Contrast media: biological effects and clinical application, vol 1. CRC Press, Boca Raton

1.6 Die Pharmakokinetik der Kontrastmittel

W. Krause und *G. Schuhmann-Gampieri*

Die KM können anhand ihrer Kontrastfunktion und anhand des bildgebenden Verfahrens eingeteilt werden, z. B. in iodierte KM für Röntgenaufnahmen, paramagnetische KM für die MRT, Radiopharmaka für nuklearmedizinische Untersuchungen und Mikrobläschen als KM für US-Untersuchungen. Aus pharmakokinetischer Sicht läßt sich anhand des unterschiedlichen Verteilungsmusters der KM im Körper unterscheiden zwischen KM, die sich im extrazellulären Flüssigkeitsraum verteilen (Extracellular Fluid KM [ECF-KM] z. B. KM für die Urographie oder Myelographie), hepatozelluläre oder gewebespezifische KM (z. B. KM für die Cholangiographie) und makromolekulare KM, deren Verteilung auf den vasalen Raum beschränkt ist. Gegenwärtig steht der letzte Typ der KM jedoch noch aus oder befindet sich in einem frühen Stadium der Forschung. Eine Gefäßdarstellung muß daher unter dem Einsatz von ECF-KM durch die Gabe von hohen Dosen und durch schnelle Darstellungsmethoden durchgeführt werden.

Extrazellulärflüssigkeitskontrastmittel

Die KM für den Extrazellulärraum (ECF-KM) sind i. allg. negativ geladene ionische Moleküle (Urografin, Angiografin, Urovist für das Röntgen, Magnevist für die MRT) oder nichtionische Moleküle (Ultravist, Solutrast, Isovist, Omnipaque, Amipaque für das Röntgen und Prohance und Omniscan für die MRT) (Tabelle 1.6.1). Sehr hohe Wasserlöslichkeit, ein niedriger Verteilungskoeffizient zwischen Butanol und Puffer und eine geringe Bindung an Plamaeiweiße (< 5%) sind die Hauptmerkmale der ECF-KM. Nach i.v-Gabe verteilen sich die ECF-KM mit einer Verteilungshalbwertszeit von etwa 3–10 m schnell in den Blutgefäßen und im Interstitium [11, 19,

Tabelle 1.6.1. Überblick über die Kontrastmittel (Röntgen, MRT und Nuklearmedizin) in bezug auf ihre Verteilung im Körper

Extrazellulärflüssigkeits-KM		Gewebe-spezifische hepatobiliäre KM	
Handelsname	*Freiname*	*Handelsname*	*Freiname*
Amipaque	Metrizamid	Bilimiro	Iopronsäure
Angiografin	Amidotrizoat	Biliscopin	Iotroxinsäure
Hexabrix	Ioxaglinsäure	Biloptin	Iopodat
Imagopaque	Iopentol		
Isovist	Iotrolan	Cholebrine	Iocetaminsäure
Magnevist	Gd-DTPA*	Endomirabil	Iodoxaminsäure
Omnipaque	Iohexol	Telepaque	Iopansäure
Omniscan+	Gadodiamide	–	Gd-EOB-DTPA*
Optiray	Ioversol		
Prohance+	Gadoteridol	–	Gd-BOPTA*
verschiedene Namen	Iopamidol	–	Mn-DPDP*
Ultravist	Iopromid		
Urografin	Amidotrizoat		
Urovison	Amidotrizoat		
Urovist	Amidotrizoat		
–	^{51}Cr-EDTA*		
–	^{99m}Tc-DTPA*		

* Eine Abkürzung ist angegeben, + die Zulassung ist beantragt

20]. Die ECF-KM werden aus dem Blut mit einer Eliminationshalbwertszeit von etwa 1,5–2 h eliminiert. Das Hauptausscheidungsorgan ist die Niere und die glomeruläre Filtration ist der Hauptvorgang der renalen Elimination; daher liegen die Werte für die Gesamtblutclearance und für die renale Clearance eines ECF-KM im Bereich der Kreatininclearance des Menschen. Entsprechend wurde versucht, ECF-KM zur Bestimmung der Nierenfunktion zu benutzen [4, 6]. Bei Patienten mit normaler Nierenfunktion ist die extrarenale Ausscheidung der ECF-KM gering (< 2%).

Da die ECF-KM keine starke Verteilung in das intrazelluläre Kompartiment zeigen, beträgt das Verteilungsvolumen eines ECF-KM etwa 0,25 l/kg, ein Wert, der typisch für den Extrazellulärraum ist. Es findet keine Passage über die Erythrozytenmembran statt, und beim Menschen wurde bisher für kein ECF-KM eine Biotransformation beobachtet. Es findet auch keine bedeutende enterohepatische Rezirkulation statt. In den untersuchten Dosisbereichen wurde eine lineare oder dosisproportionale Pharmakokinetik festgestellt [19].

Der Übertritt in die Muttermilch beim Menschen ist i. allg. gering. So wurde für die ionischen KM Angiografin und Magnevist berichtet, daß die Tagesdosis, die ein Säugling aufnehmen würde, höchstens 0,05 % der verabreichten Dosis ausmachen würde, während für das nichtionische KM Omnipaque eine Höchstaufnahme von 0,5 % angegeben wurde [3, 12]. Ergebnisse aus Tierversuchen zeigen, daß eine Passage über die Plazentaschranke und durch eine intakte Blut-Hirn-Schranke für ECF-KM weitgehend ausgeschlossen werden kann. Nach oraler Zufuhr ist die Absorption von ECF-KM durch die Schleimhaut des Verdauungstraktes gering. Daher konnte Amidotrizoat nicht nur für die intravasale Anwendung entwickelt werden (Urografin, Angiografin), sondern auch als eine Trinklösung (Gastrografin), um den Darm zur Darstellung des Magen-Darm-Trakts zu füllen.

Da die glomeruläre Filtration der vorherrschende Ausscheidungsweg ist, kann die renale Clearance bei niereninsuffizienten Patienten von 120 ml/min (normale Nierenfunktion) auf 20 ml/min oder weniger abhängig vom Grad der Niereninsuffizienz vermindert sein und korreliert mit der GFR des Patienten [13]. Infolgedessen verlängert sich die Ausscheidungshalbwertszeit des ECF-KM im Körper von dem typischen Wert von 1,5 h auf 10 h und länger. Dies wurde für Magnevist und Iopamidol nachgewiesen [5, 13] (Abb. 1.6.1).

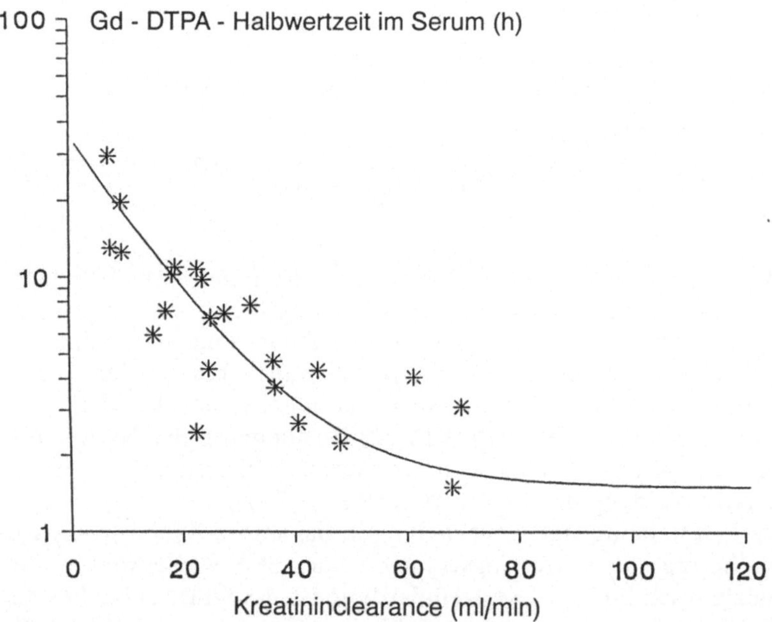

Abb. 1.6.1. Der Zusammenhang zwischen Kreatininclearance und Eliminationshalbwertzeit von Magnevist (Gd-DTPA) im Serum nach einmaliger i.v.-Gabe von 0,1 mmol/kg bei Patienten mit chronischer Niereninsuffizienz. Die Verbindungslinie nähert sich der Eliminationshalbwertszeit von 1,5 h bei normaler Nierenfunktion (Kreatininclearance von 120 ml/min). Die gleiche Kurve ergab sich bei Patienten mit chronischer Niereninsuffizienz nach Gabe von Iopamidol (Solutrast) mit einer Dosis von 18 g Iod [9]

Die Ausscheidung des ECF-KM war zwar wegen der verlängerten Verweildauer im Körper der niereninsuffizienten Patienten sowohl bei Iopamidol als auch bei Magnevist verlangsamt aber dennoch vollständig [5, 13], und die Nierenverträglichkeit war gut. Nur bei Patienten mit schwerer Niereninsuffizienz (GFR < 20 ml/min) kann man die Hämodialyse als zusätzliches Mittel zur Verkürzung der Ausscheidungszeit in Betracht ziehen. Die Hämodialyse hat sich für viele ECF-KM als wirksam und sicher erwiesen, wie z. B. Angiografin, Omnipaque, Ultravist oder Magnevist [1, 7, 8, 18].

^{51}Cr und ^{99m}Tc werden häufig als Radioisotope in der Nuklearmedizin eingesetzt. Die i.v.-Verabreichung freier Metallionen würde zu einer Aufnahme in Leber, Milz und Knochen führen, während eine Komplexierung durch die hydrophilen Chelatbildner DTPA oder EDTA die Pharmakokinetik auf die gewünschte Weise verändert. ^{99m}Tc-DTPA oder ^{51}Cr-EDTA zeigen nach i.v.-Gabe eine sehr hohe Wasserlöslichkeit, eine geringe Proteinbindung, eine Verteilung im Extrazellulärraum und eine schnelle Ausscheidung durch glomeruläre Filtration. Vom pharmakokinetischen Standpunkt aus sind auch diese Chelate ECF-KM, und entsprechend gelten die oben beschriebenen pharmakokinetischen Grundprinzipien und Eigenschaften auch für ^{99m}Tc-DTPA und ^{51}Cr-EDTA. Die pharmakokinetischen Grundmerkmale der ECF-KM sind in Tabelle 1.6.2 zusammengefaßt.

Tabelle 1.6.2. Zusammenfassung der pharmakokinetischen Eigenschaften der Extrazellulärflüssigkeits-KM

Hohe Hydrophilie
Sehr geringe Bindung an Plasmaproteine (< 5%)
Vorwiegend renale Elimination durch glomeruläre Filtration
Eliminationshalbwertszeit (1,5–2 h)
Sehr geringe extrarenale Ausscheidung (< 2%)
Dosisproportionale (lineare) Pharmakokinetik
Keine Biotransformation
Kein enterohepatischer Kreislauf
Verlängerte, aber komplette Ausscheidung bei Niereninsuffizienz
Dialysierbar
Übertritt durch die Blut-Hirn-Schranke, und die Plazentaschranke ist zu vernachlässigen
Geringe enterale Absorption

Gewebespezifische Kontrastmittel

Hepatobiliäre Kontrastmittel

Die Gewebespezifität war das Ziel bei der Entwicklung vieler therapeutischer und diagnostischer Arzneimittel. Der Zuschnitt eines Medikaments auf ein Zielgewebe (Drug Targeting), sollte

1. die Dosis vermindern, die benötigt wird, um eine bestimmte Arzneimittelkonzentration im Zielgewebe zu erreichen, und
2. die Nebenwirkungen vermindern, da keine stärkere Verteilung und Reaktion mit anderen Geweben stattfinden sollten.

Interessanterweise ist dieses Ziel mit den iodierten hepatobiliären KM weitgehend erreicht worden, da sich die Verteilung dieser Agenzien bis auf eine Verteilung im Extrazellulärraum auf die intrazelluläre Verteilung in den Hepatozyten beschränkt. Obwohl diese Stoffe sich zur Cholezystographie und Cholangiographie eignen, ist die in den Hepatozyten erreichte Konzentration nicht für eine Kontrastdarstellung der Leber ausreichend. Iodierte hepatobiliäre KM und i. allg. negativ geladene Ionen, die aufgrund einer entsprechenden chemischen Substitution weniger hydrophil als ECF-KM sind [2]. Dieses Gleichgewicht zwischen hydrophilen und lipophilen Eigenschaften erlaubt den iodierten hepatobiliären KM, sich im Darmlumen aufzulösen, absorbiert zu werden, im Extrazellulärraum verteilt zu werden und durch die Hepatozyten aufgenommen und mit der Galle ausgeschieden zu werden. Die monomeren hepatobiliären KM sind für die orale Zufuhr geeignet (Biloptin, Cholebrin, Bilimiro, Telepaque; vgl. Tab. 1.6.1), während die dimeren hepatobiliären KM für die i.v.-Anwendung bestimmt sind (Biliscopin, Endomirabil; vgl. Tab. 1.6.1).

Die Wasserlöslichkeit der oralen iodierten hepatobiliären KM ist meistens bei physiologischen pH-Werten gering und liegt zwischen 0,6 mmol/l und 30 mmol/l. (Die Wasserlöslichkeit der ECF-KM liegt in der Größenordnung von 500–1000 mmol/l.) Als Folge der niedrigeren Hydrophilie zeigen die iodierten hepatobiliären KM eine beträchtliche Plasmabindung, die gleichzeitig jedoch wichtig zu sein scheint, um die Löslichkeit im Plasma zu erhöhen und eine vorzeitige Ausscheidung über die Nieren zu verhindern. Die Plasmabindung der iodierten hepatobiliären KM liegt in der Größenordnung von 70–95 %, und eine Sättigung (nicht linear) scheint möglich zu sein, da die Bindung klar von der KM-Konzentration abhängt [15, 16].

Intravenös verabreicht werden iodierte hepatobiliäre KM reversibel und unspezifisch an Plasmaproteine gebunden. Es entwickelt sich ein Gleichgewicht zwischen der freien ungebundenen KM-Konzentration und der Konzentration von gebundenem KM im Blut. Vor allem das freie ungebundene KM kann den Intravasalraum verlassen. Es verteilt sich frei im Interstitium und wird gleichzeitig in den Nieren glomerulär filtriert. 10–35 % der verabreichten Dosis der iodierten hepatobiliären KM werden renal ausgeschieden [16]. Neben der Ausscheidung über die Nieren – ein Vorgang, der für die meisten iodierten hepatobiliären KM als linear oder nicht sättigungsfähig beschrieben wurde [2] – wird der größte Anteil des freien ungebundenen KM von den Hepatozyten aufgenommen und in die Galle ausgeschieden. Dies macht die KM für die Cholangiographie geeignet. Der Vorgang der Ausscheidung über die Galle erreicht jedoch im Rahmen der diagnostisch verabreichten Dosen bei allen iodierten hepatobiliären KM eine Sättigung.

So wurde entweder eine Sättigung oder eine Hemmung der Gallenexkretion beschrieben und intensiv untersucht. Hierzu wurden die Dosen gesteigert, oder es wurden gleichzeitig Substanzen verabreicht, die um den gleichen Transportmechanismus über die Hepatozytenmembran konkurrieren, wie z. B. Sulfobromphthalein, Bilirubin oder sogar andere hepatobiliäre KM [10].

Die extrarenale Elimination durch Ausscheidung mit der Galle spielt eine wichtige Rolle bei der Verteilung der iodierten hepatobiliären KM im Körper. Die Leber kann das Blut bei einem Kreislaufdurchgang von Fremdsubstanzen reinigen. Dieses Phänomen wird als „Erstdurchgangseffekt" oder „first pass" bezeichnet und ist besonders deutlich bei oraler Gabe von iodierten hepatobiliären KM. Ein bedeutender Teil der KM-Dosis wird durch die Leber ausgeschieden, bevor das KM den Körperkreislauf erreicht. Man muß jedoch allgemein beachten, daß für ein Arzneimittel mit einer hohen Leberclearance dieser Parameter und infolgedessen auch die Plasmakonzentration deutlich von der Leberdurchblutung des einzelnen Menschen abhängt. Daher und aufgrund individueller Unterschiede bei der Plasmabindung findet man verglichen mit den ECF-KM eine große Variabilität der Pharmakokinetik iodierter hepatobiliärer KM.

Iodierte hepatobiliäre KM zur oralen Anwendung sind weniger wasserlöslich als die entsprechenden Verbindungen zur i.v.-Gabe. Die oralen KM scheinen daher einer Biotransformation zu unterliegen, was für die i.v. verabreichten Cholegraphika weniger der Fall ist. Iopodat (Biloptin) wird in der Leber glukuronisiert und über die Galle in seiner wasserlöslicheren Glukoronidform ausgeschieden [2]. Die Glukuronisierung verhindert auch die Reabsorption aus dem Intestinum (enterohepatische Rezirkulation), was nicht der Fall wäre, wenn Iopodat unverändert ausgeschieden würde. Iodierte hepatobiliäre KM können wahrscheinlich wegen ihrer höheren Fettlösichkeit in etwas größerer Menge in die menschliche Milch übertreten als dies für ECF-KM bekannt ist. Für Iopansäure (Telepaque) wird die Höchstmenge, die ein Säugling aufnehmen würde, mit 6,9 % der Dosis angegeben. Daher sollte die Belastung des Säuglings begrenzt werden, indem das Stillen über 24 h ausgesetzt wird [3].

Auch für die MRT befinden sich gewebespezifische hepatobiliäre KM in der Entwicklung (lipophile Derivate der hydrophilen paramagnetischen Chelate). Sie werden in klinischen Studien der Stufen I bis III getestet. Die 3 fortschrittlichsten hepatobiliären KM für die MRT sind Gd-EOB-DTPA, Gd-BOPTA und Mn-DPDP [9, 14, 17]. Zwei Grundunterschiede machen die hepatobiliären MRT-KM vorteilhafter als die oben beschriebenen iodierten hepatobiliären KM:

1. sind wegen der höheren Empfindlichkeit der MRT-Technik die notwendigen KM-Konzentrationen zur Erreichung einer Signalverstärkung in der Leber um ein 10faches niedriger, wodurch die diagnostischen Gewebekonzentrationen signifikant reduziert werden, und

2. werden die hepatobiliären MRT-KM nur gering an Plasma gebunden (etwa 10 %), und es gibt keine Sättigung der Plasmabindung innerhalb

Tabelle 1.6.3. Zusammenfassung der pharmakokinetischen Eigenschaften der hepatozellulären KM

	Röntgen	MRT
Hydrophilie	Mäßig	Hoch
Plasmabindung	Hoch (70–95 %, sättigbar)	Gering (10 %)
Renale Ausscheidung	Gering (10–35 %)	Mäßig bis hoch
Extrarenale (biliäre) Ausscheidung	Hoch	Gering bis mäßig
Sättigungsfähigkeit der biliären Exkretion	Ja	Ja
Dosisabhängige Pharmakokinetik	Ja	Ja
Biotransformation	z. T. festgestellt	Nein
Enterohepatische Rezirkulation	z. T. festgestellt	Nein

der klinisch sinnvollen Dosierungen und Konzentrationen. Dies führt zu geringerer Variabilität der pharmakokinetischen Parameter bei den einzelnen Patienten. Die pharmakokinetischen Grundeigenschaften der hepatobiliären KM sind in Tabelle 1.6.3 zusammengefaßt.

Kontrastmittel für das retikuloendotheliale System

KM für das retikuloendotheliale System (RES-KM) stehen noch nicht kommerziell zur Verfügung. Es wurden jedoch viele Versuche unternommen, selektiv KM-Partikel in die RES-Zellen (Kupffer-Zellen und Makrophagen) von Leber und Milz zu lenken, in erster Linie um die Verteilung der KM in den Extrazellulärraum zu vermindern, wodurch die benötigte Dosis für eine ausreichende Bildgebung von Leber und Milz gesenkt wird. 3 Hauptrichtungen (Tabelle 1.6.4) wurden gewählt, um partikuläre RES-KM zu bekommen:

Tabelle 1.6.4. Charakteristika der partikulären Kontrastmittel für die Darstellung der Leber

Methode	Röntgen/MRT	MRT	US
Name	Liposomen	Magnetite	Mikrokapseln
Herstellung	Verkapselung von iodiertem KM/Gd-Chelat	Supermagnetische Partikel (Fe_3O_4) mit hydrophiler Hülle	Stabilisierte Luftblasen (Polymerhülle)
Zielgewebe	RES	RES	RES
Ausscheidung			
–KM	Nierenexkretion	Biologischer Abbau	Auflösung
–Hülle	Biologischer Abbau	Biologischer Abbau	Biologischer Abbau

1. die Verkapselung von KM in Liposomen (Gd-DTPA sowie Iopromid oder Amidotrizoat),
2. die Synthese von mit Dextran umhüllten Eisenoxidpartikeln (Magnetite)

für die MRT, und

3. ein durch Mikroverkapselung stabilisiertes Gas für US-Untersuchungen.

Vom pharmakologischen Standpunkt aus stellt die gezielte Entwicklung von KM für das RES viele Fragen: Gibt es speziesspezifische Unterschiede im relativen Gewicht der Leber und/oder der Phagozytoseaktivität? Wie beeinflußt die Partikelgröße die Verteilung im Körper? Welche Auswirkungen haben Veränderungen der Partikeloberfläche? Gibt es eine Sättigung in der Aufnahme durch das RES oder, mit anderen Worten, ist die Pharmakokinetik der RES-KM nichtlinear und dosisabhängig? Bisher standen nur begrenzt Informationen zur Beantwortung dieser Fragen zur Verfügung, und eine Menge Arbeit bleibt noch zu tun, um das pharmakokinetische Verhalten der RES-KM besser zu verstehen und erklären zu können.

Literatur

1. Ackrill P, McIntosh S, Nimmon C et al (1976) A comparison of the clearance of urographic contrast medium sodium diatrizoate by peritoneal and haemodialysis. Clin Sci Med 50:69–74
2. Barnhart JL (1984) Hepatic disposition and elimination of biliary contrast media. In: Sovak M (ed) Radiocontrast agents. Springer, Berlin Heidelberg New York, pp 367–418
3. Bennett PN, Bath FRCP (1988) Drugs and human lactation. Elsevier, Amsterdam
4. Choyke PL, Austin AH, Frank JA et al (1992) Hydrated clearance of gadolinium-DTPA as a measurement of glomerular filtration rate. Kidney Int 41:1595–1598
5. Corradi A, Menta R, Cambi V et al (1990) Pharmacokinetics of iopamidol in adults with renal failure. Arzneimittelforschung/Drug Res 40 (II):830–832
6. Effersoe H, Rosenkilde R, Groth S et al (1990) Measurement of renal function with iohexol or a comparison of iohexol, ^{99m}Tc-DTPA, and ^{51}Cr-EDTA clearance. Invest Radiol 25:778–782
7. Kierdorf H, Kindler J, Winterscheid R et al (1989) Elimination of the nonionic contrast medium iopromide in end-stage renal failure by haemodialysis. In: Taenzer V, Wende S (eds) Recent developments in nonionic contrast media. Thieme, Stuttgart New York, pp 119–123
8. Lackner K, Krahe T, Götz R, Haustein J (1990) The dialysability of gadolinium-DTPA. In: Bydder G, Felix R, Büchler E et al (eds) Contrast media in MRI. Medicom Europe, Bussum, pp 321–326
9. Lim KL, Stark DD, Leese PT et al (1991) Hepatobiliary MR imaging: first human exerience with MnDPDP. Radiology 178:79–82
10. Lin KS, Moss AA, Riegelmann S (1979) Kinetics of drug-drug interactions: biliary excretion of iodoxamic acid and iopanoic acid in rhesus monkeys. J Pharm Sci 68:1430–1433
11. Mützel W, Nagel R, Kemper JD, Clauß W (1984) Pharmakokinetik des nichtionischen Röntgenkontrastmittels Iohexol. Akt Urol 15:154–156
12. Schmiedl U, Maravilla KR, Gerlach R, Dowling CA (1990) Excretion of gadopentetate dimeglumine in human breast milk. AJR 154:1305–1306
13. Schuhmann-Giampieri G, Krestin G (1991) Pharmacokinetics of Gd-DTPA in patients with chronic renal failure. Invest Radiol 26:975–979

14. Schuhmann-Giampieri G, Schmitt-Willich H, Press WR et al (1992) Preclinical evaluation of Gd-EOB-DTPA as a contrast agent in MR imaging of the hepatobiliary system. Radiology 183:59–64
15. Speck U, Mützel W, Herz-Hübner U, Siefert HM (1978) Pharmakologie der Iotroxinsäure eines neuen intravenösen Cholegraphikums. Arzneimittelforschung/Drug Res 28 (II):2143–2149
16. Taenzer V, Speck U, Wolf R (1977) Pharmakokinetik and Plasmaeiweißbindung von Iotroxinsäure. Fortschr Röntgenstr 126:262–267
17. Vogl TJ, Pegios W, McMahon C et al (1992) Gadobenate dimeglumine – a new contrast agent for MR imaging: preliminary evaluation in healthy volunteers. AJR 158:887–892
18. Waaler A, Svaland M, Fauchald P et al (1990) Elimination of iohexol, a low osmolar nonionic contrast medium, by hemodialysis in patients with chronic renal failure. Nephron 56:81–85
19. Weinmann HJ, Laniado M, Mützel W (1984) Pharmacokinetics of Gd-DTPA/dimeglumine after intravenous injection into healthy volunteers. Physiol Chem Phys Med NMR 16:167–172
20. Wolf KJ, Steidle B, Skutta T, Mützel W (1983) Iopromide. Clinical experience with a new non-ionic contrast medium. Acta Radiol 24:55–62

1.7 Die klinische Prüfung der Verträglichkeit, Sicherheit und Wirksamkeit von Kontrastmitteln

E. Andrew, W. Clauß, A. Alhassan und *H. P. Bohn*

Bevor ein neues KM für die klinische Anwendung zugelassen wird, muß es ein umfassendes präklinisches In-vitro- und In-vivo-Testprogramm durchlaufen. Obwohl – im Gegensatz zu den Erfahrungen mit therapeutischen Arzneimitteln – im allgemeinen die tierexperimentell ermittelte Toxizität (LD_{50}) für KM mit den Erfahrungen der Verträglichkeit beim Menschen in etwa übereinstimmt, ist es die klinische Erfahrung, die zählt, wenn das KM schließlich die Prüfungsphase am Menschen und die klinische Anwendung erreicht.

Die diagnostische Wirkung der KM beruht nicht auf pharmakologischen Wirkungen, sondern auf der physikalischen Fähigkeit des Iods, Röntgenstrahlen zu absorbieren. Diese ist bei allen intravaskulären KM, die auf iodierten chemischen Strukturen basieren, ähnlich. Die Arbeit in den klinischen Studien über KM konzentrierte sich daher mehr auf die Feststellung von Nebenwirkungen und die Beurteilung der Sicherheit. Allerdings wurde auch die diagnostische Wirksamkeit indikationsbezogen untersucht und klinisch bestätigt.

Da klinische Studien und insbesondere randomisierte Doppelblindvergleiche die anerkannte wissenschaftliche Methode zur Bewertung der Sicherheit und Wirksamkeit beim Menschen sind, dienen ihre Ergebnisse den pharmazeutischen Firmen, den Gesundheitsbehörden und Ärzten als Basis für wichtige Entscheidungen über die Qualität der KM.

Tabelle 1.7.1. Klinische Prüfung von KM

Klinische Phase	Klassifikation/Definition	Ziel
I.	Ersterprobung eines neuen KM am Menschen. Das KM wird einer kleinen Zahl vorzugsweise gesunder männlicher Probanden verabreicht.	Die Sammlung erster Erkenntnisse über die pharmakologischen Eigenschaften (Pharmakokinetik, Verträglichkeit) beim Menschen vor dem Einsatz bei erkrankten Personen.
II.	Nicht vergleichende, später möglicherweise vergleichende Untersuchungen an einer kleinen Patientengruppe in verschiedenen Anwendungsbereichen.	Die Dosisfindung für eine beabsichtigte Wirkung des KM bei einer bestimmten Indikation und die Beurteilung der Sicherheit und Verträglichkeit beim Patienten.
III.	Ausgedehnte, gewöhnlich vergleichende Untersuchungsreihen an größeren (und möglicherweise unterschiedlichen) Patientengruppen mit den gleichen Indikationen wie in Phase II.	Die Sammlung weiterer und vorzugsweise vergleichender Daten über die Wirksamkeit und speziell der Sicherheit sowie zur Bewertung des Nutzen-Risiko-Verhältnisses.

Neue KM in der klinischen Prüfung müssen ein aus Sicherheitsgründen sehr streng und genau festgelegtes klinisches Stufenprogramm durchlaufen. Patienten mit unterschiedlichen Erkrankungen werden schrittweise in das klinische Testprogramm aufgenommen. Für neue KM wie für andere Medikamente ist die klinische Prüfung bis zur Zulassung i. allg. in 3 Phasen unterteilt. Jede Phase muß speziell definierte Fragen beantworten. Daher werden die Phasen meistens nacheinander durchgeführt.

Obwohl die erforderliche klinische Dokumentation, verglichen mit therapeutischen Arzneimitteln, die über einen längeren Zeitraum verabreicht werden, relativ unkompliziert ist, benötigt man für die klinischen Prüfphasen bis zur Erstellung eines Zulassungsantrags (NDA = New Drug Applikation) eine Zeit von 3–5 Jahren.

Der Umfang der Patientendaten, die benötigt werden, um die Marktzulassung für ein neues KM zu erlangen, hängt ab von dem Verträglichkeitsprofil, den beanspruchten Indikationen sowie den Forderungen der zuständigen Zulassungsbehörde. Meist liegt die Zahl der Patienten, die das neue KM erhalten, für den 1. Zulassungsantrag etwa zwischen 500 und 2000. Bei weiteren zusätzlich beanspruchten Indikationen werden abhängig vom Nachweis der behaupteten Wirkung möglicherweise weniger Patienten benötigt. In Europa werden gewöhnlich für die Zulassung Nachweise der relativen Verträglichkeit und Sicherheit sowie der Wirksamkeit verlangt.

Prinzipiell muß jede klinische Prüfung den ethischen Empfehlungen der aktuellen Version der Deklaration von Helsinki folgen (World Medical Association Declaration Helsinki, 1976). Außerdem haben die Gesundheitsbehörden der meisten Länder spezielle Vorschriften und/oder Richtlinien erlassen.

Die Richtlinien der Europäischen Gemeinschaft (EG) über das korrekte klinische Vorgehen (GCP = Good Clinical Practice) [3] werden die Qualität europäischer klinischer Studien dem Niveau der amerikanischen angleichen. Das bedeutet in der Praxis, daß alle Methoden und die gesammelten Daten bestätigt und detailliert dokumentiert werden müssen, um die Qualität der Daten sicherzustellen und die Testpersonen/Patienten zu schützen. Im Gegensatz zu den Richtlinien und der Handhabung der FDA (Food and Drug Administration, Zulassungsbehörde der USA) sollten die europäischen GCP-Richtlinien in allen Prüfungen (Phase I–IV) angewandt werden, nicht nur bei den Studien vor der Zulassung. Nach der GCP müssen alle Untersuchungen von einer Ethikkommission genehmigt werden, und in den meisten europäischen Ländern werden auch die Behörden den Untersuchungsplan überprüfen, bevor die Studie beginnt. Die skandinavischen Länder haben ähnliche Richtlinien für das korrekte Vorgehen bei klinischen Prüfungen.

Nach der Markteinführung eines Medikaments setzt sich der Dokumentationsprozeß fort, um die Bedeutung für die klinische Praxis zu beurteilen und weiterhin die relative Sicherheit und Wirksamkeit sowie das Kosten-Nutzen-Verhältnis zu bewerten (klinische Prüfungen der Phase IV und Überwachung nach Markteinführung; PMS = post-marketing surveillance). Man untersucht, welche weiteren Schäden möglicherweise durch ein Arzneimittel verursacht werden können, um Schwere, Häufigkeit ihres Auftretens, Dosisabhängigkeit, Folgen, Risikofaktoren und die optimale Behandlung herauszufinden. Desweiteren interessieren Arzneimittelinteraktionen und Langzeitwirkungen sowie die Kosten für die Gesellschaft. Diese pharmakoepidemiologischen Informationen werden genutzt, um das Risiko solcher Schäden zu minimieren und Risiko-Nutzen-Bewertungen zu erstellen. Alle Methoden zur Überwachung der Sicherheit und Wirksamkeit auf dem Markt befindlicher Arzneimittel werden unter dem Begriff PMS zusammengefaßt. Sie werden folgendermaßen eingeteilt:

A *Nicht-analytische-deskriptive Methoden*
  1. freiwillige oder vorgeschriebene spontane Fallberichte,
  2. unkontrollierte Studien.

B *Analytische Methoden*
  1. experimentell (klinisch und toxikologisch),
  2. nicht-experimentell (epidemiologisch),
     a) Kohortenstudie (Prospektiv oder retrospektiv),
     b) Fallberichtstudie (Prospektiv oder retrospektiv),
     c) Krankheitstrendstudie

C *Literaturauswertung*

Normalerweise wird als Methode das Spontanberichtssystem eingesetzt. In vielen Ländern schreibt die medizinische Gesetzgebung dieses System vor. Hierbei werden die Ärzte gebeten, Arzneimittelnebenwirkungen zu berichten. Dazu gibt es besondere Meldeformulare. Die Berichte werden i. allg. an die verantwortlichen pharmazeutischen Firmen geschickt. In manchen Fällen und manchen Ländern werden die Berichte jedoch direkt an die Zulassungs- bzw. Gesundheitsbehörden zwecks Monitoring gesandt.

Die pharmazeutischen Firmen sind in den meisten Ländern verpflichtet, Meldungen über Arzneimittelnebenwirkungen je nach Art der Reaktion, entweder in regelmäßigen Abständen oder unverzüglich der verantwortlichen Gesundheitsbehörde vorzulegen. Außerdem werden häufig für die Verlängerung der Marktzulassung von den pharmazeutischen Firmen aktuelle Erfahrungsberichte in Bezug auf die Verträglichkeit verlangt.

Mit diesem System ist es möglich, Nebenwirkungen und Reaktionen sowie vermutete Nebenwirkungen im Zusammenhang mit der Verabreichung eines bestimmten Arzneimittels zu überwachen. Dies trägt zur Erstellung eines breiteren Nebenwirkungsprofils und zur Aktualisierung von Pakkungsbeilagen und Informationsmaterial bei, da in der klinischen Prüfung gewöhnlich nur die häufigeren Nebenwirkungen entdeckt werden. Das System hilft auch bei der Risiko-Nutzen-Einschätzung. Seine Hauptnachteile, die man hier erwähnen sollte, sind die Unmöglichkeit einer Beurteilung der Kausalität und seine extreme Anfälligkeit gegenüber Vorurteilen, z. B. durch eine negative Berichterstattung in der Presse. Die anderen angegebenen Methoden werden i. allg. angewandt, wenn aufgrund der Spontanberichte über Nebenwirkungen oder bei der Wirkungsüberwachung Fragen aufgetreten sind, die geklärt werden müssen.

Interessanterweise ist die Inzidenz von KM-Nebenwirkungen in den klinischen Prüfungen vor der Zulassung 2- bis 10mal höher als in der PMS. Da das Muster der Reaktionen gleichbleibt, ist das ein Hinweis auf die bessere Überwachung und die erhöhte Aufmerksamkeit während der frühen klinischen Prüfphasen [2]. Es zeigt auch die unterschiedlichen Bedingungen bei gezielt durchgeführten klinischen Prüfungen und der Anwendung in der täglichen klinischen Routine.

Die neuen modernen KM, wie die nichtionischen KM, zeigen generall eine sehr geringe Inzidenz von Nebenwirkungen und besonders von schweren Reaktionen. Deshalb wird zur Erstellung eines Sicherheitsprofils, das auch medizinisch bedeutendere Reaktionen erfassen soll, eine höhere Patientenzahl benötigt als für die Prüfungen vor der Zulassung. Die Überwachung von 50000 Patienten durch Schrott et al. in Deutschland [6] sowie die Übersichten von Katayama et al. in Japan [4] mit 338000 Patienten und von Palmer in Australien [5] mit 110000 Patienten haben die Überlegenheit der nichtionischen KM auch überzeugend in bezug auf medizinisch ernste Reaktionen gezeigt.

Literatur

1. Andrew E (1989) Clinical relevance of toxicological experiments of drugs (in Norwegian, English summary). Nor Lægeforening 106:1935–1938)

2. Andrew E (1990) Adverse reactions of x-ray contrast media in pre-registration trials versus post-marketing surveillance (PMS). 2nd international symposium of CM, Osaka, Japan, November 1990
3. Good clinical practice for trials on medicinal products in the European Community. COMEUR, Brussels, 1990
4. Katayama H, Yamaguchi K, Kozuka T et al (1990) Adverse reactions to ionic and non-ionic contrast media. A report from the Japanese Committee on the Safety of Contrast Media. Radiology 11:52–66
5. Palmer FJ (1989) The Royal Australian College of Radiologists (RACR) survey of reactions to intravenous ionic and non-ionic media. In: Enge I, Edgren J (eds) Patient safety and adverse events in contrast medium examination. Elsevier, Amsterdam, pp 137–141 (Excerpta medica international Congress series, vol 816)
6. Schrott KM, Behrends B, Clauß W, Kaufmann J, Lehnert J (1986) Iohexol in der Ausscheidungsurographie. Ergebnisse des Drug-monitoring. Fortschr Med 7:153–156

KAPITEL 2

Die pharmazeutische Qualität und Stabilität von Kontrastmitteln

2.1 In welchen Schritten erfolgt die Herstellung von Kontrastmitteln?

B. Wolden

Die Herstellung von RKM, die als sterile Lösungen oft in großen Volumina gespritzt bzw. infundiert werden, kann in folgende Schritte unterteilt werden:
1. Herstellung der Lösung,
2. Filtration,
3. Abfüllung,
4. Sterilisation,
5. visuelle Inspektion.

Zur Herstellung der Lösung werden alle Bestandteile (aktive Substanz und Hilfsstoffe) in Aqua per injectionem gelöst. Der pH wird auf etwa 7 eingestellt. Die Filtration dient der Entfernung von sichtbaren, aber auch unsichtbaren Partikeln bis hin zu einer Größe von 0,2 μm, was auch die Biolasten von Pilzen und Bakterien einschließt. Die Lösung wird in gewaschene Ampullen oder Flaschen abgefüllt, die mit gewaschenen Gummipfropfen verschlossen und dann versiegelt werden. Die Ampullen oder Flaschen werden bei 121 °C 15 min lang sterilisiert (Autoklavierung) und schließlich auf Haarrisse und sichtbare Partikel visuell kontrolliert.

2.2 Welche chemischen Abbauprodukte werden gebildet?

D. Herrmann

RKM deren gemeinsames Strukturmerkmal ein triiodiertes aromatisches Ringsystem ist, können Iodidionen freisetzen. Die Reaktionsgeschwindigkeit hängt von der molekularen Struktur der Kontrastmittelverbindung, der Zusammensetzung der RKM-Lösung, insbesondere von der pH-Einstellung der Lösung sowie von der Temperaturbelastung und vom Lichteinfall ab. Elementares Iod wird normalerweise nicht freigesetzt. Bei Kontrastmittellösungen verschiedentlich zu beobachtende Gelblichfärbungen sind nicht auf freies Iod, sondern auf organische Nebenverbindungen bzw. auf Folgeprodukte nach Überlastung durch Licht oder Wärme zurückzuführen. Die Freisetzung der farblosen Iodionen tritt bei ionischen und bei nichtionischen KM auf, z. B. bei den Natrium- und den Megluminsalzen der Amidotrizoesäure, der Ioglycaminsäure, und ebenso bei den nichtionischen Verbindungen, wie z. B. dem Iohexol, dem Iopromid, Iopamidol usw., Abbildung 2.2.1 zeigt Amidotrizoat als Beispiel.

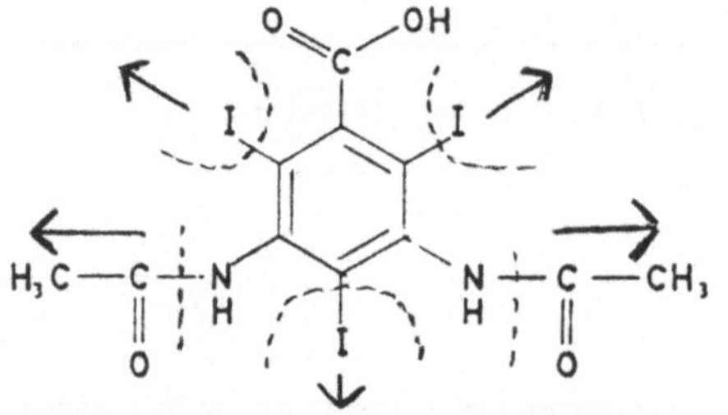

Abb. 2.2.1. Abspaltung von Iodid bzw. Bildung von aromatischem Amin aus Amidotrizoesäure

Die Iodidfreisetzung wird durch Schwermetallionen katalytisch beschleunigt; der Stabilisator Kalziumdinatriumedetat bindet diese unter Komplexbildung.

Eine weitere Zersetzungsreaktion ist die Bildung von primären aromatischen Aminverbindungen infolge Verseifung der Amidbindung. Diese Reaktion kann nur bei entsprechend strukturierten Kontrastmittelverbindungen eintreten, die eine primäre Amidfunktion einer aromatischen Karbonsäure aufweisen. Abbildung 2.2.1 zeigt Amidotrizoat als Beispiel. Auch hier besteht starke Abhängigkeit von der pH-Einstellung der KM-Lösung und von der Temperaturbelastung; im Gegensatz zur Iodidfreisetzung ist Belichtung praktisch ohne Einfluß.

Absenkungen des pH-Wertes werden verschiedentlich bei KM-Lösungen als Folge von Zersetzungsreaktionen beobachtet, d. h. es handelt sich um eine Sekundärreaktion. Die pH-Senkungen können dann weitere Veränderungen auslösen, z. B. Abscheidung der Kontrastmittelsäure aus ionischen Kontrastmittellösungen infolge Verdrängung aus ihrer Salzbindung durch die bei der Zersetzung gebildete stärkere Säure.

2.3 Welche Zusätze enthalten Kontrastmittellösungen?

B. Wolden

Gebrauchsfertige KM-Lösungen enthalten als Zusätze Chelatbildner, häufig Puffer und in einigen Fällen Elektrolyte. Wie bei allen pharmazeutischen Produkten für die parenterale Anwendung gilt auch für KM-Lösungen immer, daß jeder Zusatz durch einen klaren Zweck und eine Funktion gerechtfertigt sein muß.

Puffer

Als Puffer in KM-Lösungen werden verwendet: Zitrate, Phosphate und Trometamol (Tris).

Puffer sind in einigen KM-Lösungen enthalten, um einen bestimmten pH-Bereich der Lösung aufrechtzuerhalten. Das ist notwendig, um die Stabilität des Wirkstoffs zu erhalten. Da sich die Pufferkapazität eines parenteral anzuwendenden Produkts schnell den biologischen Flüssigkeiten anpassen können muß, sind Konzentration und Stärke der Pufferzusätze sorgfältig auszuwählen.

Chelatbildner

Als Chelatbildner in gebrauchsfertigen KM-Lösungen dienen Äthylendiamintetraessigsäure (Edetat oder EDTA) oder dessen Salze wie auch Zitronensäure.

Chelatbildner werden den Lösungen zugefügt und inaktivieren

Metalle wie Kupfer, Eisen und Zink, die i. allg. den Abbau (die Deiodierung) der wirksamen RKM-Substanz katalysieren. Mögliche Quellen für eine Metallkontamination umfassen die Verunreinigung des Rohmaterials, der Lösungsmittel wie Wasser, des Verpakkungssystems, von Gummistopfen oder Behältern und der Ausrüstung, die beim Herstellungsprozeß verwendet wird.

Elektrolyte

Ionische KM enthalten aufgrund ihrer ionischen Natur Ionen oder Elektrolyte wie Na^+, Ca^{2+}, K^+ oder Mg^{2+}. Diese Elektrolyte sollen einen positiven Effekt auf die Verträglichkeit der ionischen KM haben.

Den nichtionischen KM können kleine Mengen Elektrolyte wie Na^+, Ca^{2+}, K^+ oder Mg^{2+} zugesetzt werden, um die Verträglichkeit des Präparats zu erhöhen.

Die Osmolalität der Lösung darf verständlicherweise nicht nennenswert beeinflußt werden, da sie weitgehend isotonisch sein sollte.

2.4 Welche Bedeutung kommt den Additiva in den Kontrastmittellösungen zu?

P. Dawson

Einige der gebräuchlichen KM enthalten Natriumzitrat oder Natrium-EDTA. Diese beiden Hilfsstoffe können Kalzium binden und spielen zweifellos eine Rolle bei den verschiedenen kardiovaskulären Reaktionen, die bei diesen Substanzen auftreten können. In der Tat kann das Hinzufügen von Kalzium weitgehend die kardiovaskulären Effekte dieser Präparate verhindern. Es ist wichtig festzustellen, daß bei den ionischen KM auch das Anion allein – also auch beim Fehlen der genannten Additiva – in der Lage ist, Kalzium zu binden.

Die nichtionischen KM-Lösungen enthalten kein Zitrat, sondern eine andere Form des EDTA, im wesentlichen $CaNa^2$-EDTA. Weder dieses Additivum noch das nichtionische Molekül selbst können bedeutende Mengen Kalzium binden, und das ist zweifellos ein wichtiger Grund ihrer besseren Herz-Kreislauf-Verträglichkeit.

Kürzlich wurden Tierexperimente durchgeführt, die darauf hinweisen, daß die Abwesenheit von Natriumionen in den nichtionischen KM-Formulierungen zu einer erhöhten Inzidenz von Kammerflimmern führen kann. Es muß betont werden, daß dies offensichtlich nur unter experimentellen Bedingungen der Fall ist und keineswegs der klinischen Praxis bei der Koronarangiographie entspricht. In der Tat gab es nach einer weit verbreiteten jahrelangen Anwendung nichtionischer KM in der klinischen Koronarangiographie keinen Hinweis von vermehrt auftretendem Kammerflimmern. Jedoch führten die Tierexperimente zu dem Vorschlag, den nichtionischen KM Natriumionen zuzusetzen. Einige KM-Hersteller haben den Vorschlag aufgegriffen und beschäftigen sich mit diesem Thema. Die Hinzufügung von Natrium in Form von Natriumchlorid ist eine einfache Möglichkeit. Eine Alternative wäre die Hinzufügung von Natriumzitrat. Dies würde nicht nur die Natriumionen liefern, die die Inzidenz von Kammerflimmern reduzieren sollen, sondern auch erneut die kalziumbindende Potenz dieser Formulierungen wiederherstellen. Soweit dies erneut zu der stark gerinnungshemmenden Wirkung führen würde, die den ionischen – nicht aber den nichtionischen – KM zu eigen ist, wird das von einigen Fachleuten für wünschenswert gehalten. Jedoch tauchen hier zumindest 2 Probleme auf:

1. Zunächst führt die Kalziumbindung nicht nur zu einem starken gerinnungshemmenden Effekt, sondern sie ist auch wesentlich verantwortlich für unerwünschte Wirkungen auf das Herz-Kreislauf-System. Solche Formulierungen könnten daher in bezug auf die Pumpfunktion des Herzens und verschiedene elektrophysiologische Aspekte unverträglicher sein, und dies trotz des ursprünglichen Ziels, die Inzidenz von Kammerflimmern zu vermindern!

2. In unseren Laboruntersuchungen führte das Hinzufügen entsprechender Mengen von Natriumzitrat zu einer deutlichen Erhöhung der Osmolalität nichtionischer KM-Lösungen.

Die Philosophie der Entwicklung nichtionischer KM war es, dem Ideal eines völlig inerten KM näherzukommen. Mit der Hinzufügung weiterer oder neuer aktiver Hilfsstoffe zu diesen RKM stellt man die erzielten Vorteile wieder in Frage, und das scheint zumindest diesem Autor eine fragwürdige Entwicklung zu sein.

2.5 Wie wird die Sterilität/ mikrobielle Reinheit von Kontrastmitteln überprüft?

B. Wolden

Jede Produktionseinheit Charge eines KM (eine Partie oder Serie) durchläuft eine Sterilitätsprüfung, um ihre Sterilität festzustellen. Die Untersuchung kann mit 2 verschiedenen Methoden erfolgen:

Das Membranfilterverfahren: Das KM wird durch 2 Membranfilterkammern mit einer Porengröße < 0,45 µm geleitet, deren Fähigkeit zur Zurückhaltung von Mikroorganismen nachgewiesen ist. Die Membranen werden ausgespült, um wachstumshemmende Substanzreste zu entfernen, und 2 Nährböden werden nacheinander in die Filtrationskammern eingebracht. Die Filtrationskammern werden mindestens 7 Tage lang bebrütet, 1 Kammer zum Bakteriennachweis bei 30–35 °C und 1 Kammer zum Pilznachweis bei 20–25 °C. Wenn das Produkt steril ist, tritt kein Wachstum von Mikroorganismen auf.

Das Nährbodenröhrchenverfahren: Das KM wird direkt in ein Reagenzglas mit Nährboden verbracht, dessen Eignung für die Vermehrung von Bakterien und Pilzen bekannt ist. Die Bebrütung erfolgt wie beim Membranfilterverfahren.

Die Membranfilterverfahren werden bei KM benutzt, die bakteriostatische Eigenschaften aufweisen, um die Trennung der möglicherweise vorhandenen kontaminierenden Mikroorganismen von Wachstumshemmern zu ermöglichen.

2.6　Wie wird die chemische Stabilität von Kontrastmitteln überprüft?

B. Wolden

Der mögliche Zerfall gebrauchsfähiger KM-Lösungen besteht in einer Dejodierung der Moleküle. Die veränderte chemische Stabilität macht sich durch einen steigenden Anteil freier Iodionen und Veränderungen des pH-Wertes sowie der Farbe der KM-Lösungen bemerkbar [1].

Jede Produktionscharge wird vor der Freigabe mit verschiedenen analytischen Methoden auf derartige

Tabelle 2.6.1.

Parameter	Analysenmethode
Iodidionen	Titration mit Silbernitrat
pH	pH-Messung direkt in der Lösung bei einer definierten Temperatur
Farbveränderungen	Absorptionsspektroskopie für UV-/sichtbares Licht im Vergleich mit gereinigtem Wasser
Menge der aktiven Substanz	HPLC (High Performance Liquid Chromatography)
Ausfällung	Visuelle Inspektion

Veränderungen hin überprüft. Eine bestimmte Anzahl von Rückstellmustern definierter Produktionschargen wird darüberhinaus noch zusätzlich Praxisbedingungen ausgesetzt (wie z. B. längere Lagerung bei verschiedenen Temperaturen) und danach analytisch beurteilt.

Literatur

1. Sovak M (ed) (1984) Radiocontrast agents. Springer, Berlin Heidelberg New York

2.7　Wie werden Kontrastmittel auf Pyrogenfreiheit überprüft?

B. Wolden

Es gibt 2 verschiedene Methoden, um KM auf Pyrogenverunreinigungen zu untersuchen:

Der Kaninchentest: Dies ist ein qualitativer biologischer Test, der auf der Fieberentwicklung bei Kaninchen basiert. Wenn eine pyrogenhaltige Substanz in die Vene eines Kaninchens injiziert wird, tritt innerhalb von 3 h eine Temperaturerhöhung auf.

Der Limulustest: Eine Probe des KM wird zusammen mit einem Lysat aus dem Blut der Königskrabbe (Limulus polyphemus) inkubiert. Durch pyrogene Substanzen wird eine Gelbildung ausgelöst. Dieser Test hat sich als empfindlicher, schneller und leichter durchführbar als der Kaninchentest erwiesen.

2.8 Worauf sind Farbveränderungen bei Kontrastmitteln zurückzuführen?

D. Herrmann und
B. Wolden

Es gibt zwei mögliche Gründe für eine leichte gelbe oder braungelbliche Verfärbung von Kontrastmittellösungen:
1. Nebenprodukte von der Synthese der aktiven Substanz,
2. chemischer Zerfall der aktiven Substanz oder der Nebenprodukte bzw. weiterer Zerfall über die Deiodierung oder die Hydrolyse der Amidstruktur hinaus durch den Einfluß von Temperatur und Licht.

Die gelbliche oder braungelbliche Verfärbung wird auf organische Moleküle zurückgeführt. In der Regel kann in diesen Lösungen kein freies anorganisches Iod nachgewiesen werden.

2.9 Kann in Kontrastmittellösungen eine Kontamination mit Partikeln auftreten und welche Bedeutung kann diese haben?

B. Wolden

Die Bedeutung der Kontamination aller parenteral verabreichten Lösungen einschließlich der KM mit Partikeln erlangte in den letzten Jahren viel Aufmerksamkeit. Untersuchungen haben gezeigt, daß die Zellproliferation um Fremdkörper herum zur Bildung von Granulomen in lebenswichtigen Organen des Körpers führen kann [1].

Obwohl Größe, Zahl und Art der Partikel, die toxische Wirkungen auslösen können, noch nicht bekannt sind, ist der pharmazeutischen Industrie, den Medizinern, Krankenhausapothekern und Gesundheitsbehörden die Bedeutung einer Reduktion der Partikelspiegel in allen parenteralen Lösungen bekannt.

Partikel können aus verschiedenen Quellen stammen, wie z. B. aus den Ausgangsstoffen, den Herstellungs- und Abfüllmaschinen, dem Gefäß-/Verschlußsystem oder als Verunreinigungen aus der Umwelt. Es wurden verschiedene Methoden entwickelt, um die Quelle von Partikeln in einem Produkt zu finden, so daß sie ausgeschaltet oder die Partikellast vermindert werden kann.

Die Vorschriften zur Klarheit in den offiziellen Monographien (Arzneibüchern wie der United States Pharmacopeia, dem Europäischen Arzneibuch usw.), denen die pharmazeutische Industrie folgen sollte, schreiben vor, daß alle Flaschen/Ampullen zur Injektion einer visuellen Inspektion unterzogen werden sollten. Die Grenzwerte für die partikuläre Verunreinigung von Lösungen zur parenteralen Gabe liegen z. B. bei 50 pro ml mit über 10 µm Durchmesser und 5 pro ml mit über 25 µm oder bei 1000 pro ml mit über 2,0 µm und 100 pro ml mit über 5 µm Durchmesser. Diese Grenzwerte gelten für die Produkte bis zum Verfallsdatum. (Die unterschiedlichen Grenzwerte beziehen sich auf verschiedene offizielle Monographien/Arzneibücher in verschiedenen Ländern.)

Literatur

1. Turco S, David NM (1973) Clinical significance of particulate matter. Hosp Pharm 8:137–140

2.10 Welche Faktoren beeinflussen die Stabilität von Kontrastmitteln, und welche Empfehlungen ergeben sich daraus für deren Aufbewahrung?

D. Herrmann

Da die Geschwindigkeit der Iodidfreisetzung und auch der Amidverseifung von der Temperatur abhängt, sollte die langfristige Lagerung von RKM bei Raumtemperatur (15–25°C) erfolgen. Ein vorübergehendes Einstellen von RKM-Lösungen in Wärmeschränke, um z. B. die Lösung vor der Injektion oder Infusion auf Körpertemperatur zu erwärmen, ist jedoch unkritisch. Die Abbildung 2.10.1 zeigt als Beispiel die Iodidfreisetzung aus Ultravist, die im Rahmen langfristig unter Wärmebelastung durchgeführter Stabilitätsprüfungen ermittelt wurde. Hieraus wird deutlich, daß gegen 1- oder mehrtägiges Verwahren in Wärmeschränken oder auch in auf ca. 40°C temperierten Wasserbädern keine Bedenken bestehen. Jedoch sollte eine langfristige Lagerung bei erhöhten Temperaturen unterbleiben.

Ebenfalls unkritisch ist das kurzfristige Einstellen von KM-Lösungen in heißes Wasser, z. B. kann eine Erhitzung auf ca. 60–80°C angewendet werden, um bei Unterkühlung der hochkonzentrierten Lösungen auskristallisierte KM-Substanz wieder in Lösung zu bringen.

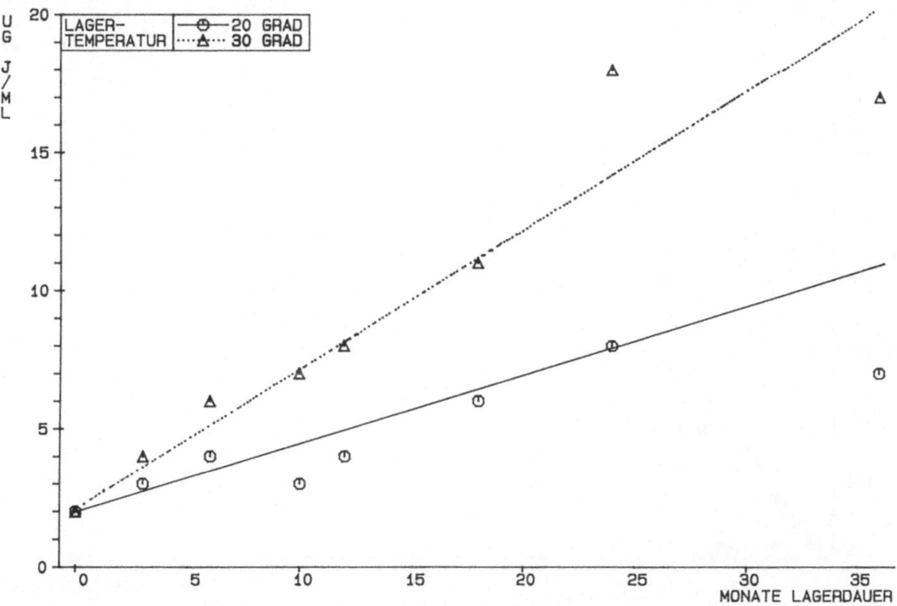

Abb. 2.10.1. 50 ml-Flaschen Ultravist 370; Einfluß der Temperatur au Iodidfreisetzung

Hiermit ist eine weitere Möglichkeit der lagerungsbedingten Veränderung von KM-Lösungen angesprochen, nämlich die rein physikalisch bedingte Auskristallisation, z. B. bei winterlichen Transporten. Man muß sich vergegenwärtigen, daß meist hochkonzentrierte KM-Lösungen verwendet werden. Üblicherweise wird die Konzentration auf den Iodgehalt bezogen; eine 370 mg Iod/ml enthaltende Urografinlösung enthält in einem Milliliter 0,66 g Megluminamidotrizoat und 0,1 g Natriumamidotrizoat, d. h. es handelt sich um eine 76 %ige Lösung!

Ultravist 370 enthält 0,769 g Iopromid/ml! Die ausschließlich zur retrograden Urographie bestimmte RKM 100 ml-Flasche Urovison R enthält Methyl- und Propylparaben als Konservierungsmittel, deren Sättigungskonzentration bei Kühlschranklagerung überschritten wird.

Schließlich können bei Tiefkühlung wäßrige Lösungen gefrieren. Doch kristallisieren erfahrungsgemäß bei Unterkühlung nicht alle Flascheninhalte einer Packung aus, da hierfür Impfkristalle erforderlich sind, und Eisbildung setzt erst bei gleichzeitigem mechanischem Schütteln ein. Hieraus ergibt sich, daß RKM-Lösungen vorzugsweise bei Raumtemperatur gelagert werden sollten.

Wesentlich kritischer als eine Wärmebelastung beeinflußt anhaltender Lichteinfall die Stabilität von KM. Typische lichtbedingte Veränderungen sind Anstiege des Iodidgehaltes und pH-Senkungen, die bei ionischen KM, z. B. beim Urografin, bis zur Abscheidung von KM-Säure führen können. Die Abbildung 2.10.2 zeigt als Beispiel die Abspaltung von Iodid aus Ultravistlösung in Abhängigkeit von der Belichtungsdauer, bezogen auf eine

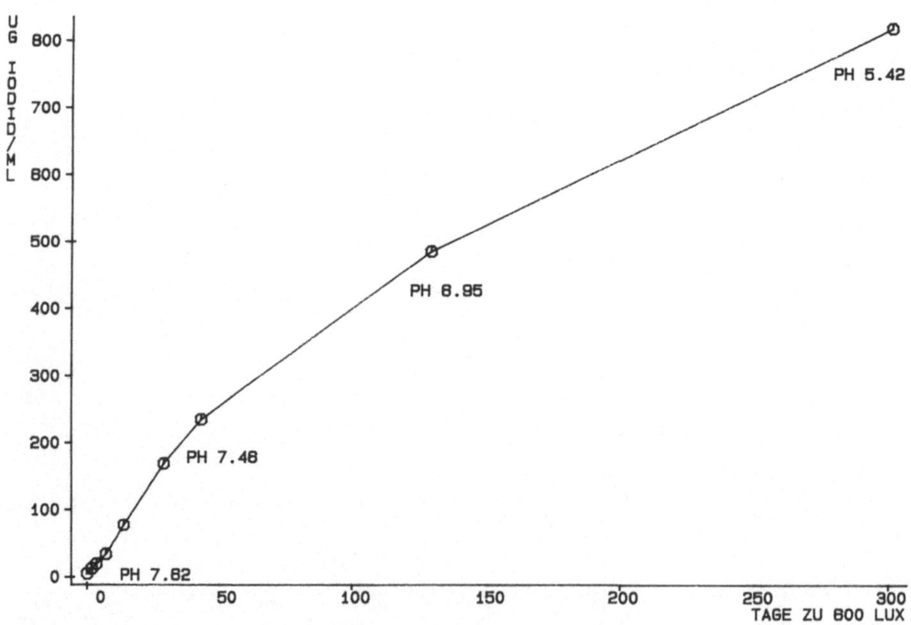

Abb. 2.10.2. 50 ml-Flaschen Ultravist 370; Lichtempfindlichkeit

durchschnittliche Arbeitsplatzhelligkeit von 600 lx.

Die Geschwindigkeit und das Ausmaß der lichtbedingten Zersetzung hängen sehr stark von der Helligkeit und der spektralen Zusammensetzung des Lichtes ab, denn photochemisch aktiv sind der kurzwellige Spektralbereich und der nahe UV-Bereich, der im Sonnenlicht, aber auch im Tageslicht enthalten ist. Da diese Faktoren von allgemeinen Bedingungen wie der Beleuchtungsart (Tageslicht/Leuchtstoffröhrenlicht/Glühlampenlicht) und beim Tageslicht vom Bevölkerungsgrad, ja selbst von der geographischen Lage bestimmt werden, können keine Haltbarkeitszeiten von KM bei Belichtung angegeben werden. Die Haltbarkeitsangaben auf den KM-Packungen beziehen sich vielmehr auf die vor Licht geschützte Lagerung. Als allgemeiner Richtwert kann eine ca. 1tägige Exposition gegenüber durchschnittlicher Arbeitsplatzhelligkeit von 600 lx noch als unkritisch eingeschätzt werden. Der Einfall von Sonnenlicht ist aber grundsätzlich, d. h. auch kurzfristig, zu vermeiden, denn, abgesehen von der Helligkeit des Sonnenlichtes, hat dieses einen erheblichen UV-Anteil mit besonders hoher photochemischer Wirksamkeit.

Grundsätzlich könnte durch Verwendung von Braunglas die Stabilität von KM gegenüber Lichteinfall verbessert werden. Da aber die Bereitstellung auch von in farblose Flaschen abgefüllten KM und auch die Anwendung der KM bei normaler Arbeitsplatzhelligkeit unter entsprechender Limitierung der Standzeiten vertretbar sind, darf gemäß DAB 9

bzw. dem Europäischen Arzneibuch kein Braunglas eingesetzt werden; dies ist nur für extrem lichtempfindliche Arzneimittelzubereitungen zur parenteralen Anwendung statthaft. Da Braunglas, wenn auch begrenzt, für einen Teil des photochemisch aktiven Spektralbereiches durchlässig ist, wäre bei anhaltendem Lichteinfluß und insbesondere bei längerfristiger Aufbewahrung nicht ausschließbarem Einfall von Sonnenlicht ebenfalls Zersetzung der KM-Lösung zu erwarten. Angaben über die Haltbarkeit bei Lichtexposition wären deshalb auch bei Verwendung von Braunglas nicht möglich.

Ebenso wie durch kurzwelliges Licht können KM auch durch Röntgenstrahlen geschädigt werden. KM dürfen deshalb nicht längerfristig im Bereich der von Röntgengeräten ausgehenden Streustrahlung gelagert werden. Gegen ihre diagnostisch bedingte kurzfristige Exposition und auch gegen ihre Bereitstellung für den Untersuchungsvorgang bestehen dagegen keine Bedenken.

2.11 Welche Vorsichtsmaßnahmen sind beim Aufziehen von Kontrastmitteln in Spritzen und bei der Applikation über einen Perfusor notwendig?

D. Herrmann

Grundsätzlich sollte der Stopfen einer KM-Flasche mit einer möglichst englumigen Kanüle mit langem Anschliff oder mit dem Dorn eines Infusionsgerätes durchstochen werden. Großlumige Kanülen, z. B. 2,0 mm, und kurz angeschliffene Kanülen, wie sie als Venenpunktionskanülen gebräuchlich sind, beinhalten das Risiko der Fragmentation, d. h. des Ausstanzens von Gummipartikeln. Mehrfacher Durchstich an der gleichen Stelle des Gummistopfens ist wegen des dadurch erhöhten Fragmentationsrisikos grundsätzlich zu vermeiden. Bewährt haben sich sog. Nokor-Kanülen (Fa. Becton-Dickinson), es handelt sich um Spezialkanülen mit skalpellförmiger Schliffkante und seitlicher Öffnung. Alternativ sind Entnahmedorne, z. B. Sterifix-Dorne (Fa. Braun) geeignet. Aufgrund der Viskosität der KM-Lösungen ist der Gebrauch von speziellen Kanülen oder Entnahmedornen mit integrierten Flüssigkeitsfiltern nicht möglich. Dagegen sollten grundsätzlich mit Filtern ausgerüstete Infusionsgeräte verwendet werden, deren meist in die Tropfkammer eingebaute Maschenfilter einen ausreichenden Flüssigkeitsdurchsatz gestatten. Da durch ein Erwärmen der KM-Lösung auf Körpertemperatur die Viskosität annähernd auf die Hälfte reduziert wird, kann so das Aufziehen besonders der hochkonzentrierten KM-Lösungen wesentlich erleichtert werden.

RKM können chemische Wechselwirkungen mit Kunststoffen, Gummiteilen, Metallen und auch mit Glas eingehen. Aufgrund der vielfältigen Eigenschaften dieser Materialien bzw. der möglicherweise enthaltenen Kunststoffadditive können im folgenden nur allgemeine Anhaltspunkte gegeben werden.

KM sind in der Regel verträglich mit den gebräuchlichen und nach DIN genormten Einmalapplikationsgeräten wie z. B. Einmalspritzen aus Kunststoffen (DIN 13098) oder Infusionsgeräten (DIN 58362). Die von den KM-Herstellern zur Verfügung gestellten Beilagespritzen bzw. Beilageinfusionsgeräte sind entsprechenden Eignungsprüfungen unterzogen worden.

Als Werkstoff für Applikationshilfsmittel zur Mehrfachverwendung kommen vorzugsweise Glas, Edelstahl und chemisch indifferente Kunststoffe in Betracht, die auch gereinigt und vor dem Gebrauch sterilisiert werden können, z. B. Polysulfon als Material für Zylinderkartuschen für Hochdruckinjektoren. Grundsätzlich sollte auf die Anwendungshinweise, die z. B. in den Gerätebeschreibungen gegeben werden, geachtet werden. Bedenken bestehen gegen die Verwendung von Aufsaughilfen und Kanülenkupplungen aus Messing, da diese Wechselwirkungen auslösen können, wie z. B. Iodidfreisetzung infolge Abgabe von Kupferionen. Verschiedentlich wurden auch Verfärbungen von KM-Lösungen nach Kontakt mit aus Messing bestehenden Teilen beobachtet. Sofern derartige Hilfsmittel nicht aus Edelstahl bestehen, muß auf einwandfreie und vollständige Verchromung geachtet werden, die auch den gesamten Innenbereich abdecken muß.

2.12 Wie lange dürfen Kontrastmittel nach dem Öffnen des Behältnisses verwendet werden?

D. Herrmann

Aus einem bereits geöffneten Behältnis darf die KM-Lösung nur am selben Tag entnommen und verwendet werden. Bei längerer Standzeit besteht zunehmend die Gefahr des mikrobiellen Keimwachstums und dadurch verursachter pyrogener Reaktion. Auch kann nach einiger Standzeit Kristallisation infolge von Verdunstung einsetzen; an der Oberfläche der offenstehenden Flüssigkeit können sich Impfkristalle bilden, die die alsbaldige Kristallisation des gesamten Flascheninhaltes

induzieren. Auch besteht die Gefahr der lichtbedingten Zersetzung.

Bei mehrstündigem Stehen von Injektionslösungen in Einmalspritzen können diese Vulkanisationshilfsstoffe aus dem Kolbenstopfen aufnehmen, was zu einer zusätzlichen Belastung des Patienten führt. Die Abbildung 2.12.1 zeigt als Beispiel den Anstieg der UV-Extinktion aufgrund der Migration eines Elastomeradditivs.

Das Sammeln nicht verbrauchter KM-Anteile bzw. die wiederholte Entnahme aus einem Behältnis für verschiedene Untersuchungsgänge würde gemäß arzneimittelrechtlichen Vorschriften als Mehrfachentnahme anzusehen sein. Diese ist unstatthaft, da zur Mehrfachentnahme bestimmte Injektabilia mit einem Konservierungsmittel gegen Keimwachstum geschützt sein müssen, eine Konservierung parenteraler Zubereitungen jedoch für größere Volumina als 15 m gemäß DAB 9 nicht zulässig ist.

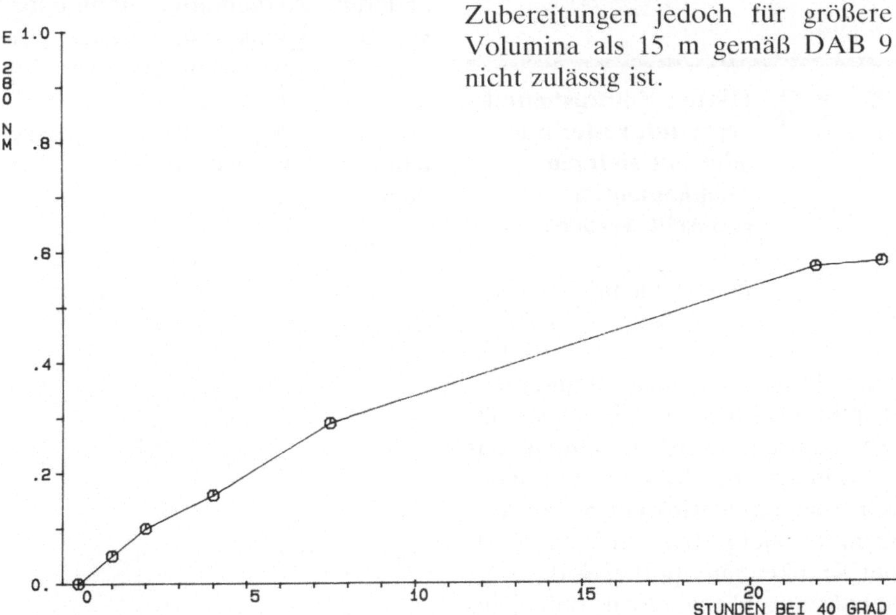

Abb. 2.12.1. Globalmigration von RK-Injektionsspritzen. Anstieg der UV-Extinktion in Wasser für Injektionszwecke

Ein erneutes Sterilisieren nicht verbrauchter KM-Volumina durch Autoklavieren oder durch andere Methoden muß unbedingt unterbleiben. Zwar werden KM unmittelbar nach ihrer Herstellung im gespannten, gesättigten Wasserdampf bei 121°C sterilisiert, dies erfolgt jedoch in verschlossenen Originalbehältnissen und unter streng nach GMP kontrollierten Bedingungen. Jede weitere Sterilisation würde nicht nur eine additive thermische Belastung beinhalten, sondern wegen der nicht mehr überschaubaren Rahmenbedingungen nach zwischenzeitlichem Öffnen oder gar Umfüllen in andere Behältnisse die pharmazeutische Qualität kritisch beeinflussen. Mögliche Folgen sind überhöhte Iodidgehalte, pH-Verschiebungen, das Auftreten von primären aromatischen Aminen und die Kontamination mit Fremdpartikeln.

2.13 Dürfen Kontrastmittel verdünnt, resterilisiert oder mit anderen Medikamenten gemischt werden?

D. Herrmann

Diese Frage muß zunächst unter arzneimittelrechtlichen Gesichtspunkten beurteilt werden. Durch das Verdünnen oder Mischen mit anderen Präparaten wird ein neues Arzneimittel hergestellt, für das z. B. der Krankenhausapotheker die Verantwortung übernehmen muß. Dies gilt auch für das Mischen mit Standardinfusionslösungen. Zum Verdünnen kommt vorzugsweise physiologische Kochsalzlösung oder, je nach einzustellendem osmotischem Druck, der Zusatz von Wasser für Injektionszwecke in Betracht. Die Beurteilung der Kompatibilität mit anderen Lösungen kann sich primär an Farbe, Trübung und am pH-Wert orientieren. Der pH-Bereich der Qualitätsspezifikation des KM, z. B. pH 6,5–8,0 für Ultravist, sollte nicht verlassen werden. Das Herstellen von Mischungen mit stark reduzierend wirkenden Lösungen oder mit schwermetallhaltigen Präparaten sollte wegen möglicher Induzierung einer Iodidfreisetzung vermieden werden. Spezielle chemisch-analytische Prüfmethoden enthält u. a. das USA-Arzneibuch USP XXII. Mischungen mit anderen Arzneimitteln sollten nur nach entsprechenden Voruntersuchungen der Kompatibilität des KM mit dem anderen Arzneimittel unmittelbar vor der Applikation bereitet werden. Auf ein Sterilisieren von Mischungen, um diese dann aufbewahren zu können, sollte aus den genannten Gründen verzichtet werden.

2.14 Ist eine Wiederverwendung von Einmalkathetern für die Angiographie zu rechtfertigen?

M. Thelen

Katheteraufbereitung

Problemstellung

Kann die Wiederverwertung von Einmalkathetern für die Angiographie nach der Aufbereitung befürwortet werden und können ggf. Bedingungen der Aufbereitung im einzelnen genannt werden?

Definition, Rechtslage

Die Wiederaufbereitung und die Resterilisation von Einwegmaterialien werden seit langer Zeit kontrovers diskutiert. Aus ökonomischen Gründen gehen viele Anwender seit längerem dazu über, teure Einwegmaterialien wie intravasale Katheter und Meßsonden wieder aufzubereiten. Diese Artikel fallen unter § 2 Abs. 1a des Arzneimittelgesetzes, wonach „ärztliche, zahnärztliche oder tierärztliche Instrumente, soweit sie zur einmaligen Anwendung bestimmt sind und aus der Kennzeichnung hervorgeht, daß sie einem Verfahren zur Verminderung der Keimzahl unterzogen worden sind", als Arzneimittel gelten. Die Zweckbestimmung des „Einmalartikels" trifft jedoch der Hersteller, eine Definition dieser Art sieht das Arzneimittelgesetz nicht vor. Die Wieder-

aufbereitung oder Resterilisation wird jedoch i. allg. nicht als Herstellen im Sinne des Arzneimittelgesetzes (§ 4 Abs. 14) angesehen. Sie ist gesetzlich nicht untersagt. Eine ausdrückliche gesetzliche Regelung der vorbeschriebenen Problematik existiert somit nicht.

In einem Kommentar des Bundesgesundheitsamts heißt es: „Entsprechend ihrer Bezeichnung sind die Einmalartikel nur für den einmaligen Gebrauch konzipiert. Das zeigt sich schon in der Wahl der Materialien. In der Regel handelt es sich hierbei um hitzeempfindliche Kunststoffe. Die Art der Kunststoffe ist so verschieden, daß der Verbraucher kaum in der Lage sein wird zu erkennen, inwieweit die Brauchbarkeit eines Artikels durch die mehrfache Verwendung, die mehrfache Aufbereitung und die mehrfache Sterilisation beeinträchtigt wird. Die Objekte müssen nicht nur funktionstüchtig sein, sie müssen auch frei von Verunreinigungen mechanischer, chemischer und biologischer Art sein und müssen sich auch – ohne Schaden zu nehmen – sterilisieren lassen. Wer Einmalartikel mehrfach verwendet, tut dies in alleiniger Verantwortung." (Bundesgesundheitsblatt 31, Nr. 9/88, S. 343)

Gemäß DIN 58953 Teil 8 wird die Aufbereitung und erneute Sterilisation von Einmalartikeln für unzulässig erachtet: „Weil durch die Aufbereitung und/oder Resterilisation unter Umständen eine Materialschädigung eintritt, die den sicheren Gebrauch des Einmalartikels gefährden könnte."

Ebenso wird nach den Empfehlungen des Center for Disease Control die Resterilisation von Einwegmaterialien abgelehnt (CDC, Guidelines 1985): „Gegenstände und Materialien, die nicht gereinigt, sterilisiert oder desinfiziert werden können, ohne ihre physikalische Integrität und Funktion zu verändern, sollten nicht resterilisiert werden. Wiederaufbereitungsmaßnahmen, die zu toxischen Nebenprodukten führen oder die Sicherheit oder Effektivität des Gegenstandes oder Materials beeinträchtigen, sollten vermieden werden."

Bei den zitierten Empfehlungen und Normen handelt es sich nicht um bindende Rechtsnormen, bezüglich ihrer Rechtsqualität ist jedoch festzuhalten, daß es sich hierbei um Empfehlungen handelt, die den gegenwärtigen Stand von Wissenschaft und Technik definieren.

Wiederaufbereitung von Einmalangiographiekathetern

Vorbedingung eines jeden Aufbereitungsverfahrens ist die Validierung jedes einzelnen Teilschrittes, wobei Reinigung, Sterilisation und Materialsicherheit einzeln zu überprüfen sind. Für jeden dieser Teilschritte müssen im einzelnen Qualitätskriterien erarbeitet werden. Neben den Fragen der Sterilität und den physikalischen und funktionellen Eigenschaften der Katheter soll hier besonders auf die toxikologische Sicherheit mit Wechselwirkungen zwischen Kathetermaterialien und Reinigern sowie Desinfektionsmitteln hingewiesen werden. Gesicherte Qualitätskriterien dieser Art bestehen derzeit nicht.

Bei der Fülle der in der Kathetertechnik verwendeten Materialien, Materialkombinationen, Durchmesser und Katheterformen sowie der ebenfalls unübersehbaren Zahl von Reinigungs- und Desinfektionsmitteln müssen daher Zweifel bestehen, ob eine Wiederaufbereitung, unabhängig von der technischen Durchführbarkeit, ökonomisch sinnvoll ist. Eine Bilanzierung der Kosten, die alle diese Punkte einschließlich des anzuschaffenden Maschinenparks sowie der daraus entstehenden Personal- und Umweltkosten berücksichtigt, existiert derzeit nicht.

Es muß noch ein weiterer Aspekt beachtet werden, wenn Katheter, die in der Angiographie eingesetzt werden, wiederverwendet werden sollen: Alle Katheter besitzen thrombogene Eigenschaften und aktivieren die Blutgerinnung. Dieses Phänomen ist abhängig vom verwendeten Material und dessen Oberflächenglättung. Bisher gibt es keine Studie darüber, ob bei der Kathetersterilisierung möglicherweise auf der Materialoberfläche elektrische Ladungen entstehen, die die Thrombosegefahr verstärken. Eins ist jedoch durch die Publikation von Kido [1] bekannt: Die Passage eines Führungsdrahts durch einen Katheter bewirkt eine beträchtliche Oberflächenschädigung, so daß eine Zunahme der Thrombogenität sicher scheint. Vorsicht ist also geboten bei der Wiederverwendung von Angiographiekathetern, um die Zunahme des Risikos von Thromboemboliezwischenfällen zu vermeiden.

Die Wiederaufbereitung von Angiographiekathetern ist durch Rechtsvorschriften nicht ausgeschlossen. Es treten jedoch zahlrei che Probleme auf, so daß neben der Frage der Wirtschaftlichkeit, insbesondere im Hinblick auf die Qualitätskontrolle, ein derartiges Vorgehen – wenn überhaupt – ausschließlich zentralen Aufbereitungseinrichtungen vorbehalten bleiben muß.

Derzeit existieren keine gesicherten Qualitätskriterien für die Reinigung, Sterilisation, funktionelle und physikalisch-chemische Integrität. Da es darüberhinaus Hinweise auf eine verstärkte Thrombogenität gibt, ist die Wiederaufbereitung der Angiographiekatheter derzeit abzulehnen.

2.15 Besteht bei mehrfachem Gebrauch von Kathetern ein erhöhtes Thromboserisiko?

P. Dawson

Ein anderer Aspekt muß bedacht werden, wenn Angiographiekatheter mehrfach verwendet werden.

Alle Katheter wirken thrombogen und aktivieren beim Kontakt die Blutgerinnung. Das Phänomen ist eine Funktion des Oberflächenmaterials und der Oberflächenstruktur. Es gibt keine Daten über mögliche Veränderungen von Kathetermaterialien während des Sterilisationsprozesses hinsichtlich ihrer thrombotischen Wirkung. Man weiß jedoch durch die Arbeit von Kido [1], daß die Passage eines Führungsdrahts durch den Katheter wahrscheinlich bedeutende Oberflächenschäden verursacht, und zwar in einem Ausmaß, das einen Anstieg der Thrombosegefahr sicher erscheinen läßt. Es wird zur Vorsicht bei der Wiederverwendung von Angiographiekathetern geraten, um eine Zunahme des Risikos thrombo-embolischer Zwischenfälle zu vermeiden.

Literatur

1. Kido DK, King PK, Manziona JV, Simon JH (1988) The role of catheters and guidewires in the production of angiographic thromboembolic complications. Invest Radiol 23:S359–S364

KAPITEL 3

Der Einfluß von Röntgenkontrastmitteln auf Organe und Gefäße

3.1 Welche Mechanismen sind für die Toxizität von Röntgenkontrastmitteln verantwortlich?

P. Dawson

Gewöhnlich werden im Zusammenhang mit der KM-Toxizität 3 Faktoren genannt: die Hyperosmolalität, die Chemotoxizität und die elektrische Ladung. Genaugenommen sollte die elektrische Ladung unter den Oberbegriff Chemotoxizität fallen, da sie einen Teil dieses Phänomens bildet.

Die Wirkungen aufgrund der Hyperosmolalität sind in groben Zügen recht leicht zu verstehen. Zu diesen Wirkungen gehören die akute Vergrößerung des Plasmavolumens, die generalisierte Vasodilatation durch eine Wirkung an der glatten Muskulatur, eine Erstarrung der roten Blutkörperchen, die Histaminfreisetzung durch die basophilen Granulozyten und Mastzellen sowie Endothelschäden, die nach i. v.-Injektion zu einer Thrombophlebitis oder sogar zu Thrombosen führen können. Diese Hyperosmolalitätsphänomene beruhen alle auf unspezifischen Wirkungen der im klinischen Gebrauch üblichen hochkonzentrierten Lösungen.

Die chemotoxischen Wirkungen entstehen aufgrund der Eigenschaften der KM-Moleküle selbst. Sie sind weniger leicht zu verstehen und wurden erst seit etwa 10 Jahren erforscht. Ein Stimulus und eine Hilfe bei der Klärung dieser Prozesse war die Einführung der neueren Generation der nichtionischen KM, da diese Moleküle mit unterschiedlichen genau bekannten Strukturen und verschieden ausgeprägter Chemotoxizität ein experimentelles Testfeld für die Forschung boten.

Zusammenfassend scheint es, daß die chemotoxischen Wirkungen über unspezifische Interaktionen zwischen KM-Molekülen und biologischen Makromolekülen ablaufen. Während manche hydrophilen Interaktionen zweifellos möglich sind, scheint es, da die hydrophilen Teile der KM-Moleküle in wäßriger Lösung gelöst sind, doch wahrscheinlich, daß die meisten Interaktionen zwischen hydrophoben Gruppen stattfinden. Die hydrophoben Gruppen jedes KM-Moleküls werden vor allem durch den Benzolring und das Iod im zentralen Kern des Moleküls gebildet. Wenn wie bei den konventionellen KM geladene Ionen vorhanden sind, werden diese hydrophoben Wechselwirkungen durch Coulomb-Interaktionen verstärkt.

Der Weg zur Minimierung chemotoxischer Interaktionen liegt daher in der Eliminierung der elektrischen Ladung und in einer Maskierung des hydrophoben Moleküls durch eine

Reihe von Gruppen mit hydrophilen Eigenschaften. Dies ist im Grunde eine Beschreibung der heutigen nichtionischen KM. Sie haben per definitionem keine elektrische Ladung, und alle tragen um den Zentralkern herum eine große Zahl von hydrophilen Gruppen. Diese hydrophilen Gruppen wurden zwar geplant, um die mit der Beseitigung der Karboxilgruppe der ionischen KM verlorengegangene gute Wasserlöslichkeit zurückzugeben, sie hatten aber den erfreulichen Nebeneffekt, die Designbedingungen zu erfüllen, die man heute allgemein für ein KM mit niedriger Toxizität für notwendig erachtet. Die nichtionischen KM der aktuellen Generation unterscheiden sich natürlich in ihren Strukturdetails, und in Laboruntersuchungen zeigten sie auch Unterschiede im Grad der Toxizität, aber es gibt, was die manifeste klinische Toxizität betrifft, zwischen ihnen keine Hinweise auf signifikante Unterschiede.

Erkenntnisse dieser Art können vielleicht zu einer rationalen Planung besserer KM mit Hilfe von Computerdesignmethoden führen.

Literatur

1. Dawson P (1984) Chemotoxicity of contrast media and clinical adverse effects: a review. Invest Radiol 20:583–591
2. Howell MJ, Dawson P (1985) Contrast agents and enzyme inhibation. II Mechanisms. Br J Radiol 58:845–848

3.2 Haben Kontrastmittel Auswirkungen auf die Blutviskosität?

N. H. Strickland

Die Viskosität jedes zellulären Systems, wie des Blutes (einem System aus Plasma und roten Blutkörperchen) wird von 4 Hauptfaktoren beeinflußt:
1. der Viskosität der Suspensionsflüssigkeit,
2. der Zellgröße,
3. der Verformbarkeit der Zellen und
4. dem Vorliegen von Erythrozytenrollen, d. h. durch Plasmaproteine verursachte Aggregate von roten Blutkörperchen.

KM verändern die Blutviskosität durch eine unterschiedlich starke Beeinflussung dieser 4 Parameter.

Die Viskosität von Flüssigkeiten kann mit Hilfe eines Eintauchviskometers einfach und zuverlässig aus der Schergeschwindigkeit berechnet werden. Alle unverdünnten KM verhalten sich wie echte Newton-Flüssigkeiten, da ihre Viskosität sich nicht mit der Schergeschwindigkeit verändert [4].

Experimente, in denen untersucht wird, wie verschiedene KM-Konzentrationen die Viskosität der Suspensionsflüssigkeit des Blutes (d. h. des Plasmas) beeinflussen, zeigen, daß die Viskosität aller Plasma-KM-Gemische verglichen mit dem Plasma sehr hoch ist. Mischungen mit dem ionischen Dimer Ioxaglat zeigen eine geringere Viskosität als Mischungen mit entsprechenden Konzentrationen von ionischen oder nichtionischen monomeren KM. Mischungen von KM mit isotonischer phosphatgepufferter Kochsalzlösung verhalten sich ähnlich wie Plasma-KM-Mischungen [5]. Dies ist wichtig, weil es zeigt, daß die KM die Plasmaproteine nicht signifikant beeinflussen und vor allem keine nennenswerte Plasmaproteinaggregation oder -präzipitation verursachen.

Zahlreiche Untersuchungen haben gezeigt, daß durch die Hyperosmolalität der KM die Zellgröße verringert wird. Dies spiegelt sich in einer KM-bedingten Senkung des Hämatokrits wider und kann allein durch die hypertone Suspensionsphase der Mischung erklärt werden [5].

Außerdem verändern verschiedene KM die Morphologie der roten Blutkörperchen in unterschiedlichem Maße, so daß manche Erythrozyten ihre normale bikonkave Form verlieren und Echinozyten bilden. Die Lichtmikroskopie und die Oberflächenelektronenmikroskopie [1] haben gezeigt, daß das ionische Dimer Ioxaglat verglichen mit entsprechenden Konzentrationen ionischer und nichtionischer monomerer KM nur zu leichten Veränderungen der Erythrozytenmorphologie führt. Dieses Phänomen kann nicht nur auf die Osmolalität der Lösung zurückgeführt werden, da in Versuchen [2] die höchsten untersuchten Ioxaglatkonzentrationen (75 %) die Erythrozytenmorphologie geringer veränderten als hyperosmolale Kochsalzlösung allein.

Die Viskositätscharakteristika von Erythrozytensuspensionen in Anwesenheit verschiedener KM-Konzentrationen werden in hohem Maße von zusätzlichen Wirkungen beeinflußt, die das KM auf die zelluläre Verformbarkeit und das Auftreten von Erythrozyten-Rouleaux hat. Bei hohen Schergeschwindigkeiten ($\leq 128{,}5\ \mathrm{s}^{-1}$) ist die experimentelle Situation einfacher, weil man bei höheren Schergeschwindigkeiten die Wirkungen kleiner Zellaggregationskräfte vernachlässigen und daher Rouleauxbildung ignorieren kann.

Bei niedrigen Schergeschwindigkeiten werden die zellulären Aggregationskräfte bedeutend, so daß Rouleauxbildung die Viskositätsmessungen deutlich beeinflußt. Bei niedrigen Schergeschwindigkeiten ($\leq 0{,}277\ \mathrm{s}^{-1}$) sinkt die Viskosität mit zunehmenden Konzentrationen aller Arten von KM rapide ab. Dieser Abfall der Viskosität bei geringem Fluß beruht auf der Verminderung der Zellaggregation bei höheren KM-Konzentrationen, wodurch die Suspension weniger viskös wird. Die KM können die Zellaggregation auf mindestens 2 Arten hemmen:
1. sie hemmen über eine direkte Wirkung auf die roten Blutkörperchen die Rouleauxbildung,
2. die Viskosität der Suspensionsphase nimmt mit steigender KM-Konzentration zu, und dies übt höhere lokale Scherkräfte auf die roten Blutkörperchen aus, so daß die Zellaggregate tendenziell auseinandergerissen werden.

Versuche zeigten [2, 5], daß sowohl bei hohen als auch bei niedrigen Schergeschwindigkeiten zwischen den einzelnen Arten der KM deutliche Unterschiede in der abhängig von den KM-Konzentrationen gefundenen Ausprägung der Viskositätsveränderungen bestehen. Die ionischen Monomere verursachen eine stärkere Störung der Blutviskosität. Das Monoaziddimer Ioxaglat bildete für die viskosimetrischen Charakteristika des Blutes die geringste Störung, und die neueren nichtionischen Monomere lagen in ihren Wirkungen dazwischen. Dies überrascht, weil im Gegensatz zur akzeptierten Einstufung der KM-Wirkungen auf molekularer Ebene [3] hier Ioxaglat dem Ideal, keinerlei Veränderungen der viskösen Eigenschaften von Erythrozytensuspensionen auszulösen, am nächsten kommt. Man kann über die Erklärung für diese Beobachtung nur spekulieren. Es scheint aber wahrscheinlich, daß für ein KM mit geringer Viskositätsstörung weniger wichtig ist, ob es ionischer oder nichtionischer Natur ist. Vielmehr scheinen eine niedrige Osmolalität, eine niedrige Dichte und eine niedrige Eigenviskosität des KM den Ausschlag zu geben.

Welche klinische Bedeutung haben diese Viskositätsveränderungen wahrscheinlich in vivo?

Wenn sich z. B. ein 50-ml-KM-Bolus in der gesamten Blutbahn gleichmäßig verteilt hat, wird die erreichte niedrige Plasmakonzentration von etwa 2 % sehr wenig Auswirkungen auf die Blutviskosität haben. Während angiographischer Untersuchungen gibt es jedoch eine Reihe von Situationen, in denen sehr hohe KM-Konzentrationen vorliegen. Bei diesen hohen KM-Konzentrationen kann man wegen ihrer hohen Dichte, Osmolalität und Viskosität signifikante Wirkungen

auf die Rheologie des Blutes erwarten.

1. Nach Bolusinjektionen von KM in große Blutgefäße ist die Mischung zwischen KM und Blut anfangs unvollständig. Blutzellen kommen an der KM-Blut-Grenze mit sehr hohen KM-Konzentrationen in Kontakt, und dies kann deutliche rheologische Wirkungen haben. Forschungsergebnisse [4] sagen voraus, daß die Viskosität an Stellen mit hoher Schergeschwindigkeit, entlang der Gefäßwände und an den Abgängen von Nebenästen, zunehmen wird.

2. Nach selektiver Injektion in ein Organ liegt das KM lokal in einer hohen Konzentration vor. Man kann erwarten, daß dies die normale Rheologie der Mikrozirkulation verändert. In kleinen Gefäßen, in denen die Schergeschwindigkeit sehr hoch ist, kann die erhöhte relative Viskosität des Blutes, das hohen KM-Konzentrationen ausgesetzt ist, zu einer Verlangsamung des Blutflusses und dem Verschluß kleiner Gefäße führen. In anderen kleinen Gefäßen, in denen die Schergeschwindigkeit gering ist, kann die dort verminderte relative Viskosität des Blutes bei hohen KM-Konzentrationen den Blutfluß durch diese Gefäße steigern. So können Diffusionsunterschiede in der Mikrozirkulation entstehen, die eine korrekte Darstellung des normalen Durchblutungsmusters in diesen Gefäßen nicht erlauben. Diese Wirkungen könnten durch eine anfängliche ungleichmäßige Verteilung des injizierten KM im Gefäßbett noch verstärkt werden.

3. Eine weitere wichtige klinische Situation entsteht bei einer Angio-

plastie. Der Blutfluß im Bereich der Angioplastiestelle kann aufgrund eines atheromatösen Plaques und eines intraluminären Ballonkatheters oder Lasers fast bis auf Null reduziert sein. Dies wird die rheologischen Wirkungen einer lokal eingebrachten hohen KM-Konzentration mit Rückwirkungen auf die Hämodynamik noch verstärken. Die Art dieser Veränderungen wird davon abhängen, ob die lokal vorherrschenden Scherkräfte niedrig oder hoch sind. Man würde erwarten, daß bei einer Ballon- oder Laserangioplastie die Stasis während des Eingriffs selbst Bedingungen schafft, die geringe Scherkräfte begünstigen. Hierdurch würde die Blutviskosität in Anwesenheit hoher KM-Konzentrationen verringert, und dies könnte, wenn es überhaupt Auswirkungen hat, vorteilhaft sein. Die lokalen Scherkräfte sind jedoch mit höherer Wahrscheinlichkeit hoch, wenn ein Rotationsatherektomiemesser benutzt wird, desgleichen in der unmittelbar postoperativen Situation nach einer Angioplastie, wenn eine hohe Fließgeschwindigkeit wieder möglich ist und außerdem ein lokaler KM-Bolus am Ort der Angioplastie injiziert wird, um das Ergebnis röntgenologisch zu dokumentieren. Die Viskositätszunahme unter solchen Bedingungen könnte eine Thrombusbildung auf einem frisch gesprengten Plaque oder in den distal abgehenden Gefäßen begünstigen.

Literatur

1. Aspelin P (1978) Effect of ionic and non-ionic contrast media on morphology of human erythrocytes. Acta Radiol Diagn 19:675–687
2. Hardeman NR, Goedhart P, Koeni Y (1991) The effect of low-osmolar ionic and non-ionic contrast media on human blood viscosity, erythrocyte morphology, and aggregation behaviour. Invest Radiol 26:810–818
3. Howell L, Dawson P (1986) Contrast agents and enzyme inhibition. II Mechanisms. Br J Radiol 59:987–991
4. Strickland NH, Rampling MW, Dawson P, Martin G (1992) Contrast media-induced effects on blood rheology and their importance in angiography. Clin Radiol (in press)
5. Strickland NH, Rampling MW, Dawson P, Martin G (1992) The effects of radiocontrast media on the rheological properties of blood. Eur J Haemorheol (in press)

3.3 Unterscheiden sich ionische und nichtionische Kontrastmittel in ihrer Wirkung auf die Blutgerinnung?

P. Dawson

Alle vorliegenden Anzeichen unterstützen die Vorstellung, daß iodierte intravaskuläre KM qualitativ ähnlich in ihren Wirkungen auf die Blutgerinnung sind und sich nur im Ausmaß dieser Wirkungen unterscheiden [2]. So greifen beide, nichtionische und ionische KM, in das Gerinnungssystem auf mehreren Ebenen ein, insbesondere inhibieren sie die Polymerisierung von Fibrin und die Thrombozytenaggregation. Jedoch haben die nichtionischen KM, insbesondere in höheren Konzentrationen, deutlich schwächere Wirkungen als die ionischen KM normaler oder niedriger Osmolalität. Die gelegentliche Bildung von Thromben in Spritzen oder Kathetern während angiographischer Maßnahmen, die mit geringeren Konzentrationen gerinnungshemmender nichtionischer KM durchgeführt worden waren [4], wurde von einigen Seiten als Zeichen für eine gerinnungsfördernde Wirkung dieser Substanzen fehlinterpretiert. In der Tat wurde das Adjektiv „thrombogen" auf sie angewendet. Es gibt jedoch absolut keinen Beweis, auf den eine solche Annahme gestützt werden kann. Auch sind einige guten Glaubens und mit hilfreicher Absicht vorgenommene Hinweise darauf, daß ein verlängerter Kontakt zwischen nichtionischen Agenzien und Blut verhindert werden sollte, ebenfalls irreführend. Sicherlich sollten angiographische Untersuchungen so rasch, wie es unter Berücksichtigung auch anderer Sicherheitsaspekte möglich ist, durchgeführt werden. Doch steht es außer Frage, daß nichtionische KM ebenfalls gerinnungshemmend und daher hilfreich sind, Gerinnung und nachfolgende thromboembolische Ereignisse zu verhindern [3]. Sie sind in diesem Sinne lediglich weniger wirksam als ionische KM.

Es ist auch wichtig festzustellen, daß die geringere gerinnungshemmende Eigenschaft nichtionischer KM ein Teil ihrer generell besseren Verträglichkeit und Biokompatibilität ist [1]. KM mit größerer Gerinnungshemmung sind auch toxischer.

Die Rolle, die Katheter und Spritzenmaterialien bei der Auslösung von Gerinnung durch Kontaktaktivierung spielen, ist ebenso groß wie die Rolle von KM bei der Inhibition dieser Gerinnung. Hier gibt es bedeutende Unterschiede zwischen den Materialien: Glas ist ein sehr viel stärkerer Aktivator als jedes Plastikmaterial, und Polyurethan neigt dazu, ein stärkerer Aktivator als Polyäthylen zu sein, um nur 2 Beispiele zu nennen.

Grundsätzlich dürfte eine sorgfältigere angiographische Technik mit Recht in der klinischen Angiographie mit nichtionischen Wirksubstanzen notwendiger sein als mit ionischen. Andererseits scheint es auf der Basis ausgedehnter Erfahrung über mehrere Jahre in Europa beim Auftreten von Problemen in der Anwendung der neuen und in anderer Hinsicht besseren und sicheren Wirksubstanzen keinen bedeutenden Unterschied zu geben.

Literatur

1. Dawson P (1985) Chemotoxicity of contrast agents and clinical adverse effects. Invest Radiol 20:584–591
2. Dawson P et al (1986) Contrast, coagulation and fibrinolysis. Invest Radiol 21:248–252
3. Dawson P, Strickland NS (1991) Thromboembolic phenomena in clinical angiography: role of materials and technique. JVIR 2:125–132
4. Robertson MJF (1987) Blood clot formation in angiographic syringes containing non-ionic contrast media. Radiology 162:621–622

3.4 Werden kardiovaskuläre Funktionen durch Kontrastmittel beeinflußt?

P. Dawson

KM beeinflussen das kardiovaskuläre System auf mannigfaltige Art

[5]. Sie haben in erster Linie zentrale Wirkungen auf das Herz (die Kontraktilität des Myokards, die Elektrophysiologie und der koronare Blutfluß sind insgesamt betroffen) und wesentliche Wirkungen auf das periphere Gefäßsystem. Sie expandieren auch das Plasmavolumen [6], wirken sich auf die Fließeigenschaften des Blutes nachteilig aus [3] und haben Eigenschaften von Antikoagulanzien [4]. Homöostatische Reaktionen werden hervorgerufen, und diese können, obwohl auf den ersten Blick in physiologischer Hinsicht angemessen, bei einigen Patienten völlig erwünscht sein.

Eines der belastendsten Ereignisse nach intravasaler Gabe eines großen KM-Bolus ist die Erzeugung einer generalisierten Vasodilatation, die in einem systemischen Blutdruckabfall mit reflektorischer Tachykardie resultiert [5]. Dies ist im wesentlichen ein Effekt auf die glatte Muskulatur, hervorgerufen durch Hyperosmolalität. Zusätzlich werden auch die Inhibition von Azetylcholin in Blut und Geweben [2] sowie die Histaminausschüttung [1] als Mediatoren betrachtet.

Die Wirkung auf das Herz selbst ist offensichtlich am größten, wenn die Injektion während einer Koronarangiographie direkt in die Koronararterie vorgenommen wird. Es gibt ausgeprägte depressive Effekte auf die kardiale Pumpfunktion, die dosisabhängig sind und am ischämischen Herzen sehr lange anhalten können. Sie treten kumulativ auf, worauf die Notwendigkeit für Pausenintervalle zwischen den Injektionen bei der klinischen Tätigkeit zurückzuführen ist. Osmolalität, Chemotoxizität, Sauerstoffmangel und

Ionengehalt tragen allesamt zu diesen Effekten bei [5].

Es kommt nach einer Injektion in die Koronararterien auch zu bemerkenswerten Veränderungen in der Elektrophysiologie [5]. Diese beruhen auf einer Kombination direkter und indirekter neural übertragener Effekte auf Herzfrequenz, intrakardialen Depolarisations-Repolarisations-Vorgängen und einer daraus resultierenden Neigung zu Tachyarrhythmien. Die Schwelle für Kammerflimmern wird dosisabhängig reduziert.

Auch der koronare Blutfluß wird durch KM gesteigert [5]. Dies ist nicht, wie es zunächst erscheinen mag, eine zwingend wünschenswerte Folge der KM-Injektion, da die hyperämische Reaktion eher in den normal vaskularisierten Bezirken als in den anomal vaskularisierten auftritt. Daher kann es zum Steal-Effekt kommen, der die ischämischen Bezirke noch ischämischer macht.

Auch die nichtionischen KM besitzen all diese Wirkungen, jedoch zu einem beträchtlich geringeren Grad. Tatsächlich haben sie in einigen Tierstudien anstatt eines negativen inotropen Effekts einen kleinen positiven inotropen Effekt. Die Unterschiede basieren auf ihrer geringeren Osmolalität, ihrer geringeren Chemotoxizität und ihrer nahezu unbedeutenden Bindungsfähigkeit für Kalzium [5].

Literatur

1. Assem ESK, Bray K, Dawson P (1983) The release of histamine from human basophils by radiological contrast agents. Br J Radiol 56:647–652

2. Dawson P, Edgerton D (1983) Contrast media and enzyme inhibition. I Acetylcholinesterose. Br J Radiol 56:653–656
3. Dawson P, Harrison MJG, Weisblat E (1983) Effect of contrast media on red cell filtrability and morphology. Br J Radiol 56:707–710
4. Dawson P et al (1986) Contrast, coagulation and fibrinolysis. Invest Radiol 21:248–252
5. Dawson P (1989) Cardiovascular effects of contrast agents. Am J Cardiol 64:2E–9E
6. Hine AL, Lui D, Dawson P (1985) Contrast media osmolality and plasma volume changes. Acta Radiol 26:753–756

3.5 Führen Kontrastmittel zu Veränderungen der Lungenfunktion?

P. Dawson

Es besteht kein Zweifel darüber, daß verschiedene KM-Untersuchungen auf unterschiedliche Weise die Lungenfunktion beeinflussen, obwohl dies ein Gebiet ist, über das detaillierte Untersuchungen fehlen.

Wenn hyperosmolare KM direkt in den Bronchialbaum gelangen, können osmotische Wirkungen ein akutes Lungenödem auslösen [4].

Wenn Lipiodol zur Lymphographie benutzt wird, findet das KM seinen Weg durch den Ductus thoracicus in die V. subclavia und von dort durch das rechte Herz in die Lungen. KM-Tropfen fangen sich in den Kapillaren und können im Thoraxröntgenbild sichtbar sein. Während die Lungen dieses Öl abbauen, besteht eine Verschlechterung der Lungenfunktion mit einer Verminderung der pulmonalen Compliance,

einer Abnahme des pulmokapillären Blutvolumens und der Diffusionskapazität [4].

Wie man es erwarten kann, verursacht bei einer Bronchographie die Applikation von KM in den Bronchialbaum eine gewisse Kurzatmigkeit. Messungen der Vitalkapazität und des maximalen Atemzugsvolumens zeigen eine Verminderung um im Durchschnitt 20 % sofort im Anschluß an eine einseitige Bronchographie und um 30 % bei einer bilateralen Bronchographie [8]. Diffusionsdarstellungen mit Makroaggregaten von Albumin können etwa 1 h nach einer Bronchographie wahrscheinlich als Reaktion auf eine partielle bronchiale Obstruktion durch KM lokalisierte Diffusionsscans in den Lungen zeigen [8]. Ventilationsscans zeigen ebenfalls diese Minderperfusionsgebiete [3]. Die Diffusionskapazität ist signifikant vermindert und kann bis zu 72 h subnormal bleiben. Es überrascht nicht, daß das direkte Einbringen von KM in den Bronchialbaum, besonders bei Asthmatikern, auch einen Bronchospasmus auslösen kann [1].

Littner et al. [4] zeigten, daß bei Patienten, die peripher-venös Bolusinektionen von KM in der für die Urographie üblichen Dosierung erhielten, regelmäßig subklinische Bronchospasmen festgestellt werden konnten. Dawson et al. [5] bestätigten diese Beobachtung bei intravasaler KM-Gabe und stellten fest, daß es geringere Veränderungen gab, wenn nichtionische KM benutzt wurden. Obwohl entsprechende überzeugende klinische Studien nicht durchgeführt wurden, erscheint der Vorschlag vernünftig, daß bei allen Patienten mit einem Risiko zur Entwicklung von Bronchospasmen nichtionische KM eingesetzt werden sollten. Hierzu würden nicht nur Asthmatiker, sondern auch Patienten mit chronisch-obstruktiven Lungenerkrankungen mit einer bronchospastischen Komponente gehören.

Interessant ist auch, daß nach i.v.-KM-Gabe infolge einer gesteigerten Kapillarpermeabilität gelegentlich Fälle von nicht-kardiogenem akutem Lungenödem auftreten [2]. Die gesteigerte Permeabilität ist vielleicht die Folge einer Gefäßschädigung durch das KM und/oder einer Ausschüttung von Histamin im histaminreichen pulmonalen Strombett. Interessanterweise wurde nachgewiesen, daß die i.v.-Injektion ionischer KM regelmäßig die pulmonale Kapillarpermeabilität steigert und eine deutliche, wenn auch vorübergehende Vermehrung der pulmonalen Extravasalflüssigkeit verursacht [6]. Es wurde gezeigt, daß diese Wirkungen bei einem nichtionischen KM bedeutend geringer sind und daß eine Vorbehandlung mit Methylprednisolon [7] dieses experimentelle subklinische Lungenödem signifikant vermindert. Detaillierte Untersuchungen wurden hierzu noch nicht durchgeführt, aber diese Veränderungen beeinflussen wahrscheinlich die Diffusion und die Compliance.

Literatur

1. Beales JSM, Saxton HM (1968) The radiographic demonstration of bronchospasm and its relief by aminophylline. Br J Radiol 41:899–901
2. Chambalin WH, Stockman GD, Wray WP (1979) Shock and non cardiogenic pulmonary oedema following meglumine diatrizoate for intravenous urography. Am J Med 67:684–686
3. Dawson O, Ptifield J, Britton J (1983) Contrast media and bronchospasm: a study with iopamidol. Clin Radiol 34:227–230
4. Gold WH (1965) Pulmonary function abnormalities after lymphangiography. N Engl J Med 273:519–524
5. Littner MR, Rosenfield AT, Ulreich S, Putman CE (1977) Evaluation of bronchospasm during excretions urography. Radiology 124:17–21
6. Mare K, Violante M, Zack A (1984) Contrast media induced pulmonary oedema. Comparison of ionic and non-ionic agents in an animal model. Invest Radiol 19:566–569
7. Mare K, Violante M, Zack A (1985) Pulmonary oedema following high intravenous doses of diatrizoate in the rat. Effects of corticosteroid pretreatment. Acta Radiol 26:477–482
8. Suprenant E, Wilson A, Bennett L, O'Reilly R, Webber M (1968) Changes in regional pulmonary function following bronchography. Radiology 91:736–741

3.6 Führen Kontrastmittel zu Leberfunktionsstörungen?

V. Taenzer

Mitteilungen über die Beeinflussung der Leberfunktion nach Applikation nierengängiger KM existieren nur spärlich. Im Tierexperiment am Schwein konnten sowohl nach Applikation ionischer (Metrizoat 370) als auch nichtionischer Substanzen (Iohexol 370) in relativ hohen Dosen zur selektiven Zöliakographie unter Ballonblockade der A. coeliaca nur geringe, statistisch nicht signifikante Veränderungen der Leberenzyme beobachtet werden.

Weitere tierexperimentelle Untersuchungen zur Verträglichkeit uroangiographischer RKM bei Leberzirrhose an Wistarratten zeigten eine eindeutige Verschlechterung der Zirrhoseparameter sowohl nach Applikation ionischer als auch nichtionischer RKM.

Auch bei der Anwendung ionischer und nichtionischer Substanzen im Rahmen der viszeralen Angiographie lebergesunder Patienten konnten geringe vorübergehende Erhöhungen der Leberenzyme beobachtet werden. Das Maximum der Erhöhung leberspezifischer Parameter (AP, GPT, GOT) wird 48–72 h nach der KM-Applikation beobachtet.

Bei der intravenösen Anwendung ionischer und nichtionischer nierengängiger KM zur Urographie und auch DSA konnten dagegen keine signifikanten Veränderungen der leberspezifischen Parameter bei Doppelblindstudien nachgewiesen werden.

Auch bei der Applikation von i.v.-Cholangiographika und bei Kontrolluntersuchungen der leberspezifischen Parameter vor und bis zu 3 Tagen nach der Patientenuntersuchung tritt bei lebergesunden Patienten keine signifikante Beeinflussung dieser Werte auf.

Nach der Anwendung älterer i.v.-Cholangiographika wurden einzelne Fälle von Leberzellnekrosen berichtet. Vorschädigungen, auslösende Mechanismen und klinische Relevanzen blieben strittig.

3.7 Führen Kontrastmittel zu Nierenfunktionsstörungen?

J. E. Scherberich

Wasserlösliche KM gehören zu den breit angewendeten und weitgehend sicheren Pharmaka. Sie können jedoch alle mehr oder weniger die Nierenfunktion beeinträchtigen [1, 2, 3]. Als „nephrotoxisch" wird ein (zumeist temporärer) Anstieg der Serumkreatininkonzentration um 0,5–1 mg/dl bzw. der Abfall der Kreatininclearance um mindestens 25 % nach KM-Gabe definiert. Das Maximum einer akut eingeschränkten Nierenfunktion nach KM-Gabe wird etwa am 4. bis 7. Tag erreicht, gefolgt von einer langsamen Reparationsphase über 1–4 Wochen mit Normalisierung des Serumkreatinins.

Der Anteil KM-induzierter akuter Niereninsuffizienzen liegt bei nierengesunden ambulanten Patienten bei ca. 0,6 % (i.v.-Urographie) und bei hospitalisierten Nierengesunden um 4–5 % (i.v.-Urographie) bzw. 8,2 % (Angiographie). Wesentlich häufiger löst eine KM-Gabe bei diabetischer Nephropathie ($\geq$ 70 %), vorbestehender Nierenerkrankung (ca. 22 %) oder kurzfristig wiederholter Applikation eine Nephropathie aus [1–5]. Die meisten KM-induzierten Niereninsuffizienzen verlaufen passager und asymptomatisch, jedoch kommen auch akute Nierenversagen vor. Nach prospektiven Untersuchungen sollen KM an 12 % aller akuten Nierenversagen hospitalisierter Patienten beteiligt sein [1–3]. Prädisponierende Faktoren sind bekannt (s. Kap. 4.8–4.12).

Oligoanurische sind gegenüber polyurischen Verläufen als prognostisch schlechter zu beurteilen.

Die Pathogenese der KM-bedingten Nephrotoxizität ist noch nicht vollständig bekannt. Von Bedeutung sind jedoch [4, 5, 6, 7, 11]:

Störungen der glomerulären Mikrozirkulation

– pH, Ladung, Osmolalität und Chemotoxizität des KMs,
– Sludge-Bildung von Erythrozyten,
– Pseudoagglutination (KM und Para-/Kryoglobulinämien),
– negative Beeinflussung des glomerulären Ultrafiltrationskoeffizienten.

„Biphasische" Änderung der renalen Hämodynamik

– KM bewirkt initiale Vasodilatation und konsekutive Vasokonstriktion,
– Abnahme des glomerulären Ultrafiltrationskoeffizienten bei weitgehend unverändertem renalen Plasmafluß,
– intrarenale Aktivierung des Renin-Angiotensin-II-Systems.

Veränderungen der medullären Perfusion

Experimentell wurden z. B. kortikomedulläre Shunts beschrieben.

Direkte tubulotoxische Effekte

– Intrazytoplasmatische Vakuolenbildung,
– luminale Abschilferung des proximal-tubulären Bürstensaums

unter Bildung sog. „obstruierender Kuppenblasen" (obstructing blebs), die aggregieren und das Lumen verlegen,
– gestörte bzw. verminderte Na^+-Reabsorption im proximalen Tubulus („Thurau Mechanismus") → hohe enddistale Na^+-Konzentration löst über die Macula densa intrarenale Renin-Angiotensin-II-Freisetzung aus → Kf nimmt ab,
– intrazelluläre Ca^{++}-Akkumulation,
– Erhöhung freier O_2-Radikale,
– Instabilität des Zytoskeletts,
– Hemmung der Na^+-, K^+-ATPase (KM-Chemotoxizität),
– In-vitro-Aggregation von KM nach Zugabe von Bence-Jones-Proteinen bzw. Tamm-Horsfall-Uromucoid.

Als sensitive Meßparameter für den Nachweis einer KM-induzierten Nierenschädigung zählen: Kreatininclearance, α-1-Mikroglobulin im Serum und die Bestimmung „tubulärer Leitenzyme" im Harn. Da Tubulusveränderungen pathophysiologisch im Vordergrund stehen, eignen sich besonders epitheliale Membranproteine, wie z. B. Alaninaminopeptidase, alkalische Phosphatase und γ-Glutamyltranspeptidase [7, 8]. Die häufig favorisierte β-N-Azetyl-D-Glukosaminidase (β-NAG) ist dagegen ein unempfindlicher Parameter für die Beurteilung einer KM-induzierten Tubulotoxizität.

Literatur

1. Bahlmann J, Krüskemper HL (1973) Elimination of iodine-containing contrast media by haemodialysis. Nephron 10:250–254

2. Berns AS (1989) Nephrotoxicity of contrast media. Kidney Int 36:730–740
3. Dawson P (1987) Aspects of contrast media nephrotoxicity. In: Felix R et al (eds) Contrast media, from the past to the future. Thieme, Stuttgart, pp 137–148
4. Golman K, Almén T (1985) Contrast media-induced nephrotoxicity. Survey and present state. Invest Radiol 20:92–97
5. Kumar S, Muchmore A (1990) Tamm-Horsfall Protein-Uromodulin. Kidney Int 37:1395–1401
6. Neumayer H-H, Junge W, Küfner A, Wenning A (1989) Prevention of radiocontrast-media induced nephrotoxicity by the calcium channel blocker nitrendipine: a prospective randomised clinical trial. Nephrol Dial Transplant 4:1030–1036
7. Scherberich JE (1989) Immunological and ultrastructural analysis of shedding of tubular membrane-bound enzymes in urine of patients with kidney diseases. Clin Chim Acta 185:271–282
8. Scherberich J, Tuengerthal S, Kollath J (1983) Monitoring of contrast media nephrotoxicity by specific kidney tissue proteinuria of membrane antigens. In: Taenzer W, Zeitler E (eds) CM in urography. Thieme, Stuttgart, pp 37–42
9. Scherberich JE, Wolf G, Albers C et al (1989) Glomerular and tubular membrane antigens reflecting cellular adaptation in human renal failure. Kidney Int 36, S 27:38–51
10. Schwab SJ, Hlatky MA, Pieper KS et al (1989) Contrast media nephrotoxicity: a randomized controlled trial of a nonionic and an ionic radiografic contrast agent. N Engl J Med 320:149–153
11. Scherberich JE, Rautschka E, Fischer A, Kollath J, Riemann J (1991) Tubular histuria: Clinical evaluation of the different nephrotoxic potential of x-ray contrast media. Contrib Nephrol (im Druck)
12. Taenzer W, Wende A (eds) (1989) Recent developments in nonionic contrast media. Thieme, Stuttgart
13. Taenzer W, Zeitler E (eds) (1983) Contrast media in urography, angiography and computerized tomography. Thieme, Stuttgart
14. Vari RC, Natarajan LA, Whitescarver SA, Jackson BA, Ott CE (1988) Induction, prevention and mechanisms of contrast media-induced acute renal failure. Kidney Int 33:399–707

3.8 Beeinflußt die Anwendung iodierter Kontrastmittel die Schilddrüsenfunktion?

B. Glöbel

Iodhaltige RKM haben keinen direkten Einfluß auf die Schilddrüsenfunktion, jedoch enthalten die Präparate geringe Mengen freies Iodid, und zusätzlich wird nach KM-Applikation im lebenden Organismus Iodid von dem KM-Molekül abgespalten. Freies und abgespaltenes Iodid nehmen am Iodstoffwechsel teil und können somit einen Einfluß auf die Schilddrüsenfunktion ausüben. Iodidmengen, die über die normale tägliche Zufuhr hinausgehen, können entweder zu einer Verminderung der Hormonsynthese führen (Plummerung, Wolff-Chaikoff-Effekt), oder sie können eine vorbestehende autonom arbeitende Schilddrüse dazu veranlassen, eine hyperthyreote Stoffwechsellage zu erzeugen. Die hyperthyreote Stoffwechsellage ist hierbei aufgrund der bisherigen Iodmangelsituation verhindert worden (latente Hyperthyreose). Erst die Versorgung der Schilddrüse mit einer ausreichenden Menge Iodid macht die Erkrankung erkennbar.

Die Erzeugung der Unterfunktion ist im wesentlichen ein Risiko, das Neugeborene und Kleinkinder betrifft, bei denen aufgrund des vergleichsweise kleinen Verteilungsvolumens die Iodidkonzentrationen relativ hohe Werte erreichen. Bei der Anwendung von iodhaltigen RKM handelt es sich hier in der Regel um reversible Vorgänge, die nach Ausscheiden des Iodids wieder abklingen.

Die hyperthyreote Stoffwechsellage ist ein Risiko, das im wesentlichen ältere Menschen betrifft. Das eigentliche Problem ist hierbei die Entgleisung der hyperthyreoten Stoffwechsellage in eine sog. thyreotoxische Krise. Nach heutigem Wissensstand existieren keine Testmöglichkeiten, um dieses Risiko im voraus zu erkennen. Die Häufigkeit des Auftretens der thyreotoxischen Krise wird in Deutschland mit etwa 1:50000 angegeben, unabhängig von der Art der Quelle erhöhter Iodzufuhr.

3.9 Wie verhalten sich iodierte Kontrastmittel an der Blut-Hirn-Schranke?

P. Dawson

Die wasserlöslichen KM, besonders die sehr hydrophilen nichtionischen, durchdringen aufgrund der Blut-Hirn-Schranke (BHS) das ZNS sehr schlecht. Aus diesem Grund wird das normale Gehirn nach KM-Gabe nur schwach dargestellt. Es gibt jedoch Gebiete wie die Hypophyse, in denen die BHS fehlt und RKM frei eintreten können. Außerdem können diese Stoffe selbst, zumindest, wenn sie in hohen Konzentrationen direkt in die Hirngefäße injiziert werden, signifikante Schäden und eine Störung der BHS verursachen und sich so einen Zugang zum ZNS verschaffen. Die hohe Osmolalität spielt hierbei eine Rolle, aber die Neurotoxizität korreliert nicht gut mit der Osmolalität der KM. Es ist daher klar, daß andere Faktoren wie die Chemotoxizität einen wichtigen Teil sowohl zur Schädigung der BHS als natürlich auch zu den folgenden neurotoxischen Ereignissen beitragen.

Die Penetration der BHS ist dosisabhängig und scheint eine Funktion des Konzentrationsgefälles zwischen Plasma und Liquor zu sein. Der Penetrationsgrad korreliert gut mit den Vergiftungszeichen. Man fand, daß die Liquorkonzentration eines ionischen KM 1 h nach i.v.-Injektion etwa 1,5% der anfänglichen Blutkonzentration betrug. In Anbetracht der großen Empfindlichkeit des Nervengewebes scheint es vernünftig anzunehmen, daß die Neurotoxizität bei sog. „systemischen" Nebenwirkungen von KM eine Rolle spielt.

Man hat nach möglichen Schutzmaßnahmen gegen die neurotoxischen Wirkungen geforscht. Eine Vorbehandlung mit Steroiden und niedermolekularem Dextran allein oder in Kombination hat sich zur Verminderung der Neurotoxizität als wirksam erwiesen. Die Vorbehandlung mit Steroiden vermindert anscheinend die Penetration von KM ins ZNS sogar nach einer Verletzung der BHS. Es ist bekannt, daß die neurotoxischen Wirkungen bei Patienten mit Störungen der BHS sowie bei Patienten mit hohen KM-Plasmaspiegeln stärker sind.

Man könnte annehmen, daß die neuroprotektive Wirkung der Steroide der Grund für die ihnen nachgesagte Schutzwirkung vor schweren Zwischenfällen ist. Die intrathekale Verabreichung von Kortikosteroiden zur Verminderung einer Arachnoiditis begünstigt jedoch paradoxerweise deren Auftreten.

3.10 Schädigen Kontrastmittel das zentrale Nervensystem?

M. R. Sage

Bei bestimmten neuroradiologischen Verfahren werden abhängig von der Art der Untersuchung wasserlösliche KM intraarteriell, intravenös oder intrathekal injiziert. Dabei kommt das KM mit mindestens 1 der 3 Grenzflächen des ZNS, der Blut-Hirn-Schranke, der Blut-Liquor-Schranke oder der Hirn-Liquor-Schranke, in Kontakt [5]. Dies kann potentiell zu neurotischen Wirkungen führen. Bei äquivalenten Iodkonzentrationen ist i. allg. die Gesamttoxizität nichtionischer KM geringer als die ionischer KM [6].

Neuroangiographie

Eine anerkannte Komplikation der zerebralen und spinalen Angiographie ist die Neurotoxizität [6]. Viele der neurologischen Komplikationen der zerebralen Angiographie stehen aber wahrscheinlich eher im Zusammenhang mit der Katheterisierung als mit dem KM [3]. Andere Komplikationen wie Hypotonie, Bradykardie, Vasodilatation oder Vasospasmus, Veränderungen des regionalen Blutflusses und eine Zunahme der Blutviskosität mit Aggregation und Verklumpung der Erythrozyten [2, 6, 8], können infolge der hämodynamischen Wirkungen der KM auftreten.

Gerade diese Wirkungen sind bei nichtionischen KM i. allg. geringer ausgeprägt.

Welche Rolle das KM selbst bei neurologischen Komplikationen tatsächlich spielt, ist nicht klar. Während einer Neuroangiographie kommt das KM mit dem Endothel der zerebralen und spinalen Kapillaren in Kontakt. Die morphologischen Charakteristika des neuralen Endothels unterscheiden sich von denen anderer Kapillaren. Das neurale Endothel verhält sich wie eine Plasmamembran [1]. Es kontrolliert die Passage vieler Substanzen, auch wasserlöslicher Moleküle, zwischen Blut und Gehirn und hält so die Homöostase der Neuronen aufrecht [5]. Dies ist die sog. Blut-Hirn-Schranke (BHS) [6]. Eine intakte BHS verhindert also, daß das KM in direkten Kontakt mit dem Nervengewebe selbst kommt, indem sie einen Übertritt von KM aus dem Blut in die Extrazellulärflüssigkeit von Gehirn und Rückenmark verhindert. Die Integrität der BHS ist daher wahrscheinlich der wichtigste Faktor zur Verhinderung der Neurotoxizität intravasal verabreichter KM. Nach bewußter Durchbrechung der BHS mit hypertonem Mannitol wurden Krämpfe beobachtet [6]. Auch während einer Neuroangiographie können Krämpfe ausgelöst werden, wenn eine pathologische Öffnung der BHS vorliegt [6]. Die pathologische Öffnung der BHS erlaubt dem KM einen Übertritt in den Liquor und führt zu einer direkten chemotoxischen Wirkung. Hypertone KM können bei i.a.-Injektion selbst die Durchlässigkeit der BHS ähnlich erhöhen [5, 6]. Daher ist ein Übertritt solcher KM in die Extrazellulärflüssigkeit des Gehirns möglich. Da ionische KM in entsprechenden Iodkonzentrationen hypertoner sind als nichtionische KM, ist es nicht überraschend, daß sie stärker neurotoxisch wirken.

Es wurde gezeigt, daß nach einer Infusion hypertoner Lösungen in die Karotis der erneute Aufbau der BHS, abhängig von der Art der Infusion, zwischen 5 min und 3 h dauert. Daher kann eine wiederholte Injektion iodierter KM im Abstand von nur einigen Minuten das Risiko neurotoxischer Nebenwirkungen erhöhen. Natriumsalze ionischer KM haben sich als stärker neurotoxisch erwiesen als die äquivalenten Konzentrationen von Methylglukaminsalzen. Nach Überwindung der BHS ist die Neurotoxizität also eher eine Folge der chemotoxischen Wirkungen als ein osmotischer Effekt [6].

Verschiedene Substanzen wurden auf ihre mögliche Schutzfunktion gegen die potentielle Neurotoxizität von KM untersucht. Im Experiment zeigten sowohl niedermolekulares Dextran als auch Steroide protektive Wirkungen [4], aber ihr Routineeinsatz läßt sich klinisch nicht rechtfertigen.

Obwohl die oben genannten Wirkungen an der BHS während Neuroangiographien v. a. mit hypertonen ionischen KM auftreten können, stehen die meisten neurologischen Defizite nach Neuroangiographien wahrscheinlich eher im Zusammenhang mit ischämischen Komplikationen der Kathetertechnik als einer toxischen Wirkung der KM [3, 6]. Andererseits werden die Krämpe, über die bei 0,2 % der zerebralen Angiogramme und bei 0,4 % der Aortenbogendarstellungen berichtet wurde [3], wahrscheinlich durch einen KM-Übertritt durch die BHS aufgrund einer präexistenten pathologischen Veränderung oder eines osmotischen Zusammenbruchs ausgelöst.

Während oder nach einer unkomplizierten Vertebralisangiographie tritt gelegentlich eine vorübergehende Amaurose auf, und diese Komplikation kann eine direkte Wirkung des KM auf den Okzipitallappen darstellen. Patienten mit ischämischen Erkrankungen der Hirngefäße oder mit Subarachnoidalblutungen zeigen eine höhere Inzidenz neurologischer Komplikationen bei Neuroangiographien [3, 6]. Dies steht vielleicht im Zusammenhang mit einem erhöhten Risiko für arterielle Embolien oder hämodynamische Veränderungen wie Spasmen. Vielleicht liegt aber auch aufgrund einer gesteigerten Durchlässigkeit der BHS eine erhöhte Empfindlichkeit gegen das KM selbst vor [6].

Rückenmarkschäden nach einer unkomplizierten Aortographie oder, spezifischer, einer spinalen Angiographie sind bekannt. Obwohl solche Schäden infolge der Kathetertechnik auftreten können, glauben viele, daß permanente Rückenmarkschäden eine Folge direkter neurotoxischer KM-Wirkungen sein können [3].

Intrathekal verabreichte Kontrastmittel

Die Pia mater auf der Oberfläche des Gehirns und das Ependym, welches das Ventrikelsystem auskleidet, bilden die Grenze zwischen Liquor und Gehirn. Im Gegensatz zu der physiologischen Schranke zwischen Blut und Hirnparenchym, der BHS, scheint eine Schranke zwischen dem Liquor und der Extrazellulärflüssigkeit des Gehirns zu fehlen [5, 6]. Wasserlösliche Moleküle wie KM scheinen in das Hirnparenchym einfach durch Diffusion in den Extrazellulärraum einzudringen. Eine Hirnpenetration wasserlöslicher KM wurde nach intrathekaler Injektion sowohl experimentell [5, 6] als auch klinisch [5] gut dokumentiert. Also kommen die KM in direkten Kontakt mit Nervenzellen. Diese Penetration erfolgt bei ionischen und nichtionischen KM in etwa ähnlichem Maße.

Es wurde gezeigt, daß intrathekale nichtionische KM wahrscheinlich aufgrund dieser Hirnpenetration elektroenzephalographische (EEG-) Veränderungen verursachen. Diese Veränderungen scheinen eher auf chemotoxischen als auf osmotischen Wirkungen der KM zu beruhen [5, 6]. Sogar mit den neuesten nichtionischen KM wurde über Krämpfe berichtet [6]. Daher stellen Krämpfe in der Anamnese oder Medikamente, von denen eine Senkung der Krampfschwelle bekannt ist, relative Kontraindikationen für die intrathekale KM-Anwendung dar.

Neuropsychologische Reaktionen wie Verhaltensstörungen, Verwirrtheit, Amnesie, Erregung und Halluzinationen wurden nach intrathekaler Applikation nichtionischer KM (unter Metrizamid) mit einer Häufigkeit von 13–38 % berichtet [5, 6]. Auch mit den neueren nichtionischen KM wurden sie nicht völlig beseitigt. Man nimmt an, daß solche Reaktionen auf den Übertritt des intrathekal verabreichten KM in die Extrazellularflüssigkeit des Gehirns zurückzuführen sind.

Der intrathekalen Injektion von KM folgen häufig Kopfschmerzen mit einer Inzidenz von 38 %. Sie sind am häufigsten nach zervikaler Myelographie mit Lumbalpunktion und am seltensten nach C^{1-2}-Punktion [7]. Insgesamt ist wohl eine Leckage von Liquor nach der Spinalpunktion der wichtigste Faktor bei der Auslösung der Kopfschmerzen und nicht eine KM-Toxizität, da die Häufigkeit der Kopfschmerzen nach Myelographien mit Lumbalpunktion etwa die gleiche ist wie nach diagnostischen Lumbalpunktionen [7].

Nach lumbaler Myelographie mit wasserlöslichen, ionischen KM wurden adhäsive Arachnoiditiden berichtet [7]. Dies scheint aber mit der letzten Generation der nichtionischen KM kein Problem mehr zu sein.

Es gibt eine fortlaufende Debatte über die Wirksamkeit epidural und intrathekal verabreichter Steroide und eine hierdurch mögliche Auslösung einer Arachnoiditis. Daher ist schon aus medikolegalen Gründen z. Z. die intraspinale Steroidinjektion nicht zu empfehlen.

Literatur

1. Bradbury MW (1988) Transport across the blood-brain barrier. In: Neuwelt EA (ed) Implications of the blood-brain

barrier and its manipulation. Plenum, New York, pp 119–134
2. Hilal SK (1966) Haemodynamic responses in the cerebral vessels to angiographic contrast media. Acta Radiol 5:211–231
3. Junck J, Marhsall WH (1983) Neurotoxicity of radiological contrast agents. Ann Neurol 13:469–484
4. Murphy DJ (1973) Cerebrovascular permeability after meglumine iothalamate administration. Neurology 23:926–936
5. Sage MR (1983) Kinetics of water-soluble contrast media in the central nervous system. AJNR 4:897–906
6. Sage MR (1989) Neuroangiography. In: Skucas J (ed) Radiographic contrast agents, 2nd edn. Aspen, Rockville, pp 170–188
7. Skalpe IO, Nakstad P (1988) Myelography with iohexol (omnipaque): a clinical report with special reference to the adverse effects. Neuroradiology 30:169–174
8. Sovak M (1984) Contrast media for imaging of the central nervous system. In: Sovak M (ed) Radio contrast agents. Springer, Berlin Heidelberg New York, pp 295–340 (Handbook of experimental pharmacology, vol 73)

3.11 Schädigen Kontrastmittel die Gefäßwand?

F. Laerum

Es ist allgemein bekannt, daß hyperosmolare ionische KM in peripheren arteriellen Gefäßen Schmerzen bei der Injektion verursachen, neurotoxische Reaktionen nach einer Gehirnangiographie oder eine tiefe Venenthrombose und Phlebitis nach einer Phlebographie hervorrufen können. Im Laufe der Jahre wurden zahlreiche In-vitro- und In-vivo-Modelle angewandt, um zu zeigen, daß solche Wirkungen oft aufgrund der Gefäßwandschädigung entstehen. Durch KM verursachte Intimaschäden wurden von verschiedenen Autoren mittels Silberfärbung des Gefäßendothels von Aorta oder V. cava bei Ratten gezeigt. Die Freisetzung von Gerinnungsfaktoren aus darunterliegendem Gewebe nach Freilegung der subendothelialen Strukturen kann dann zur Thrombose führen. Grabowski [4] setzte ein Mikrogefäßsystem ein und fand heraus, daß bei einer KM-Konzentration von 20% im Kulturmedium die Zellmorphologie des endothelialen Monolayers im Vergleich zu den ionischen KM Diatrizoat oder Ioxaglat am wenigsten durch das nicht-ionische, niedrig osmolare KM Iohexol verändert wurde; und daß die Bildung von Prostazyklin in Monolayer gegenüber Kochsalzlösung als Kontrolle durch das niedrig-osmolare Ioxaglat beschleunigt wurde.

Schneider et al. untersuchten die Wirkungen von Diatrizoat, Iohexol und Ioxilan auf das Endothel der Kaninchenaorta und auf von dem Endothel abgeleitete relaxierende Faktoren (dilatatorische Antwort) [14]. Hyperosmolares Diatrizoat produzierte interzelluläre Spalten und Vesikel, die Myelinstrukturen enthielten, wie elektronenmikroskopisch zu sehen war. Nach 15 min Inkubationszeit kommt es zu einer auf 49% reduzierten reversiblen dilatatorischen Antwort. Dagegen produzierten Iohexol und Ioxilan lediglich einige Unregelmäßigkeiten in den Grenzflächen von Zellen und Vesikeln, und die Kontaktzeit mußte auf 60 min verlängert werden, um eine ähnliche dilatatorische Antwort auf Iohexol zu erzeugen;

dann gab es noch keine Antwort auf das gleichfalls nichtionische, niedrigosmolare Ioxilan. Eine Evaluierung der Rolle von KM zusätzlich zu den Wirkungen der Manipulation von Kathetern, Führungsdraht und anderen intravaskulären Instrumenten oder Pharmazeutika steht noch aus. Verschluß oder Wiederverschluß von arteriellen Stenosen oder rekanalisierten segmentalen Obstruktionen können in Verbindung mit angioplastischen Maßnahmen beobachtet werden. Jedoch bleibt die klinische Bedeutung einer möglichen Beteiligung von KM unbekannt. In solchen Fällen können Verletzungen der Gefäßwand durch mechanische Manipulation von Kathetern oder Führungsdraht ebenfalls involviert sein.

Bei den Venen ist die tiefe Venenthrombose der unteren Extremitäten im Gefolge der Phlebographie mit hyperosmolaren KM offensichtlich. Die Inzidenz variiert zwischen 6 % und 26 %, wahrscheinlich abhängig von Kontaktzeit, KM-Volumen und Auswaschmaßnahmen. Dieses iatrogene Problem kann durch den Gebrauch niederosmolarer Verbindungen vermieden werden. Das Absenken der KM-Konzentration oder prophylaktische gerinnungshemmende Maßnahmen dürfte ebenfalls die Inzidenz dieser Nebenwirkung verringern. Studien am venösen Endothel in vivo und in vitro haben die schädlichen Wirkungen von hyperosmolaren KM gezeigt. Wir führten einen Letalitätstest an humanen Endothelzellen in der Zellkultur durch. Die Zellen stammten von Nabelschnurvenen. Wenn die Zellkulturen konfluierten, wurden sie mit ^{51}Cr markiert und

dann verschiedenen KM und Konzentrationen 10 min oder 24 h lang ausgesetzt.

Die 10-min-Exposition wurde gewöhnlich mit einer KM-Konzentration von 300 mg/ml durchgeführt, die den Zellkulturen nach der Entfernung des Kulturmediums zugegeben wurde. Dieses Modell sollte die lokalen Wirkungen einer gepulsten KM-Injektion in eine kleine Vene nachbilden. Waren diese Kulturen hyperosmolaren KM (Diatrizoat, Metrizoat) ausgesetzt, lag die ^{51}Cr-Freisetzung aus diesen Kulturen bis zu 6mal höher als bei dem am wenigsten toxischen KM Iopamidol. Die anderen getesteten niedrigosmolaren KM (Ioxaglat, Metrizamid, Iohexol) hatten ungefähr dieselbe Wirkung wie 0,9 %ige Kochsalzlösung.

Im 24-h-Test wurden die KM in abnehmenden Konzentrationen von 21,3–2,1 v/v dem Zellkulturmedium zugegeben, um so die allgemeine Biokompatibilität der Substanzen zu testen. Die Zelltoxizität nahm in folgender Reihenfolge ab: Diatrizoat, Metrizoat, Ioxaglat, Iopamidol, Metrizamid, Iohexol. Diatrizoat führte in diesem Modell zu 99 %igem, Iohexol zu 40 %igem Zelltod, bei der gleichen Konzentration. Der stärkste osmolaritätsunabhängige toxische Effekt wurde durch das dimere KM Ioxaglat verursacht. In beiden Testanordnungen zeigten die Ergebnisse signifikante Unterschiede zwischen den verschiedenen KM in bezug auf die Endothelschädigung. Hyperosmolalität war der wichtigste schädliche Faktor. Aber wir bemerkten ebenfalls eine höhere chemotoxische Wirkung durch ionische im Vergleich zu nichtionischen KM, und dies unabhängig von der Osmolalität. Thiesen [15] infundierte KM oder Sorbitol über 2 min in die V. mesenterica von Kaninchen und nahm Hyperosmolalität als den ursächlichen Faktor für den Endothelschaden an, da die Elektronenmikroskopie einen Schrumpfvorgang beim Zellzytoplasma und im Kernmaterial zeigte. Entzündliche Vorgänge der Venenwand können ebenfalls durch die KM-Exposition verstärkt werden [13].

Abschließend ist festzuhalten, daß KM die Gefäßwand schädigen kann, hier insbesondere das Endothel. Die Schädigung ist in erster Linie auf die KM-Osmolalität zurückzuführen, es spielt jedoch auch die Chemotoxizität eine Rolle. Niedrigosmolare KM sind die besseren, und nichtionische Lösungen sind den ionischen gegenüber zu bevorzugen.

Literatur

1. Albrechtsson U, Olsson C-G (1979) Thrombosis after phlebography: a comparison of two contrast media. Cardiovasc Radiol 2:9–14
2. Bettmann MA, Salzman EW, Rosenthal D et al (1980) Reduction of venous thrombosis complicating phlebography. AJR 134:1169–1172
3. Bromann T, Olsson O (1949) Experimental study of contrast media for cerebral angiography with reference to possible injurious effects on the cerebral blood vessels. Acta Radiol 31:321–334
4. Grabowski EF (1989) Effects of contrast media on endothelial cell monolayers under controlled flow conditions. In: Enge I, Edgren P (eds) Patient safety and adverse events in contrast medium examinations. No. 816 Elsevier/Excerpta Medica, Amsterdam, pp 85–95 (International ongress series, no 816)
5. Hol R, Skjerven O (1954) Spinal cord damage in abdominal angiography. Acta Radiol 42:276–284
6. Hörup A, Eliassen B, Reimer-Jensen A, Praestholm J (1982) Comparison of Hexabrix and Urografin in the study of post-phlebographic thrombotic side effects. In: Amiél M (ed) Contrast media in Radiology. Springer, Berlin Heidelberg New York, pp 231–232
7. Laerum F (1987) Cytotoxic effects of six angiographic contrast media on human endothelium in culture. Acta Radiol 28:99–105
8. Laerum F (1983) Acute damage to human endothelial cells by brief exposure to contrast media in vitro. Radiology 147:681–684
9. Laerum F, Holm HA (1981) Postphlebographic thrombosis. A double blind study with methylglucamine metrizoate and metrizamide. Radiology 140:651–654
10. Mersereau WA, Robertson HR (1961) Observations on venous endothelial injury following the injection of various radiographic contrast media in the rat. J Neurosurg 18:289–294
11. Nyman U, Almén T (1980) Effects of contrast media on aortic endothelium. Experiments in the rat with non-ionic monomeric and mono-acidic dimeric contrast media. Acta Radiol Suppl 362:65–71
12. Raininko R (1979) Role of hypertonicity in the endothelial injury caused by angiographic contrast media. Acta Radiol 20:410–416
13. Ritchie WGM, Lynch PR, Stewart GJ (1974) The effect of contrast media on normal and inflamed canine veins. Invest Radiol 9:444–455
14. Schneider KM, Ham KN, Friedhuber A, Rand MJ (1988) Functional and morphologic effects of ioxilan, iohexol and diatrizoate on endothelial cells. Invest Radiol 23 (Suppl 1):S147–149
15. Thiesen B, Muetzel W (1990) Effects of contrast media on venous endothelium of rabbits. Invest Radiol 25:121–126
16. Zinner G, Gottlob R (1959) Die gefäßschädigende Wirkung verschiedener Röntgenkontrastmittel, vergleichende Untersuchungen. Fortschr Roentgenstr 91:507–511

KAPITEL 4

Bestimmung der Risikofaktoren bei der Anwendung von Röntgenkontrastmitteln

4.1 Welche Risiken sind bei der Anwendung von Röntgenkontrastmitteln (RKM) bekannt?

W. Clauß

In prospektiven klinischen Studien mit großen Fallzahlen konnte nach i.v.-Kontrastmittelapplikation die deutlich bessere Verträglichkeit der nichtionischen niedrigosmolaren RKM im Vergleich zu den ionischen hyperosmolaren KM bewiesen werden. Dies betrifft in erster Linie die Nebenwirkungsrate leichter bis mittelschwerer Reaktionen. Der Unterschied zugunsten der nichtionischen RKM zeigt sich aber auch deutlich bei der Rate schwerer Reaktionen und bei der Untersuchung von Risikopatienten (Tabelle 4.1.1).

Obwohl die Zahl und Intensität der RKM-Reaktionen nach Gabe nichtionischer KM reduziert sind, zeigen die bisherigen umfangreichen klini-

Tabelle 4.1.1. Unerwünschte Nebenwirkungen nach i.v.-Injektion ionischer und nichtionischer Kontrastmittel

| Quelle | Patienten [n] | | Nebenwirkungsrate [%] | | | | | |
| | | | Gesamt | | Schwere Reaktionen | | Risikopatienten | |
	ionisch	nicht-ionisch	ionisch	nicht-ionisch	ionisch	nicht-ionisch	ionisch	nicht-ionisch
Schrott et al. 1986	–	50 642	–	2.1	–	0.01	–	4.1 (bekannte KM-Überempfindlichkeit) 3.3 (bekannte Allergie)
Palmer, 1988	79 278	30 268	3.8	1.2	0.10	0.01	10.3	1.3 (verschiedene Risiken)
Wolf, 1989	6 006	7 170	4.1	0.7	0.4	0.0	–	–
Katayama et al. 1990	169 284	168 363	12.7	3.1	0.22	0.04	44.7 23.9	11.2 (bekannte KM-Überempfindlichkeit) 6.9 (bekannte Allergie)

schen Erfahrungen, daß das Nebenwirkungsprofil und die Risiken grundsätzlich auch für die Anwendung der nichtionischen KM gelten.

Bei allen im folgenden aufgeführten hauptsächlichen Risiken sollte bei strenger Indikationsstellung in Verbindung mit entsprechenden prophylaktischen Maßnahmen die Untersuchung mit nichtionischen RKM vorgenommen werden. Das setzt voraus, daß der untersuchende Arzt in einer sorgfältigen Anamnese die Risiken erhebt, die pathogenetischen Zusammenhänge – soweit bekannt – in Betracht zieht, die prophylaktischen Maßnahmen einleitet und eine evtl. erforderliche Nachkontrolle des Patienten anordnet.

Risiken, die zu einer erhöhten Nebenwirkungsrate bzw. zu einer weiteren Verschlechterung der Organfunktion führen können:
– Überempfindlichkeit auf KM,
– Allergie,
– manifeste und latente Hyperthyreose,
– blande Knotenstrumen
– schwere Herz-Kreislauf-Insuffizienz,
– gestörte Atemfunktion,
– Nireninsuffizienz,
– Diabetes mellitus,
– Paraproteinämie,
– Phäochromozytom,
– Dehydratation,
– Autoimmunkrankheiten,
– Sichelzellenanämie,
– Patientenalter > 60 Jahre.
– Angst vor der Untersuchung

Literatur

1. Katayama H, Yamaguchi K, Kozuka T, Takashima T, Seez P, Matsuura K (1990) Adverse reactions to ionic and non-ionic contrast media. Radiology 175:621–628
2. Palmer FJ (1989) The RACR survey of intravenous contrast media reactions. Australas Radiol 32:426–428
3. Schrott KM, Behrends B, Clauß W, Kaufmann J, Lehnert J (1986) Iohexol in der Ausscheidungsurographie. Fortschr. Med. 7:153–156
4. Wolf GL, Arenson RL, Cross AP (1989) A prospective trial of ionic versus non-ionic contrast agents in routine clinical practice. AJR 152:939–944

4.2 Wie hoch ist das Risiko einer Untersuchung mit Röntgenkontrastmitteln für Patienten mit bekannter Überempfindlichkeit auf Röntgenkontrastmittel sowie für Allergiker?

W. Clauß

RKM können wie Lokalanästhetika, i.v.-Anästhetika, kolloidale Volumenersatzmittel und Azetylsalizylsäure zu pseudoallergischen Reaktionen führen. Klinisch gleichen diese den klassischen IgE-vermittelten anaphylaktischen Reaktionen, sind jedoch bis auf wenige Ausnahmen nicht immunologischen Ursprungs und werden deshalb auch als anaphylaktoide oder pseudoallergische Reaktionen bezeichnet. Der zugrundeliegende Pathomechanismus ist noch unbekannt. Diskutiert wird eine Komplementaktivierung (Nebenschluß), die direkte Freisetzung von Mediatoren wie Histamin und Serotonin, Interaktion mit dem Gerinnungssystem, dem fibrinolytischen System und dem Kallikrein-Kinin-System sowie die Beteiligung neuropsychogener Reflexe.

Wie die große Sammelstatistik von Katayama [2] zeigte, läßt sich die Nebenwirkungsrate nach i.v.-Gabe nichtionischer RKM (3,1%) gegenüber ionischen RKM (12,7%) um den Faktor von etwa 4 senken. Bei dem Patientenkollektiv mit anamnestisch bereits bekannter Überempfindlichkeitsreaktion auf das verwendete RKM erhöhte sich das Risiko des Auftretens erneuter Nebenwirkungen bei der Wiederholungsuntersuchung gegenüber dem vorher reaktionsfreien Kollektiv bei Gabe nichtionischer RKM von 2,2% auf 11,3% und bei Gabe ionischer hyperosmolarer RKM von 9,0% auf 44,0% jeweils um den Faktor von etwa 5.

Patienten mit einer Allergieanamnese weisen ebenfalls ein erhöhtes Risiko bei der Applikation von RKM auf. In der Katayama-Studie erhöhte sich die Nebenwirkungsrate gegenüber dem Kollektiv der Nichtallergiker nach i.v.-Gabe nichtionischer RKM von 2,8% auf 6,9% und ionischer RKM von 11,7% auf 23,4% um den Faktor 2,5 bzw. 2.

Weitere Studien mit großen Patientenzahlen bestätigen die Ergebnisse von Katayama [1,3–5] und attestieren den nichtionischen gegenüber den ionischen RKM ein deutlich geringeres Potential, anaphylaktoide Reaktionen auszulösen. Ein Restrisiko bleibt allerdings bestehen und muß mit entsprechenden prophylaktischen Maßnahmen, insbesondere für Patienten mit definierten Risiken, weiter reduziert werden.

Anaphylaktoide Reaktionen treten häufiger nach i.v.- als nach i.a.-Applikation auf (Freisetzung von Mediatoren aus den Mastzellen der Lunge bei hohen KM-Konzentrationen erhöht).

Sehr selten, aber nicht auszuschließen, sind sie auch nach intrakavitärer und retrograder KM-Applikation zu beobachten.

Literatur

1. Gerstmann BB (1991) Epidemiologic critique of the report on adverse reactions to ionic and nonionic media by the Japanese Committee on the Safety of Contrast Media. Radiology 178:787
2. Katayama H, Yamaguchi K, Kozuka T, Takashima T, Seez P, Matsuura K (1990) Adverse reactions to ionic and nonionic contrast media. Radiology: :175:621–628
3. Palmer FJ (1988) The RACR survey of intravenous contrast media reactions – final report. Australas Radiol 4
4. Schrott KM, Behrends B, Clauß W, Kaufmann J, Lehnert J (1986) IOHEXOL in der Ausscheidungsurographie: Ergebnisse des Drug-monitorings. Fortschr Med 7:153/51–156/54
5. Wolf GL, Arenson RL, Cross AP (1989) A prospective trial of ionic vs. nonionic contrast agents in routine clinical practice: comparison of adverse effects. AJR 152:939

4.3 Bedeutet eine bestehende Iodallergie ein erhöhtes Risiko für eine Untersuchung mit Röntgenkontrastmitteln?

W. Clauß

Die Iodallergie ist eine Typ-IV-Reaktion im Sinne einer allergischen Kontaktdermatitis. Intravasal verabreichte RKM führen deshalb bei bestehender Iodallergie nicht zwangsläufig zu einer anaphylaktoiden Reaktion. Das Auftreten von hämatogenen Kontaktekzemen kann allerdings nicht ausgeschlossen werden, da RKM einen sehr geringen Iodanteil als Verunreinigung enthalten.

Literatur

1. Ring J (1988) Pseudoallergische Arzneimittel-Reaktionen. Angewandte Allergologie, 2. Aufl., MMV Medizin, München, 223–234

4.4 Warum bedeutet die Verabreichung iodhaltiger Kontrastmittel bei Patienten mit manifester oder latenter Hyperthyreose ein Risiko?

B. Glöbel

Eine Überfunktion der Schilddrüse führt nur dann zu einer hyperthyreoten Stoffwechsellage, wenn die Schilddrüse ausreichende Mengen Iodid zur Verfügung hat, um iodhaltige Schilddrüsenhormone im Überschuß herzustellen. In einem Iodmangelgebiet – als solches muß Deutschland bezeichnet werden – kommen Hyperthyreosen nur dann zum Ausbruch, wenn die täglich zugeführte Iodmenge erhöht wird. Das geschieht z. B. im Falle der Applikation iodhaltiger RKM. Hier können sich möglicherweise die Symptome einer Hyperthyreose verstärken. Die Entgleisung in eine thyreotoxische Krise ist auch hier das eigent-

liche Risiko. Vor einer Untersuchung solcher Patienten mit iodhaltigen RKM sollte daher zuerst die Hyperthyreose behandelt werden und unter Kontrolle sein. Bei unbehandelter Überfunktion oder Autonomie der Schilddrüse kann in einem Notfall mit Thyreostatika behandelt werden. Nach der KM-Untersuchung ist jedoch zum frühestmöglichen Zeitpunkt ein in der Diagnostik und Therapie von Schilddrüsenerkrankungen erfahrener Arzt hinzuziehen. Die intensive Beobachtungszeit des Patienten sollte sich auf mindestens 8 Wochen erstrecken. Eine Orientierungshilfe für die Dosierung der Thyreostatika gibt die Tabelle 4.4.1.

4.5 Warum bedeutet die Verabreichung iodierter Kontrastmittel bei Patienten mit blanden Knotenstrumen ein Risiko?

B. Glöbel

Fast alle blanden Knotenstrumen sind das Resultat länger andauernden Iodmangels. Im Iodmangel wird die Schilddrüse über die Regelorgane Hypothalamus und Hypophyse ständig stimuliert, mehr Iod aufzunehmen und mehr Schilddrüsenhormone zu produzieren. Es scheint so zu sein, daß in dieser Situation vermehrt autonome Schilddrüsenzellen entstehen, die einer Regelung nicht mehr unterliegen. Werden solche Patienten plötzlich mit einer erhöhten Menge Iodid versorgt, so besteht

Tabelle 4.4.1. Vergleichende Dosierung von Thyreostatika bezogen auf Carbimazol 1

Freinamen	Carbimazol	Methimazol Thiamazol	Propylthiouracil PTU	Perchlorat
Chemische Bezeichnung	3-Methyl-2-thioxo-4-imidazolin-1-carbon-säure-äthylester	1-Methyl-2-mer-captoimidazol	4-Propyl-2-thio-uracil	Natrium-perchlorat Kalium-perchlorat
Handels-präparate	Carbimazol 10 mg „Henning" Neothyreostat	Favistan	Propycil Thyreostat II	Irenat
Vergleichbare Dosen	1	1 1/2	ca. 8–12	19
Initialdosis 1. Monat	15–80 mg/d	60–120 mg/d	150–600 mg/d	600–1200 mg/d 1. Woche
Folgedosis 2. Monat	5–15 mg/d	5–20 mg/d	25–100 mg/d	150–300 mg/d 2. bis 8. Woche

die Gefahr, daß die autonomen Schilddrüsenbezirke zuviel Schilddrüsenhormon produzieren und damit eine hyperthyreote Stoffwechsellage erzeugen.

Nach Ausscheiden der zusätzlichen Iodidmengen wird hierdurch auch die hyperthyreote Stoffwechsellage begrenzt. Die Iodidmenge, die mit neueren iodhaltigen RKM zugeführt wird, reicht im Normalfall meist nur aus, um den bestehen Iodmangel vorübergehend zu beheben.

Was muß beachtet werden, wenn eine diagnostisch erforderliche Untersuchung mit iodhaltigen RKM bei Risikopatienten durchgeführt werden soll?

Risikogruppe für die Auslösung einer hypothyreoten Stoffwechsellage sind vor allen Dingen Neugeborene und Kleinkinder. Aufgrund des vergleichsweise geringen Verteilungsvolumens kann es zu hohen Iodidkonzentrationen im Plasma kommen, was seinerseits zu einer Hemmung der Schilddrüsenhormonsynthese führt. Es handelt sich hierbei um eine transiente Hypothyreose, die in der Regel nicht länger als 4 Tage andauert. Zur Sicherheit kann hier nach etwa 8 Tagen eine Schilddrüsenfunktionsprüfung durchgeführt werden. Sollte zu diesem Zeitpunkt noch eine hypothyreote Stoffwechsellage bestehen, so kann eine Schilddrüsenhormonsubstitutionstherapie durchgeführt werden. Das Risiko für Neugeborene nach Untersuchung der Mutter mit iodhaltigen RKM dürfte klinisch uninteressant sein. Der Übergang von Iodid in die Muttermilch liegt bei maximal 10%. Die 2. Risikogruppe für erhöhte Iodidzufuhr bilden diejenigen Patienten, bei denen eine latente oder manifeste Hyperthyreose bekannt ist.

Bei diesen Patienten sind aus unterschiedlichen Gründen autonome Gewebeanteile in der Schilddrüse vorhanden, die bei Erhöhung der Iodidzufuhr vermehrt Schilddrüsenhormon produzieren. In den meisten Fällen handelt es sich hier auch um eine transiente Hyperthyreose, die sich nach Ausscheidung des zugeführten Iodids wieder zurückbildet und nicht behandlungsbedürftig ist.

Das Risiko einer thyreotoxischen Krise ist gegenwärtig nicht im voraus mit Sicherheit erkennbar. Es kann davon ausgegangen werden, daß dieses Risiko in Deutschland maximal 1:50 000 beträgt, wahrscheinlich jedoch wesentlich geringer ist, denn die neueren i.v. anzuwendenden iodhaltigen RKM sind extrem biostabil und nur mit geringen Mengen Iodid bei der Herstellung verunreinigt. Die dem Organismus zugeführten zusätzlichen Iodidmengen bewegen sich in der Regel zwischen 0,1 und 10 mg pro Untersuchung. Derartige Iodidmengen werden z. B. bei der Iodierung des Speisesalzes durchaus als tolerabel empfunden, und sie liegen weit unter den Mengen, die beispielsweise bei den sog. Iodtabletten zur Reduzierung der internen Strahlenexposition nach Nuklearkatastrophen eingesetzt werden sollen.

4.6 Warum bedeutet eine vorbestehende schwere Herz-Kreislauf-Insuffizienz ein Risiko?

P. Dawson

Die KM können eine deutliche periphere Vasodilatation mit manchmal schwerem Abfall des systemischen Blutdrucks auslösen [1]. Patienten mit normaler Herzfunktion können problemlos eine Reflextachykardie entwickeln. Für Patienten mit einer schlechten kardialen Reserve kann jedoch die Applikation eines KM effektiv einen Belastungstest für ihre Herzfunktion bedeuten, und sie können gefährdet sein. Bei Patienten mit koronarer Herzkrankheit beobachtet man nicht selten während KM-Untersuchungen Angina-pectoris-Anfälle. KM, die direkt in die Koronararterien injiziert werden, können tatsächlich die Koronardurchblutung für kurze Zeit steigern, jedoch scheint dies nur in Bereichen mit relativ normalem Gefäßzustand aufzutreten und nicht in Abschnitten mit gestörter Gefäßfunktion [1]. Als Folge scheint es zum „Steal"-Effekt zu kommen, so daß sich die Versorgung ischämischer Bereiche noch weiter verschlechtert, und diese Wirkung ist völlig unerwünscht. Patienten mit koronarer Herzkrankheit tragen also in dieser Beziehung ein Risiko. Intrakoronar oder in den linken Ventrikel verabreichte KM haben außerdem negative Auswirkungen auf die Pumpleistung und die kardiale Elektrophysiologie [1]. Bei Patienten mit einer bereits bestehenden ischämischen Herzerkrankung können diese Wirkungen ausgeprägter und länger andauernd sein und eher zum Kammerflimmern führen [3].

Es ist möglich, daß in bezug auf periphere KM-Injektionen, wie bei der i.v.-Urographie und CT, die Bedeutung der Herzerkrankungen überbetont wird. Katayama [2] fand in seiner neuen großangelegten Studie der Nebenwirkungen ionischer und nichtionischer KM kein signifikant gesteigertes Risiko in der Gruppe der alten Patienten, wie man es aufgrund der anzunehmenden steigenden Inzidenz von Herzerkrankungen in dieser Bevölkerungsgruppe erwarten würde.

Nebenwirkungen führen wie z. B. der Zunahme des interstitiellen pulmonalen Wassers [2] mit Verschlechterung sowohl der Compliance als auch der Diffusion [1], der regelmäßigen Auslösung subklinischer Bronchospasmen und gelegentlich der Auslösung eines Bronchospasmus. Patienten mit vorbestehenden Lungenfunktionsstörungen können daher ein erhöhtes Risiko tragen. Hierzu gehören die Patienten mit bereits verminderter Compliance und Diffusion sowie die Patienten mit Neigung zu Bronchospasmen, d. h. nicht nur Asthmatiker, sondern auch Patienten mit chronisch-obstruktiver Lungenerkrankung mit einer bronchospastischen Komponente.

Literatur

1. Dawson P (1989) Cardiovascular effects of contrast agents. Am J Cardiol 64:2E–9E
2. Katayama H et al. (1990) Adverse reactions to ionic and non-ionic contrast media. A report from the Japanese Committee on the Safety of Contrast Media. Radiology 175:621–628
3. Wolf GL, Kraft L, Kilzer K (1978) Contrast agents lower ventricular fibrillation threshold. Radiology 129:215–217

Literatur

1. Dawson P, Pitfield J, Britton J (1983) Contrast media and bronchospasma: a study with iopamidol. Clin Radiol 34:227–230
2. Slutsky RA, Mackney DB, Peck WN, Higgins CB (1983) Extravascular lung water: effects of ionic and non-ionic contrast media. Radiology 149:375–381

4.7 Warum bedeutet eine vorbestehende Lungenerkrankung ein Risiko?

P. Dawson

Wie in Kap. 3.5 besprochen, können direkt in den Bronchialbaum, in die Lymphbahnen oder die peripheren Venen injizierte KM zu pulmonalen

4.8 Warum bedeutet eine vorbestehende Niereninsuffizienz ein Risiko?

J. E. Scherberich

Mit steigendem Grad einer vorbestehenden Niereninsuffizienz wächst auch das Risiko, daß die KM-induzierte weitere Einschränkung der Nierenfunktion nicht mehr passager und asymptomatisch verläuft. Ein akutes Nierenversagen kann die Folge sein. Erste klinische Anzeichen sind Polyurie oder Oligoanurie sowie röntgenologisch ein persistierendes Nephrogramm. In der Folge werden beobachtet: Ödembildung, Gewichtsanstieg, Müdigkeit, Dyspnoe durch pulmonale Überwässerung, („fluid lung‘), evtl. Hyperventilation, prästernale Schmerzen, Muskelschwäche, Faszikulation, Pruritus, Blutungsneigung, Konvulsion, Koma.

Pathogenetisch kommen für die Auslösung eines akuten Nierenversagens verschiedene Mechanismen der KM-bedingten Nephrotoxizität (s. Kapitel 3.5) in Frage. Deren Auswirkungen auf eine bereits in ihrer Funktion gestörten Niere sind gegenüber einer gesunden Niere verständlicherweise meist sehr viel gravierender.

4.9 Warum bedeutet ein vorbestehender Diabetes mellitus ein Risiko?

J. E. Scherberich

(s. Kap. 3.7 und 4.1)
Bei diabetischer Nephropathie, besonders bei ungenügender Vorbereitung juveniler Diabetiker, ist das Risiko besonders hoch, eine KM-induzierte gravierende Verschlechterung der Nierenfunktion bis hin zum akuten Nierenversagen zu erzielen.

Pathologische Veränderungen im Sinne einer diabetischen Nephropathie mit glomerulärer Sklerose und tubulointerstitiellem Umbau treten erst im Gefolge eines länger beste-

henden Diabetes mellitus (meistens > 10 Jahre) bei der Hälfte der Patienten auf. Bis zu diesem Zeitpunkt stellt der Diabetes mellitus kein klinisch erhöhtes Risiko für eine KM-Verabreichung dar.

Zur Abschätzung des klinischen Risikoprofils sollte bei Patienten mit Diabetes mellitus vor der Verabreichung eines KM neben dem Blutdruck und dem Ausgangsgewicht zumindest die aktuelle Serumkreatininkonzentration bekannt sein.

4.10 Warum bedeutet eine vorbestehende Paraproteinämie ein Risiko?

J. E. Scherberich

Die vereinzelt in vitro beobachtete KM-Aggregation nach Zugabe alkalischer Bence-Jones-Eiweißkörper bzw. des hochmolekularen Tamm-Horsfall-Uromucoids wurde noch vor einigen Jahren zur Erklärung der früher in Einzelfällen beobachteten akuten Nierenversagen nach Urographie bei Myelompatienten herangezogen. Das ausgefällte Paraprotein sollte demnach zu einer obstruktiven Nephropathie („cast nephropathy") mit anschließendem Nierenversagen geführt haben. In experimentellen In-vivo-Untersuchungen gelang es nicht, diese Hypothese zu stützen.

Neuere retrospektive Untersuchungen an Patienten mit multiplem Myelom erbrachten keine Hinweise auf eine KM-beeinflußte Veränderung des renalen Ausscheidungsverhaltens, obwohl in vielen Fällen die Präexistenz einer Niereninsuffizienz bestand. Der Befund eines Plasmozytoms gilt in Übereinstimmung mit diesen Untersuchungsergebnissen heute nicht mehr als absolute Kontraindikation für KM-unterstützte Röntgenuntersuchungen. Allerdings wird dringend geraten, nichtionische KM zu verwenden und den Patienten vor der Untersuchung ausreichend zu hydratisieren (1000–1500 ml 0,9%ige NaCl-Lösung). Die KM-Dosis ist so gering wie möglich zu bemessen, und alle potentiell nephrotoxisch wirkenden Medikamente sind vorher abzusetzen.

4.11 Wie kann bei Patienten mit einem Phäochromozytom das Risiko der Provokation einer Hochdruckkrise gesenkt werden?

P. Dawson

Nur anekdotische Fallberichte weisen darauf hin, daß intravasal verabreichte KM bei Patienten mit Phäochromozytom im Zusammenhang mit der Auslösung von Hochdruckkrisen stehen könnten. Gezielte Untersuchungen zu diesem Thema an einem größeren Patientenkollektiv fehlen bis heute. In kleinen Serien wurden bei Patienten mit diesen Tumoren ein Anteil von hypertonen Reaktionen bei Arteriographien [1], bei Nebennierenphlebographien [3] und bei KM-verstärkten CT-Untersuchungen [5] be-

obachtet. Soweit das Phänomen dokumentiert wurde, scheint eine adrenerge α-Blockade zur Verhinderung einer lebensbedrohlichen Krise hilfreich zu sein. Es wurde jedoch sogar noch vor relativ kurzer Zeit über gelegentliche Todesfälle berichtet, die auf dieses Phänomen zurückgeführt wurden [4]. In diesem Zusammenhang gibt es keine Informationen zum unterschiedlichen Verhalten der ionischen oder nichtionischen niederosmolalen KM. Man kann nur zur Argumentation heranziehen, daß nichtionische KM generell besser biokompatibel sind. Es scheint daher sinnvoll, bei solchen Patienten nichtionische KM einzusetzen.

Dawson [2] hat einen möglichen Mechanismus vorgeschlagen. Die Zellen des Nebennierenmarks sind geschichtlich den vegetativen Ganglionzellen nahe verwandt und werden von präganglionären sympathischen Fasern innerviert. Eine Stimulation dieser Fasern erhöht den Blutdruck über eine Adrenalin- und Noradrenalinausschüttung. Vor dem Blutdruckanstieg gibt es manchmal einen Abfall, der nach Physiostigmin verstärkt und durch Atropin ausgeschaltet werden kann. Dies könnte ein Hinweis darauf sein, daß zuerst an stimulierten Nervenenden freigesetztes Azetylcholin der beteiligte Transmitter ist. In der Tat wurde Azetylcholin nach symphatischer Stimulation in der Nebennierenvene nachgewiesen. Vielleicht sind die zugrundeliegenden Mechanismen also cholinerger Natur.

Die Prophylaxe besteht in einer ausreichenden α-adrenergen Blokkade, und das Medikament der Wahl war Phentolamin. Manche

Autoren bevorzugen aber eine kombinierte α- und β-Blockade, weil Phäochromozytome sowohl Adrenalin als auch Noradrenalin (sowie andere Mediatoren) ausschütten. Dieses kann mit einer Labetalolinfusion während der Untersuchung erreicht werden, die dem Blutdruck entsprechend titriert wird.

Wenn dennoch eine Hochdruckkrise auftritt, kann sie behandelt werden, indem man 5–10 mg Phentolamin mit 0,5 mg/min i.v. infundiert. Die Wirkung tritt schnell ein und ist von kurzer Dauer.

Literatur

1. Christenson R, Smith CW, Burko M (1976) Arteriographic manifestation of phaeochromacytoma. AJR 126:567–575
2. Dawson P (1987) Cholinergic mechanisms in contrast media induced adverse reactions. In: Parvez Z, Moncada S, Sorak M (eds) Contrast media: biologic effects and clinical application. CRC Press, Boca Raton
3. Fisch HP, Reutter FW (1976) Paralytic ileus in phaeochromocytoma. Possible correlation with an attempt at adrenal phlebography. Schweiz Med Wochenschr 106:1187–1191
4. Kashimura S, Umetsu K, Suzuki T (1979) A sudden death from phaeochromocytoma following arteriography. Jpn Legal Med 33:7–12
5. Raisanen J, Shapiro B, Glazer GM (1984) Plasma catacholamines in phaeochromocytoma: effect of urographic contrast media. AJR 143:43–46

4.12 Stellt die Untersuchung von Patienten in dehydriertem Zustand ein erhöhtes Risiko dar?

J. E. Scherberich

Alle heute verfügbaren RKM sind mehr oder weniger osmotisch wirksame Substanzen und nehmen aus ihrer Umgebung Wasser auf. Bei Patienten in dehydratisiertem Zustand sollte deshalb vor der KM-Gabe zunächst eine ausreichende Hydratation mit bis zu 2000 ml 0,9%iger NaCl-Lösung erfolgen. Ein Elektrolytverlust ist ebenfalls auszugleichen. Das früher zur möglichst konzentrierten KM-Ausscheidung und damit besseren Darstellung der Nieren und ableitenden Harnwege empfohlene „Dursten" über 12 h und mehr gilt heute aus Verträglichkeitsgründen als obsolet. Besser verträgliche KM können jetzt in höheren Dosen verabreicht werden und führen auch ohne Wasserentzug zu diagnostisch befriedigenden Röntgenbildern. Nach Gabe hoher Dosen hyperosmolarer (insbesondere ionischer) KM > 200 ml wird vor einer in Einzelfällen notwendigen Fortsetzung der Untersuchung grundsätzlich die Ergänzung des Wasser- und Elektrolythaushalts gefordert (Mann et al. 1975).

Literatur

Mann S u Zeitler E (1975) Verhalten der Serumosmolarität bei hohen Kontrastmitteldosen im Rahmen der Angiographie. Fortsch

4.13 Besteht für Patienten mit Autoimmunerkrankungen ein erhöhtes Risiko?

P. Dawson

In den letzten 10 Jahren gab es einige Fallberichte über Nebenwirkungen verschiedener iodierter KM bei Patienten, die unter einer Autoimmunerkrankung litten [1–6]. Es ist immer schwierig, sich über Ursache und Wirkung sicher zu sein, und Patienten mit derartigen Erkrankungen können von Zeit zu Zeit Exazerbationen ihrer Symptomatik zeigen. Die außergewöhnlich dramatischen Episoden und die floride Symptomatik, die einige dieser Patienten kurz nach einer KM-Verabreichung zeigten, legen jedoch die Möglichkeit eines Zusammenhangs nahe. Manche Fälle betrafen ein nichtionisches, andere ein ionisches KM. Die KM-Gabe erfolgte intravenös, intraarteriell oder intrathekal. Wenn man die Indizien zur Erklärung eines möglichen Zusammenhangs akzeptiert, könnte man spekulieren, daß die Fähigkeit der KM zur Komplementaktivierung an der Ätiologie beteiligt sein könnte.

In jedem Falle ist bei der genannten Patientengruppe Vorsicht geboten. Wie immer sollten auch bei diesen Patienten die Notwendigkeit einer KM-Untersuchung sowie Alternativen sorgfältig abgewogen werden. Wenn die Entscheidung gefällt ist, eine KM-Untersuchung durchzuführen, wird auf rein empirischer Basis vorgeschlagen, daß 24–48 h vor der Untersuchung eine Kortikosteroidprophylaxe durchgeführt werden sollte.

Literatur

1. Gelmers HJ (1984) Exacerbation of systemic lupus erythematosus, aseptic meningitis and acute mental symptoms, following metrizamide lumbar myelography. Neuroradiology 26:–65–66
2. Goodfellow T et al (1986) Fatal acute vasculitis after high-dose urography with iohexol. Br J Radiol 59:620–621
3. Kaur JS et al (1982) Acute renal failure following arteriography in a patient with polyarteritis nodosa. JAMA 6:833–834
4. Reuter FW, Eugster C (1985) Akuter Jodismus mit Sialadenitis, allergischer Vaskulitis und Konjunktivitis nach Verabreichung iodhaltiger Kontrastmittel. Schweiz Med Wochenschr 115:1646–1651
5. Savill JS et al (1988) Fatal Stevens-Johnson syndrome following urography with iopamidol in systemic lupus erythematosus. Postgrad Med J 64:392–394
6. Vaillant L et al (1990) Iododerma and acute respiratory distress with leucocytoclastic vasculitis following the intravenous injection of contrast medium. Clin Dermat 15:232–233

4.14 Führt die Verabreichung von Kontrastmitteln bei Patienten mit Sichelzellenanämie zu einer weiteren Formveränderung der Erythrozyten?

R. Dickerhoff

Die Sichelzellenanämie ist eine erbliche Erkrankung, bei der ein abnormes Hämoglobin (Hb-S) gebildet wird. Hämoglobin-S hat die Eigenschaft, nicht nur im Zustand der Desoxydation, sondern auch in hypertonen Medien zu langen starren Gebilden zu präzipitieren und der Zelle eine sichelförmige Gestalt aufzuzwingen. Sichelzellen im Blut führen durch ihre verkürzte Lebensdauer zu einer chronisch-hämolytischen Anämie und verursachen Vasookklusionen durch erhöhte Viskosität [6].

Die Sichelzellenmutation ist in Afrika entstanden und hat sich über Handelsbeziehungen in den Mittelmeerraum und durch den Sklavenhandel in die Neue Welt verbreitet. In den letzten 30 Jahren ist die Sichelzellenanämie auch in Nordeuropa häufig geworden durch den Zustrom von Einwanderern, vor allem aus den Mittelmeerländern und Afrika [3].

Bei 10–15% aller Sichelzellenanämiepatienten kommen zerebrale Infarkte vor, die in manchen Fällen eine Arteriographie notwendig machen [7]. Die herkömmlichen ionischen KM mit ihrer hohen Osmolalität (0,9–2,5 osm/kg H_2O) führen bei bestehender Sichelzellenanämie in vitro über Wasserverlust der Erythrozyten und damit höherer Konzentrierung des Hb-S (MCHC ↑) zur vermehrten Sichelzellenbildung [2, 8]. Seit dem Bericht von Richards u. Nulsen [9] über 2 Sichelzellenanämiepatienten mit schweren neurologischen Schäden nach Karotisangiographie wird empfohlen, vor jeder Arteriographie durch partiellen Blutaustausch das Hb-S auf < 20% zu senken, um intravasale Sichelbildung zu verhindern [4, 5, 10]. Eine i.v.-Pyelographie dagegen kann ohne vorherigen Blutaustausch durchgeführt werden. Die neueren nichtionischen KM (0,4–0,8 osm/kg H_2O) führen in vitro zu wesentlich weniger Sichelzellenbildung und geringerer Erhöhung des MCHC [8].

In-vivo-Untersuchungen werden z. Z. erstmalig in London durchgeführt [1]. Bei zerebraler und pulmonaler Arteriographie wird nach wie vor empfohlen, vorher einen partiellen Blutaustausch durchzuführen, um zu vermeiden, daß durch intermittierende „sichelnde" Zellen in den Gefäßen ein Verschluß vorgetäuscht wird. Diese „flüchtigen Verschlüsse" verschwinden nach der Austauschtransfusion, bestehen bleiben lediglich echte Gefäßverschlüsse. Die KM werden bei Sichelzellenanämiepatienten in der üblichen Dosierung verabreicht.

Literatur

1. Cheatham MI, Brackett CE (1965) Problems in management of subarachnoid hemorrhage in sickle cell anemia. J Neurosurg 23:488–493
2. Dickerhoff R, Schwalber I, Bode U, Kohne E, Kleihauer E (1990) Sichelzellerkrankungen in West-Deutschland. Dtsch Ärztebl 87:1466–1471
3. Gerald B, Sebes JL, Langston JW (1980) Cerebral infarction secondary to sickle cell disease: arteriographic findings. AJR 134:1209–1212
4. Olivieri Russell M, Goldberg HI, Reiss L et al (1976) Transfusion therapy for cerebrovascular abnormalities in sickle cell disease. J Pediatr 88:382–387
5. Powars DR (1975) The natural history of sickle cell disease – the first 10 years. Semin Hematol 12:267–285
6. Portnoy BA, Herion JC (1972) Neurological manifestations in sickle cell disease. Ann Int Med 76:643–652
7. Rao VM, Rao AK, Steiner RM et al (1982) The effect of ionic and nonionic contrast media on the sickling phenomenon. Radiology 144:291–293
8. Richards D, Nulsen FE (1971) Angiographic media and the sickling phenomenon. Surg Forum 22:403–404
9. Sarnaik S, Soorya D, Kim J, Ravindranath Y, Lusher J (1979) Periodic transfusions for sickle cell anemia and CNS infarction. Am J Dis Child 133:1254–1257

4.15 Treten konstrastmittelbedingte Nebenwirkungen im Alter häufiger auf?

H. Katayama

Für einen der wichtigsten Risikofaktoren für die Auslösung von KM-Nebenwirkungen wird das Alter des Patienten gehalten. Was die Reaktionen generell betrifft, so berichtete Shehadi [5, 6], daß Nebenwirkungen im 3. und 4. Lebensjahrzehnt häufiger auftraten. Ihre Inzidenz war am niedrigsten an beiden Enden des Altersspektrums. Laut Ansell [1] war die Inzidenz von leichten Reaktionen am höchsten in der Altersgruppe der 20- bis 29jährigen und neigte zu niedrigeren Zahlen bei jüngeren und älteren Patienten. Mittelschwere Reaktionen zeigten einen ähnlichen Trend. Die schweren Reaktionen zeigten eine gleichmäßigere Verteilung mit vielleicht einem leichten Überwiegen in der Gruppe der älteren Patienten. Diese Daten basieren auf Untersuchungen, in denen konventionelle hochosmolare ionische KM verabreicht wurden.

Katayama [5] hat in einer großen Studie über die Nebenwirkungen ionischer und nichtionischer KM berichtet. Diese Untersuchung zeigte die höchste Inzidenz von Allgemeinreaktionen im 3. und 4. Lebensjahrzehnt. Es gab keinen definitiven Trend für schwere Reaktionen, sondern nur ein leichtes Überwiegen im 3.–5. Lebensjahrzehnt. Dies galt sowohl für ionische als auch für nichtionische KM mit einem vagen Trend für die schweren Reaktionen bei den nichtionischen KM (Tabelle 4.15.1). Im folgenden werden die geschätzten Parameter des ausgewählten logistischen Regressionsmodells für schwere Nebenwirkungen aufge-

Tabelle 4.15.1. Altersverteilung der Prävalenz von Nebenwirkungen

Alter der Patienten [Jahre]	Fälle mit ionischen Kontrastmitteln			Fälle mit nichtionischen Kontrastmitteln		
	Gesamt-	Zahl mit NW	Zahl mit schweren NW	Gesamt-zahl	Zahl mit NW	Zahl mit schweren NW
< 1	272	2 (0,74)	0 (0)	916	4 (0,44)	0 (0)
1– 9	2701	338 (12,51)	2 (0,07)	5479	138 (2,52)	4 (0,07)
10–19	6359	1068 (16,80)	26 (0,41)	7066	319 (4,51)	5 (0,07)
20–29	8842	1615 (18,27)	21 (0,24)	8009	372 (4,64)	5 (0,06)
30–39	16428	2806 (17,08)	49 (0,30)	14569	661 (4,54)	6 (0,04)
40–49	25352	3825 (15,09)	69 (0,27)	23386	962 (4,11)	13 (0,06)
50–59	40311	5025 (12,47)	69 (0,17)	38014	1200 (3,16)	15 (0,04)
60–69	38807	4087 (10,53)	82 (0,21)	38220	996 (2,61)	10 (0,03)
70–79	24807	2185 (8,81)	41 (0,17)	26201	507 (1,94)	8 (0,03)
≥ 80	4681	371 (7,93)	6 (0,13)	5562	81 (1,46)	4 (0,07)
nicht verwendet	724	…	…	941	…	…

Anmerkung: (Prozentwerte in Klammern)

führt. Die Odds ratios betragen für Patienten unter 9 Jahren 0,58, 10–49 Jahre 1,0 und über 50 Jahre 0,68 [4]. Shehadi [7] berichtete, daß der Inzidenzgipfel für tödlich verlaufene Reaktionen im 6. und 7. Lebensjahrzehnt lag. Man nimmt an, daß der Tod v. a. aufgrund eines Kreislaufkollapses nach der Gabe hochosmolarer KM eintritt. Ansell [2] bestätigte in seinem Bericht diesen Trend.

Zusammenfassend sind Allgemeinreaktionen häufiger bei jüngeren Erwachsenen. Tödliche Reaktionen sind häufiger in der Altersgruppe über 50 Jahren.

Literatur

1. Ansell G et al (1980) The current status of reactions to i. v. CM. Invest Radiol [Suppl]: 32–39
2. Ansell G (1970) Adverse reactions to CA. Invest Radiol 6:374–384
3. Katayama H et al (1990) Adverse reaction to ionic and non-ionic CM. Radiology 175:621–628
4. Katayama H et al (1991) Full-scale investigation into adverse reaction in Japan, risk factor analysis. Invest Radiol 26 [Suppl]:S1–S4
5. Shehadi WH (1975) Adverse reactions to intravasculary administered CM. AJR 124:115–152
6. Shehadi WH et al (1980) Adverse reactions to CM. Radiology 137:299–302
7. Shehadi WH (1985) Acta Radiol Diagn 26:457–461

4.16 Beeinflußt das Wetter die Zahl der unerwünschten Nebenwirkungen?

D. Zuckert

Auswirkungen bestimmter Wetterlagen auf das autonome Nervensystem des Menschen sind bekannt: Kaltluftadvektive Lagen aktivieren primär das sympathische Nervensystem, warmluftadvektive Lagen den N.vagus.

Wenngleich die Auswirkungen der meteorologischen Bedingungen auf den menschlichen Organismus in Form eines gehäuften Auftretens von Krankheitszuständen wie Thromboembolien oder Fehlregulationen ausreichend gesichert sind, bleibt die Diskussion der pathogenetischen Mechanismen vorläufig auf Hypothesen angewiesen.

In einer umfangreichen Studie aus den Jahren 1979–1981 konnten Zusammenhänge zwischen der Häufigkeit des Auftretens von KM-Nebenwirkungen und den gleichzeitig bestimmten meteorologischen Bedingungen ermittelt werden. So darf man mit gewisser Berechtigung annehmen, daß sowohl Ostwetterlagen als auch Tiefdruckvorderseitenlagen mit Aufgleitvorgängen das Auftreten von KM-Zwischenfällen begünstigen. Wir fanden unter diesen Bedingungen nach der Verabreichung konventioneller Uroangiographika einen Anstieg der Nebenwirkungen bis zu 11%. Unter Hochdruckeinfluß und bei stark kaltluftadvektiven Wetterlagen traten dagegen seltener Zwischenfälle auf (4,7% bzw. 5,3%).

Die Pathogenese des KM-Zwischenfalles bleibt jedoch vorläufig weitgehend ungeklärt, obwohl viele Einzelfaktoren sehr intensiv erforscht wurden (z. B. Histaminfreisetzung, Komplementbindung, Gerinnungssystem, Störung der ZNS-Funktion, Beeinflussung der Psyche). Alle diese Faktoren sind mitbeteiligt, ihre definitive Rolle im einzelnen ist jedoch nicht geklärt. Auch Relationen des Wettergeschehens zur Häufigkeit von KM-Nebenwirkungen können keinem Einzelfaktor zugeordnet werden, da auch die Wirkung der meteorologischen Einzelparameter auf den Menschen noch nicht ausreichend geklärt ist. Jedoch zeigen Untersuchungen, nicht nur im Hinblick auf die Wettersituation insgesamt, sondern auch bezüglich der subjektiven Angabe von Wetterfühligkeit und den gehäuften KM-Nebenwirkungen, daß der individuellen Reaktionslage des einzelnen Patienten zum Zeitpunkt der Untersuchung eine durchaus beachtenswerte Rolle zukommt.

4.17 Können Kontrastmitteluntersuchungen trotz vorliegender Risikofaktoren durchgeführt werden?

P. Dawson

Nach Meinung des Autors gibt es keine absoluten Kontraindikationen für KM-unterstützte Untersuchungen. Risiko und Kontraindikationen sind in der Medizin wie überall immer relative Begriffe. Wenn ein bestimmbarer Faktor besteht, der das Risiko einer Methode erhöht, ist klar, daß man überlegen muß, ob die Untersuchung wirklich notwendig ist oder ob eine alternative und möglicherweise sicherere Methode ohne KM-Einsatz nicht die gleichen oder ähnlichen Informationen liefern könnte. Bei einem Patienten, bei dem man trotz vorhandener Ri-

sikofaktoren eine KM-Untersuchung für notwendig hält, können mehrere Vorsichtsmaßnahmen getroffen werden:

1. Ein nichtionisches KM sollte benutzt werden, da dieses besonders bei Risikopatienten mit einer geringeren Inzidenz von Reaktionen einhergeht [2] und in höheren Dosen eine geringere Toxizität zeigt [1].
2. Die kleinste zur Erlangung der unbedingt notwendigen Information mögliche Dosis sollte benutzt werden.
3. Eine Prophylaxe mit Kortikosteroiden oder Antihistaminika sollte bei Patienten durchgeführt werden, die bei früheren Gelegenheiten mit Nebenwirkungen reagiert haben, bei Atopikern, Asthmatikern oder bei Patienten, die allgemein allergisch gegen andere Medikamente oder Stoffe sind. Man kann auch einen Anästhesisten bitten, für den Fall bereitzustehen, daß eine fachmännische Wiederbelebung erforderlich wird.

Nur der behandelnde Kliniker, der die Krankengeschichte und den gegenwärtigen Gesundheitszustand eines bestimmten Patienten genau kennt, kann die Situation vollständig beurteilen. Man kann daher keine genauen Verhaltensregeln festlegen. Wenn der Radiologe die Notwendigkeit einer Untersuchung gründlich erwogen hat und die Möglichkeit, daß andere Methoden die benötigte Information liefern könnten, ausgeschlossen hat, die wahrscheinlichen Risiken so weit wie möglich in Betracht gezogen und einige der oben aufgeführten Vorsichtsmaßnahmen getroffen hat, dann hat er sich in ethischer wie auch in medikolegaler Hinsicht korrekt verhalten.

Literatur

1. Dawson P, Hemingway A (1987) Contrast doses in interventional radiology. J Intervent Radiol 2:145–146
2. Katayama H (1990) Report of the Japanese committee on the safety of contrast media. Radiolog 175:621–628

4.18 Welche Interaktionen sind zwischen der Verabreichung von Kontrastmitteln und anderen Arzneimitteln bekannt?

P. Dawson

Von einigen Medikamenten ist bekannt, daß sie sich mit manchen KM physikalisch nicht vertragen [3]. Zu diesen Inkompatibilitäten sowohl mit konventionellen als auch niederosmolaren ionischen KM gehören persistierende oder vorübergehende Ausfällungen von Papaverin, Protamin, Cimetidin, Diphenhydramin-HCl und Garamycin. Derartige Unverträglichkeiten sind für nichtionische KM nicht bekannt; dennoch sollte man allgemein bei der Mischung von Arzneimitteln, die für die Injektion beim Patienten bestimmt sind, immer größte Vorsicht walten lassen.

Einige Arzneimittel wurden mit im klinischen Bereich verwendeten Dosen an Tieren getestet, um die Möglichkeit eines Synergismus mit RKM zu untersuchen. Unter den häufig benutzten Medikamenten zeigten nur die Herzglykoside eine synergistische Wirkung [1]. Strophantin-K hatte im fast tödlichen Dosisbereich bei gleichzeitiger Gabe von niedrigen oder klinischen Dosen von Amidotrizoesäure eine höhere Mortalität zur Folge [1]. Fischer et al. [1] berichteten auch über einen Synergismus zwischen dem nichtionischen Metrizamid und Herzglykosiden beim Tod durch kardiopulmonales Versagen. Da viele toxische Wirkungen der Glykoside das Herz betreffen und bei hohen Dosen Arrhythmien und Kammerflimmern auslösen können, ist es nicht überraschend, daß KM, die ihre eigenen kardiotoxischen Wirkungen haben, mit diesen synergistisch wirken können. Es gibt jedoch auch Hinweise darauf, daß diese Wirkungen eher zentral vermittelt sind und nicht direkt am Herzen angreifen [5].

Hamilton [2] berichtete über 2 Patienten unter Behandlung mit β-Blockern, die während einer Ausscheidungsurographie hypotone Reaktionen zeigten [2]. Vielleicht behindern die β-Blocker die Fähigkeit des Körpers, induzierte Hypotonien, wie sie im Zusammenhang mit KM auftreten können, auszugleichen. Obwohl es hierfür keine klinischen Hinweise gibt, könnte man auch annehmen, daß zwischen β-Blockern und KM bei hierfür empfänglichen Patienten die Möglichkeit einer synergistischen Wirkung in bezug auf Bronchospasmen bestehen könnte.

Bei einer experimentellen Koronarangiographie wurde in Form einer verstärkten Hemmung der AV-Überleitung eine synergistische

Wirkung zwischen dem Kalziumantagonisten Verapamil und ionischen KM beobachtet [6]. Nach peripherer Injektion von KM sah man weder experimentell noch in der Klinik derartige Wirkungen.

Die Möglichkeit wurde diskutiert, daß ACE (Angiotensin Converting Enzyme)-Hemmer vielleicht mit KM synergistisch wirken könnten [4]. Beide hemmen ACE und könnten theoretisch zu hohen Bradykininspiegeln im Zusammenhang mit KM-Gaben führen. Dies ist noch völlig spekulativ.

Ein nachgewiesener Synergismus besteht bei intrathekaler Gabe des nichtionischen KM der 1. Generation Metrizamid und gleichzeitig verabreichtem Chlorpromazin [5].

In Verbindung mit der 2. Generation der nichtionischen KM wurden keine signifikanten Interaktionen festgestellt.

Literatur

1. Fischer MW, Morris TW, King AN, Harnish PP (1978) Deleterious synergism of a cardiac glycoside and sodium diatrizoate. Investigative Radiology 1978, 13:340–346
2. Hamilton G. Severe adverse reactions to urography in patients taking β-adrenergic blocking agents. Canadian Medical Association Journal 1985, 133:122
3. Irving MD, Burbridge BE (1989) Incompatibility of contrast agents with intravascular medications. Radiology 173:91–92
4. Lasser EC (1987) A general and personal perspective on contrast material research. Invest Radiol 23:S71–S74
5. Maly P, Olivecrona M, Almen T, Golman K (1984) Interaction between chlorpromazine and intrathecally injected non-ionics contrast media in non-anaesthetised rabbits. Neuroradiology 26:235–240
6. Peck WW, Slutsky RA, Mancini J, Higgins CB. Combined actions of verapamil and contrast media on atrio-ventricular conduction. Invest Radiol 19:202–207

4.19 Welche Rolle spielen iodierte Kontrastmittel, die während der Schwangerschaft oder der Stillzeit verabreicht werden?

H. Imhof und
K. Vergesslich

Seit der Einführung nichtionischer KM haben unerwünschte Nebenwirkungen deutlich abgenommen. Daher finden diese KM häufig in der Kinderradiologie Anwendung, sogar bei Neugeborenen. Die Frage der Anwendung von KM während der Schwangerschaft und Stillzeit ist jedoch noch umstritten.

Aufgrund der geringen Mengen, die den fetalen oder kindlichen Kreislauf erreichen, brauchen Nebenwirkungen hinsichtlich der Nieren- oder Leberfunktion nicht berücksichtigt werden. Darüber hinaus verhindert die geringe Hyperosmolalität nichtionischer KM eine schwere Störung des Osmolalitätsgleichgewichts in dem empfindlichen Fetus oder Neugeborenen.

Die Schilddrüsenfunktion des Fetus kann jedoch durch iodhaltige KM, welche die Plazentaschranke frei passieren, maßgeblich verändert werden. Das gleiche Phänomen kann bei Neugeborenen beobachtet werden. Bekanntlich steigt der Iodspiegel im Blut nach i.v.-KM-Applikation in dieser Altersgruppe exponentiell an. Ein Iodüberschuß kann eine Unterfunktion der Schilddrüse verursachen. Obwohl das normalerweise eine Übergangserscheinung ist, bleibt der Effekt auf das reifende kindliche Gehirn unklar, und mögliche schädliche Wirkungen können nicht endgültig ausgeschlossen werden. Nach Anwendung iodhaltiger RKM in der Amniographie konnte bei einigen Neugeborenen eine Unterfunktion der Schilddrüse beobachtet werden [1].

Infolgedessen können folgende Feststellungen getroffen werden:

1. Die Anwendung von KM während der Schwangerschaft sollte nur bei vitalen Indikationen stattfinden. Eine intensive Überwachung der Schilddrüsenfunktion nach der Geburt ist bei Neugeborenen unerläßlich.
2. Wenn gestillt wird, sollte die Milch in den 3 Tagen nach der Untersuchung nicht verfüttert werden.

Literatur

1. Stubbe P, Heidemann P, Schürnbrand P et al (1980) Eur J Ped 135:97

KAPITEL 5

Prophylaktische Maßnahmen

5.1 Welche Bedeutung haben das Fasten und die Dehydratation vor der Kontrastmittelanwendung?

W. Clauß

Die gute Verträglichkeit der nichtionischen RKM und definierte Prämedikationen bei Risikopatienten haben dazu geführt, daß früher häufige Begleiterscheinungen von KM-Untersuchungen, wie Übelkeit und Erbrechen, heute kaum noch auftreten. In Anbetracht der Tatsache, daß Patienten mit längerer Flüssigkeits- und Nahrungskarenz während der Untersuchung unruhiger, weniger kooperativ und nebenwirkungs-anfälliger sind, hat sich 1992 eine Expertengruppe deutscher Radiologen mit der Frage einer optimalen Vorbereitung im Interesse des Arztes, aber auch im Interesse des Patienten und dessen Sicherheit beschäftigt. Eine Umfrage bei den teilnehmenden Experten ergab große Unterschiede hinsichtlich der empfohlenen Flüssigkeits- und Nahrungskarenz vor einer intraarteriellen (Abb. 5.1.1), intravenösen (Abb. 5.1.2), intrathekalen (Abb. 5.1.3) und intraartikulären (Abb. 5.1.4) KM-Gabe, und eine Vereinheitlichung der Empfehlungen erschien wünschenswert. Nach intensiver und auch kontrovers geführter Diskussion wurde empfohlen, die Patienten sowohl vor als auch nach der Gabe von KM stets ausreichend

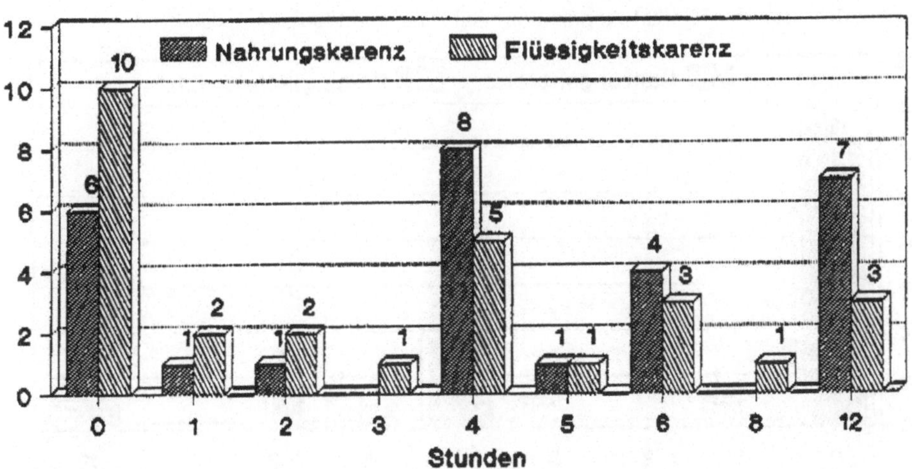

Abb. 5.1.1. Intraarterielle KM-Applikation: Nahrungs- und Flüssigkeitskarenz

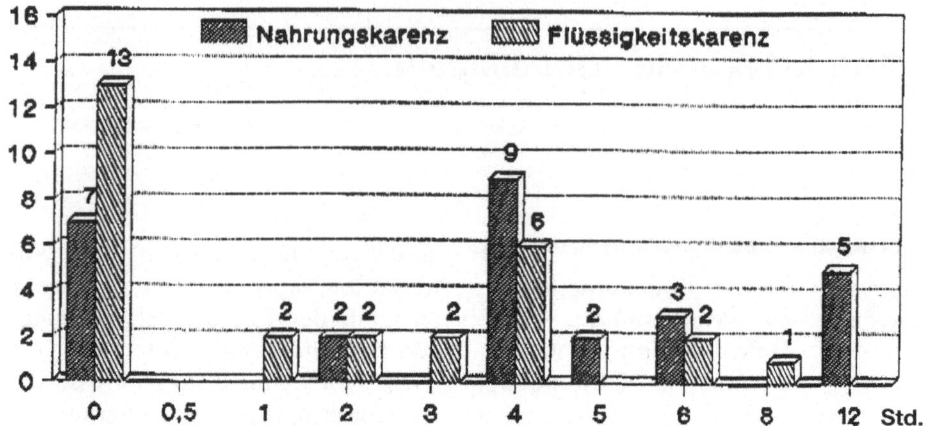

Abb. 5.1.2. Intravenöse KM-Applikation. Nahrungs- und Flüssigkeitskarenz

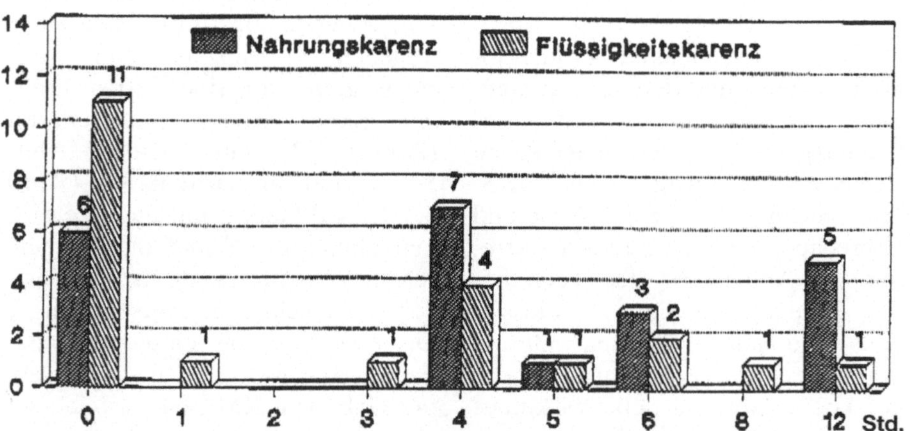

Abb. 5.1.3. Intrathekale KM-Applikation: Nahrungs- und Flüssigkeitskarenz

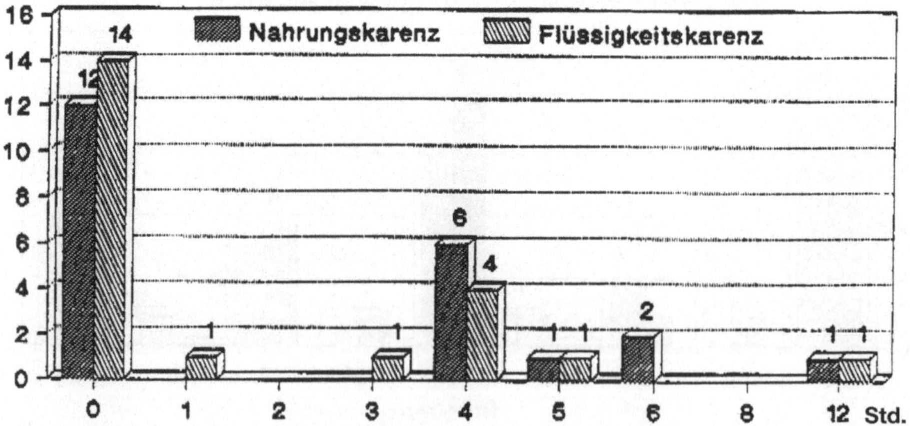

Abb. 5.1.4. Intraartikuläre KM-Applikation: Nahrungs- und Flüssigkeitskarenz

zu hydratisieren, d. h. zum Trinken anzuhalten. Bei Verwendung nicht-ionischer RKM werden auch keine ausreichende Gründe mehr dafür gesehen, an der bisher geltenden, mindestens 4stündigen absoluten Nahrungskarenz festzuhalten.

Eine vor den meisten Untersuchungen eingenommene kleine Mahlzeit, deren Umfang mit dem Anästhesisten allerdings abgesprochen werden sollte, führt in vielen Fällen dazu, die Untersuchung für den Arzt und den Patienten weniger belastend zu gestalten [1].

Literatur

1. Expertengespräch Kontrastmittel (1992) Radiologe 9 (Suppl)

5.2 Können mögliche Überempfindlichkeitsreaktionen gegen Kontrastmittel durch einen Test vor der Untersuchung erfaßt werden?

W. Clauß und *V. Taenzer*

Früher war es im klinischen Gebrauch üblich, eine intrakutane, konjunktivale oder intravasale Testung mit geringen KM-Dosen durchzuführen, um eine eventuelle Überempfindlichkeitsreaktion abklären zu können. Es stellte sich aber heraus, daß der Hauttest, aber auch die i.v.-Vortestung sehr unzuverlässige Ergebnisse lieferten. Bei positivem Ausfall der Überempfindlichkeitstestung wurde häufig die dennoch durchgeführte diagnostische KM-Verabreichung völlig symptomlos vertragen, während bei negativem Testausgang in der anschließenden Untersuchung schwere und sogar letale Reaktionen beobachtet werden konnten. Die Unsicherheit, das Ergebnis der Vortestung zu interpretieren, zusammen mit der Erfahrung, daß selbst die zur Vortestung verwendeten geringen intravasal verabreichten KM-Mengen schwere anaphylaktoide Reaktionen mit Todesfolge auslösen können, führten im Jahre 1967 zum Beschluß des Europäischen Radiologen-Kongresses, die Vortestung bei der KM-Anwendung nicht mehr durchzuführen.

Die Deutsche Röntgengesellschaft schloß sich im Jahre 1968 dieser Empfehlung an. Seit dieser Zeit stellt die unterlassene KM-Testung weder einen ärztlichen Kunstfehler dar, noch sind damit forensische Konsequenzen verbunden.

Heute geht man davon aus, daß es sich bei den Überempfindlichkeitsreaktionen auf KM nicht um Antigen-Antikörper-Reaktionen handelt, die mit einer Vortestung erfaßt werden können. Dagegen sind prophylaktische Maßnahmen zur Reduzierung und ein schnelles therapeutisches Eingreifen zur Therapie nicht auszuschließender Überempfindlichkeitsreaktionen bei jeder KM-Anwendung von Bedeutung.

5.3 Ist vor der Gabe von Kontrastmitteln eine Sedierung angebracht?

G. Wisser

Angst wird vielfach als Auslöser unerwünschter Reaktionen auf KM-Gabe angesehen. Bei einer Befragung im Jahre 1983 glaubten 82% von fast 1500 Radiologen in den USA, daß Angst die häufigste Ursache leichter unerwünschter Reaktionen sei; 37% hielten sie sogar für den führenden Auslöser schwerer Reaktionen, wie Schock, pulmonale und kardiovaskuläre Probleme sowie Todesfälle [5].

Lalli stellte 1980 die Hypothese auf, daß sämtliche KM-Reaktionen durch eine direkte Wirkung des KM am ZNS ausgelöst werden. Angst und Furcht sollen als emotionaler Trigger wirken [4]. Er konnte zeigen, daß durch hypnotische Beeinflussung vor einer KM-Gabe das Auftreten von Übelkeit, Erbrechen und Urtikaria signifikant gesenkt wurde. Diazepam hingegen erhöhte signifikant die Inzidenz solcher leichten Reaktionen [3]. Patienten, die durch eine intensive Aufklärung vor einer KM-Gabe ängstlicher wurden, zeigten aber keinen statistisch-signifikanten Anstieg unerwünschter Reaktionen [6].

Als Pathomechanismus von KM-Zwischenfällen werden heute immunologische (allergische, anaphylaktische) sowie nicht-immunologische (pseudoallergische, anaphylaktoide) Reaktionen angesehen [7].

Zur Prophylaxe von KM-Zwischenfällen muß von der alleinigen Gabe von Sedativa abgeraten werden. Bei Risikopatienten (Patienten mit bekannten Allergien, kardialen, pulmonalen oder hepatischen Vorerkrankungen, Asthma bronchiale, Reexposition gegenüber KM innerhalb weniger Tage) sollten Kortikoide und/oder Antihistaminika eingesetzt werden. Eine Sedierung vor einer KM-Verabreichung kann bei Erregungzuständen [2] oder zur Vermeidung vasovagaler Reaktionen [1] in Erwägung gezogen werden.

Literatur

1. Bielory L, Kaliner MA (1985) Anaphylactoid reactions to radiocontrast materials. Int Anesthesiol Clin 23:97–118
2. Elke M, Brune K (1980) Prophylaktische Maßnahmen vor Kontrastmittelinjektionen.
3. Lalli AF (1974) Urographic contrast media reactions and anxiety. Radiology 112:267–271
4. Lalli AF (1980) Contrast media reactions: data analysis and hypothesis. Radiology 134:1–2
5. Spring DB, Akin JR, Margulis AR (1984) Informed consent for intravenous contrast-enhanced radiography: a national survey of practice and opinion. Radiology 152:609–613
6. Spring DB, Winfield AC, Friedland GW, Shuman WP, Preger L (1989) Written informed consent for iv contrast-enhanced radiography – Reply.
7. Wangemann BU, Jantzen JP, Dick W (1988) Anästhesiologische Aspekte allergischer Reaktionen am Beispiel des „Kontrastmittelzwischenfalls". Anaesth Intensivmed 29:205–214

5.4 Kann eine Allgemeinanästhesie das Auftreten kontrastmittelbedingter Nebenwirkungen verhindern?

G. Wisser

Für angiographische Untersuchungen, vor allem mit ionischen KM, wurde vielfach eine Allgemeinanästhesie empfohlen. Neben den Vorteilen für den Untersuchungsgang (z. B. Ausschalten des KM-bedingten Schmerzes, fehlende Abwehrreaktionen und Unruhe des Patienten) wurde auch eine protektive Wirkung der Narkose auf unerwünschte KM-Reaktionen propagiert [4, 6].

Prospektive randomisierte vergleichende Untersuchungen hinsichtlich unerwünschter Nebenwirkungen existieren nicht. Leichte KM-Nebenerscheinungen wie Übelkeit, Brechreiz, Erbrechen etc. sind methodenbedingt und während einer Allgemeinanästhesie gar nicht beobachtbar [8]. Durch KM hervorgerufene Hautreaktionen traten bei wachen Patienten in ähnlicher Häufigkeit auf wie bei Patienten in Narkose [1]; auch KM-bedingte Hypotonien in Allgemeinanästhesie bzw. Spinalanästhesie wiesen keinen statistisch nachweisbaren Häufigkeitsunterschied auf [8]. Sogar schwerste Reaktionen (anaphylaktischer/anaphylaktoider Schock) wurden in Narkose sowohl bei ionischen [2, 5, 7] als auch bei nichtionischen KM [3, 10] beobachtet.

Auch eine Allgemeinanästhesie bietet somit keinen absoluten Schutz vor einem KM-Zwischenfall. Die Indikation zur Narkose sollte daher unter individueller Risikoabwägung gestellt werden. Eine bekannte KM-Überempfindlichkeit alleine rechtfertigt nicht die Durchführung einer Narkose [9]. Zur Vorbeugung möglicher KM-Zwischenfälle kann eine Allgemeinanästhesie nach derzeitigem Wissensstand nicht als Alternative zu einer Prophylaxe mit Kortikoiden und/oder Antihistaminika empfohlen werden.

Literatur

1. Albrecht K (1956) Das Risiko bei neurochirurgischen Untersuchungsmethoden. Zentrlbl Chir 81:2107–2113
2. Gottlieb A, Lalli AF (1982) Hypotension following contrast media injection during general anesthesia. Anesth Analg 61:387–389
3. Jantzen JP, Wangemann B, Wisser G (1989) Adverse reactions to non-ionic iodinated contrast media do occur during general anesthesia. Anesthesiologie 70:561
4. Maus H, Loennecken SJ (1962) Zerebrale Angiographie und Narkose. Fortschr Neurol Psychiatr 30:155–165
5. Pfeifer G, Solymosi L, Grimm R, Wappenschmidt J (1984) Anästhesie in der Neuroradiologie. Anaesth Intensivther Notfallmed 19:57–59
6. Plötz J, Viehweger G (1974) Die Angiographie der oberen Extremität in Narkose, lokaler und regionaler Anästhesie. Prakt Anaest 9:225–231
7. Simmendinger HJ, Just OH (1973) Anaphylaktischer Schock nach Kontrastmittelinjektion. Z Prakt Anaest 8:370–374
8. Tolksdorf W, Raddi U, Rohowsky R, Luth H (1980) Zur Wahl des Anästhesieverfahrens bei translumbalen Aortographien. Anaesth Intensivther Notfallmed 15:400–406
9. Wangemann BU, Wisser G (1990) Prophylaxe des „Kontrastmittelzwischenfalls" durch Allgemeinanästhesie? Radiologe 30:141–144

10. Wisser GB, Wangemann BU, Jantzen JP, Dick W (1990) Anaphylaktoide Reaktion auf ein nichtionisches Röntgenkontrastmittel in Allgemeinanästhesie. Anaest Intensivther Notfallmed 25:271–273

5.5 Kann die Häufigkeit kontrastmittelbedingter Nebenwirkungen durch Prämedikation mit Antihistaminen gesenkt werden?

R. Tauber

Ein erheblicher Anteil der KM-Nebenwirkungen ist histaminbedingt: So kann einerseits nach KM-Gabe ein Anstieg des Plasmahistaminspiegels beobachtet werden, andererseits können histaminbedingte Nebenwirkungen durch Prophylaxe mit H1- und H2-Rezeptorenantagonisten verhindert werden.

Es ist aber immer zu berücksichtigen, daß Histamin (H1- und H2-rezeptorenblocker nur histaminbedingte Nebenwirkungen verhindern und somit nur einen Teilbereich des pathogenetischen Geschehens abdecken, während andere Reaktionswege im Komplement-, Gerinnungs- und Immunsystem nicht blockiert sind.

Bestehen jedoch Risikofaktoren, die die Gefahr von RKM-Nebenwirkungen erhöhen, sollte eine Prämedikation mit H1- und H2-Repeztorenantagonisten durchgeführt werden:

1. bei Patienten mit allergischer Diathese, mit vermehrten Reaktionen auf Nahrungs- und Arzneimittel und bei Bluttransfusionen,
2. bei Patienten, die bereits früher auf KM reagierten,
3. bei Patienten mit Erkrankungen, die mit erhöhtem Histaminspiegel einhergehen, z. B. bei Lungenerkrankungen,
4. bei alten Patienten (über 70 Jahre) und bei Kindern,
5. bei Patienten mit kardialer, respiratorischer oder hepatischer Insuffizienz.

Die i.v.-Injektion der H1- und H2-Rezeptorenantagonisten muß 10–15 min vor der Gabe des KM erfolgen, dabei sollte die Injektionszeit 2 min betragen. Als H1-Antagonist kann Dimetidenmaleat (Fenistil) 4 mg bei KG 40–60 kg, 8 mg bei KG 60–100 kg, 12 mg bei KG über 100 kg). Als H2-Antagonist kann Cimetidin (Tagamet) (200 mg bei KG 40–60 kg, 400 mg bei KG 60–100 kg und 600 mg bei KG über 100 kg) verwendet werden.

Bei korrekt durchgeführter Prämedikation kann während der Urographie auf die Anwesenheit eines Anästhesisten verzichtet werden. Auch bei bekannter KM-Unverträglichkeit muß die Ausscheidungsurographie nicht in Narkose durchgeführt werden. Im Falle eines Zwischenfalls sollte aber jederzeit die Möglichkeit der sofortigen Reanimation gegeben sein.

5.6 Kann durch Prämedikation von Kortikosteroiden die Zahl der kontrastmittelbedingten Nebenwirkungen gesenkt werden?

W. Clauß

Bei Patienten mit bekannter KM-Überempfindlichkeit und bei Allergikern muß nach intravasaler KM-Gabe mit einem Anstieg der Nebenwirkungsrate um das 2 bis 6fache gerechnet werden. Die Reaktionen sind größtenteils dosisunabhängig und werden dem anaphylaktoiden Themenkreis zugeordnet.

Als prophylaktische Maßnahme wird seit den 60er Jahren die Verabreichung von Kortikosteroiden empfohlen. Bis heute sind die pathogenetischen Zusammenhänge weder bei der Entstehung anaphylaktoider Reaktionen noch die Wirkungsmechanismen der Kortikosteroide zur Vermeidung bzw. Reduzierung dieser Reaktionen völlig bekannt. In-vitro-Untersuchungen haben jedoch einige Eigenschaften der Kortikosteroide aufgezeigt, die zur Klärung ihrer Wirkung herangezogen werden können. So wirken sie experimentell erzeugten Permeabilitätsstörungen von Zellmembranen entgegen [7], hemmen die komplementinduzierte Lyse von Erythrozyten [4], verringern den Serumkomplementspiegel [1] und wirken der Histaminfreisetzung aus Mastzellen [3] sowie der Hämolyse [6] entgegen.

Die häufig ungenügende prophylaktische Wirkung unmittelbar vor der KM-Gabe i.v. injizierter Kortikosteroide wurde auf deren langsamen Wirkungseintritt zurückgeführt. Die Ergebnisse lassen sich mit längerem Abstand ($\geqq$ 60 min) zwischen Kortikosteroidgabe und KM-Applikation verbessern. Es kann auch auf Kortikosteroide mit rasch einsetzender Wirkung, wie z.B. Triamcinolonacetonidphosphat (Volon A solubile), zurückgegriffen werden [2]. In den letzten Jahren wurde der über einen längeren Zeitraum erfolgenden fraktionierten oralen Kortikosteroidgabe eine gute prophylaktische Wirkung bescheinigt. So führt die orale Verabreichung von 32 mg Methylprednisolon 12 h und 2 h vor der KM-Applikation zu einer signifikanten Reduzierung der Nebenwirkungsrate [5]. Die nach diesem Muster vorgenommene Prophylaxe vor Gabe ionischer KM führte zwar zu einer geringeren Nebenwirkungsrate, die jedoch immer noch höher liegt als nach Gabe nichtionischer KM ohne vorangegangene Kortikosteroidverabreichung [8].

Literatur

1. Atkinson JP et al (1973) Effect of cortisone therapy on serum complement components. J Immunol 111:1061–1066
2. Fiegel G (1985) Vermeiden von Kontrastmittelzwischenfällen. Med Welt 36:1486–1470
3. Greaves MW et al (1974) Glucocorticoid inhibition of antigen-evoked histamine release from human skin. Immunolgy 27:359–364
4. Jennings JF et al (1966) The effect of hydrocortisone on immune lysis of cells induced by cytotoxic antibody and complement in vitro. J Immunol 96:409–414
5. Lasser EC et al (1977) Theoretical and experimental basis for utilization in pre-

vention of contrast media reactions. Radiology 125:1–9

6. Schreiber AD et al (1975) Effect of corticosteroids on the human monocyte IgG and complement receptors. J Clin Invest 56:1189–1197

7. Weissman G (1961) Release of lysosomal protease by ultraviolet irradiation and inhibition by hydrocortisone. Exp Cell Res 25:207–210

8. Wolf GL (1989) Adverse reactions to intravenous contrast media in routine clinical practice. Scientific Poster, RSNA 1989

KAPITEL 6

Patientenaufklärung vor der Verabreichung von Kontrastmitteln

6.1 Welche Anforderungen werden nach deutschem Recht an die Information und Aufklärung des Patienten vor der Röntgenuntersuchung mit Kontrastmitteln gestellt?

H. J. Maurer und
W. Spann

Obwohl keine detaillierte gesetzliche Regelung vorliegt, gehört die Aufklärung des Patienten über Art und mögliche Risiken einer diagnostischen Untersuchung schon immer zu den unumgänglichen Vorbereitungen.

Werden derartige Untersuchungen oder Eingriffe an einem nicht hinreichend unterrichteten Patienten durchgeführt, so sind diese nicht rechtmäßig. Die Rechtmäßigkeit setzt voraus, daß 1. eine Indikation vorliegt, 2. der Eingriff lege artis durchgeführt wird und 3. der Patient rechtswirksam in den Eingriff eingewilligt hat. Rechtswirksam ist die Einwilligung nur dann, wenn sie aus klarer Einsicht in die Situation gegeben wurde. Diese klare Einsicht in die Situation des Einzelfalles kann der Patient nur durch die Aufklärung durch den Arzt erhalten. Daraus ergibt sich die zwingende Notwendigkeit einer ausreichenden Aufklärung als Voraussetzung für die Rechtmäßigkeit der Einwilligung und damit auch des Eingriffs.

Das aufklärende Gespräch kann von dem erfahrenen Arzt dazu genutzt werden, dem Patienten die Angst vor der Untersuchung zu nehmen und sein Vertrauen zu gewinnen. Bei ängstlichen Patienten ist der diagnostische Eingriff durch mangelnde Kooperation nicht nur erschwert, sondern es muß in Verbindung mit einer KM-Gabe auch mit einem erhöhten Nebenwirkungsrisiko gerechnet werden [1].

Kommt es zu einer Klage wegen unterlassener oder mangelhafter Aufklärung, so liegt die Beweislast beim Arzt. Es ist deshalb erforderlich, die durchgeführte Aufklärung durch die Unterschrift des Patienten, Eintrag in die Krankenakte und/oder durch Zeugen jederzeit nachweisen zu können. Ebenso sollte der Verzicht des Patienten auf die Aufklärung und die Tatsache, daß keine weiteren Fragen hinsichtlich der Untersuchung bzw. deren Risiken seitens des Patienten vorliegen, schriftlich festgehalten werden.

In rechtlicher Hinsicht stellen bereits das Legen eines Katheters und die Injektion eines KM eine Körperverletzung dar. Jede typische Gefahr oder jedes typische Risiko in Verbindung mit dem diagnostischen Eingriff ist deshalb, unabhängig von der Häufigkeit des Auftretens, dem Patienten darzulegen.

Auch der zuweisende Arzt trägt zumindest in der deutschen Rechtsprechung eine Mitverantwortung bei der Aufklärung [2].

Die Aufklärung darf nicht unmittelbar vor dem geplanten Eingriff erfolgen, um dem Patienten ausreichend Gelegenheit zum ungestörten Nachdenken zu geben. Bei invasiven diagnostischen Untersuchungen (z. B. Angiographie) sollte das Gespräch am Tage vor dem Eingriff geführt werden. Zur Durchführung einer Urographie oder CT kann die Aufklärung auch am Untersuchungstage erfolgen, jedoch mit einem gewissen zeitlichen Vorlauf und außerhalb des Untersuchungsraumes.

Über eine Einschränkung der Fahrtauglichkeit durch die diagnostische Maßnahme ist der Patient so rechtzeitig zu informieren, daß er nicht mit dem Kraftfahrzeug zum Untersuchungstermin kommt.

Bei bewußtlosen oder nicht ansprechbaren Patienten (Notfälle) muß der Arzt auch ohne Aufklärung die erforderliche Untersuchung durchführen. Er kann dabei von einer mutmaßlichen Einwilligung ausgehen und vertritt in diesen Fällen auch die Interessen des Patienten.

Bei eingeschränkter Einsichtsfähigkeit (z. B. bei Kindern) müssen beide Elternteile der Untersuchung zustimmen. Ist dies nicht möglich, muß der/die Einwilligende das Sorgerecht für das Kind besitzen. Ist die Untersuchung bei Lebensgefahr für das Kind zwingend gegeben und verbleibt keine Zeit zur Anrufung des Gerichts, so hat der Arzt auch bei einem Verbot der Eltern zu handeln und die Untersuchung durchzuführen.

Bei der Aufklärung des Risikos eines diagnostischen Eingriffs ist in erster Linie von der eigenen Erfahrung auszugehen. Hilfsweise können Statistiken anderer Untersucher herangezogen werden. Der Patient hat auch ein Recht, über die unterschiedlichen Nebenwirkungsraten der KM (z. B. ionische und nichtionische KM) informiert zu werden. Allein der Preis darf die ärztliche Entscheidung nicht beeinflussen.

Ambulant untersuchte Patienten sind über selten auftretende, aber mögliche Spätreaktionen sowie über eine Beeinträchtigung der Fahrtauglichkeit aufzuklären.

Literatur

1. Lalli AF (1974) Urographic contrast media reactions and anxiety. Radiology 112:267–271
2. Maurer HJ, Clauß W, Granitza A (1983) Alleinige oder geteilte Verantwortlichkeit bei der Anwendung jodierter Röntgenkontrastmittel. Röntgen-BL 36:379–383

6.2 Welche zusätzlichen Informationen muß ein Patient erhalten, der an der klinischen Prüfung eines noch nicht zugelassenen Kontrastmittels teilnehmen soll?

W. Clauß und *E. Andrew*

Als Teilnehmer an einer klinischen Prüfung hat der Patient Rechte, aber auch Pflichten, die ihm ausführlich sowohl mündlich als auch schriftlich (Patienteninformation) in einer verständlichen Form vermittelt werden müssen.

Planung und Durchführung der klinischen Prüfung sowie die Aufklärung des Patienten unterliegen den Gesetzen der jeweiligen Gesundheitsbehörden und den „Good Clinical Practice"-(GCP-)Richtlinien. Darüber hinaus sind die Empfehlungen des Weltärztebundes (revidierte Deklaration von Helsinki in der Fassung von Hongkong, 1988) zu berücksichtigen.

Neben der schriftlichen Aufklärung hat der Patient das Recht, den Arzt ausführlich zu allen Punkten der klinischen Prüfung zu befragen. Seine freiwillige Teilnahme an der Prüfung erklärt der Patient schriftlich in der Kenntnis, daß er seine Einwilligung zu jedem Zeitpunkt zurückziehen kann, ohne bei seiner weiteren Behandlung Nachteile in Kauf nehmen zu müssen.

Die Patienteninformation muß insbesondere die folgenden Punkte berücksichtigen:

- Ziel und Grund der Studie,
- die Teilnahme ist freiwillig und kann jederzeit ohne Angabe von Gründen abgebrochen werden,
- es handelt sich um die Erprobung eines noch nicht zugelassenen Arzneimittels,
- Beschreibung der bisher bekannten oder vermuteten Wirkung, Verträglichkeit und Nebenwirkungsrate (Häufigkeit und Schweregrad) des Arzneimittels. Fehlt noch jegliche klinische Erfahrung, müssen vorklinische Ergebnisse herangezogen werden.

- Beschreibung des Entwicklungsstandes des Präparats sowie des generellen Ziels der Einzelstudie,
- Vergleich des erwarteten Nutzens zur Standardtherapie,
- Erklärung des Prüfdesigns (offene, einfach- oder doppelblinde Studie) sowie Beschreibung des Studienablaufs (Vorbereitungsphase, prüfungsbedingte Behandlungsdauer, Nachbeobachtungsphase),
- Beschreibung der studienbedingten zusätzlichen Belastungen (Diät, Blutabnahme, verbotene Begleitmedikation, Bettruhe usw.),
- Information über den Abschluß einer Versicherung zur finanziellen Regelung von nie völlig auszuschließenden Gesundheitsschäden durch das Prüfpräparat. Bekanntgabe der Gefährdung des Versicherungsschutzes bei nicht sofortiger Meldung von Nebenwirkungen oder bei Einwilligung in weitere, gleichzeitig durchgeführte Behandlungen ohne Kenntnis des Arztes,
- Hinweis auf die vertrauliche Behandlung der gewonnenen Versuchsdaten sowie auf den strikten Schutz personenbezogener Daten.

Klinische Prüfungen an Kindern und geistig gestörten Patienten dürfen nur vorgenommen werden, wenn das Prüfpräparat speziell zur Diagnose/Therapie bestimmter Erkrankungen dieser Patientengruppe entwickelt werden soll oder eine Übertragbarkeit der an anderen Patientengruppen gewonnenen Ergebnisse nicht gegeben ist.

KAPITEL 7

Die Verabreichung von Kontrastmitteln

7.1 Werden auf Körpertemperatur erwärmte Kontrastmittel besser vertragen?

P. Dawson

Es erscheint vom Prinzip her völlig vernünftig, daß KM, die i. allg. den Patienten in hoher Konzentration und hohen Dosen injiziert werden, besser verträglich sein müßten, wenn sie Körpertemperatur haben. Viele Radiologen benutzen einen der von der Industrie angebotenen thermostatkontrollierten Heizschränke, um ihre KM auf 37 °C zu erwärmen. Abgesehen von der Toxizität und Verträglichkeit vermindert die Erwärmung des KM auf Körpertemperatur auf jeden Fall deutlich seine Viskosität und macht die Injektion, besonders über dünne Nadeln und Katheter, leichter [1].

Es gibt jedoch nur wenig überzeugende Beweise zur Untermauerung der Annahme, daß die klinische Verträglichkeit hierdurch signifikant verbessert wird. Die einzige neuere Untersuchung von angemessener Größe (aber immer noch mit nur 100 Patienten) zeigte keinen überzeugenden Unterschied zwischen 2 Patientengruppen, von denen 1 KM mit Raumtemperatur und die andere mit Körpertemperatur erhielt [2].

Die Feststellung ist interessant, daß besonders in bezug auf die Schmerzen und das Hitzegefühl bei der Arteriographie ein Zusammenhang mit der Viskosität des KM zu bestehen scheint und es daher zumindest einige Anhaltspunkte dafür gibt, daß diese unerwünschten Nebenwirkungen durch ein Erwärmen des KM vermindert werden könnten [3]. Die Hinweise stammen jedoch aus vergleichenden Untersuchungen mit verschiedenen KM und unterschiedlichen Viskositäten und nicht aus Untersuchungen mit dem gleichen KM bei verschiedenen Viskositäten (unterschiedlichen Temperaturen), so daß andere Faktoren als die Viskosität durchaus das Bild stören können.

Zusammenfassend muß man sagen, daß eindeutige Beweise für die Vorteile zwar fehlen, die Erwärmung der KM vor dem Gebrauch aber eine immer weitere Verbreitung findet und, nach Ansicht des Autors, empfohlen werden sollte.

Literatur

1. Halsell RD (1987) Heating contrast media in role contemporary angiography. Radiology 164:276–278
2. Turner E, Kentner P, Melamed JL, Rao G, Seitz MJ (1982) Frequency of anaphylactoid reactions during intravenous urography with radiographic contrast media at two different temperatures. Radiology 143:327–329

3. Wilcox J, Sage MR (1984) Is viscosity important in the production of blood-brain-barrier disruption by intracarotid contrast media? Neuroradiology 26:?

7.2 Gibt es Richtlinien für Maximaldosen für Röntgenkontrastmittel zur Uro-Angiographie?

P. Dawson

Iodierte KM sind milde Gewebegifte, die i. allg. in hohen Dosen eingesetzt werden. Da sogar die niederosmolalen Mittel eine potentielle osmotische Belastung für den Patienten darstellen, muß auf die gegebene Gesamtdosis und den Zeitraum, in dem diese verabreicht wird, geachtet werden. Richtlinien, die manchmal in ml/kg KG des Patienten angegeben werden, sind vage, da die Konzentration der Lösung nicht bekannt ist. Die klarste Angabe ist in „mg Iod/kg KG", da die Radiologen gewöhnlich ein Gefühl für die Ioddosen und -konzentrationen haben, trotzdem aber Berechnungen anstellen müssen, welches Volumen einer Lösung sie einsetzen dürfen. Es folgen jetzt einige Beispiele, die aber nicht als Verordnungen aufgefaßt werden sollten.

1. Eine intravenöse Urographie (IVU) wird häufig mit etwa 300 mg I/kg KG durchgeführt. Bei einem 70-kg-Mann sind dies 21 000 mg (21 g). Wenn eine Lösung mit 420 mg I/ml benutzt wird (z. B. Conray 420), benötigt man ein Volumen von $\frac{21000}{420} = 50$ ml (1 Flasche).

2. Eine „hochdosierte" IVU kann 600 mg I/kg KG erfordern – d. h. 2 Flaschen einer Konzentration von 420 mg I/ml.

3. Ein Angiogramm kann leicht 1000 mg Iod/kg KG des Patienten erfordern. Falls beispielsweise die Lösung mit 350 mg I/ml benutzt wird, würde dies bei einem 70-kg-Mann $1000 \cdot \frac{70}{350} = 250$ ml (= 4 Flaschen) entsprechen.

Solch eine Dosis wird vielleicht von manchem als die Grenze dessen angesehen, was man vernünftigerweise den meisten Menschen geben darf, aber es besteht kein Zweifel darüber, daß gelegentlich bei komplexen Angiographien mehr verabreicht wird. Natürlich gibt es Patienten mit einem höheren absoluten oder relativen Risiko – beispielsweise kleine Kinder, gebrechliche alte Patienten, Patienten mit Herz- oder Nierenkrankheiten –, die Dosen müssen dann dementsprechend reduziert werden. Aufgrund der bekannten Toxizitäten kann man annehmen, daß die für einen bestimmten Patienten angenommene in Ioddosis angegebene „erlaubte" obere Grenze verdoppelt werden kann, wenn anstelle eines gewöhnlichen ionischen KM ein nichtionisches benutzt wird. Wenn sie zur Verfügung stehen, können digitale Systeme helfen, denn sie erlauben die Darstellung mit verdünnten KM, wodurch die Gesamtdosis reduziert wird.

7.3 Gibt es Richtlinien für Maximaldosen für Röntgenkontrastmittel zur Myelographie?

I. O. Skalpe

Nach der Einführung des nichtionischen KM Iohexol (Omnipaque) für die Myelographie traten auf das KM zurückzuführende Komplikationen nur noch sehr selten auf. Dennoch sollte man die Dosis so niedrig wie zur Diagnosestellung unbedingt notwendig wählen. Wir mußten eine Höchstdosis von 3 g Iod (z. B. 10 ml/300 mg Iod/ml) nie überschreiten und empfehlen diese als Höchstdosis bei Erwachsenen. Kinder haben bei der Myelographie eine hohe Toleranz für Iohexol. Man sollte bedenken, daß der Subarachnoidalraum bei Kindern relativ größer ist als bei Erwachsenen. Daher benötigen Kinder im Verhältnis zu ihrem KG höhere Dosen als Erwachsene. Wir empfehlen folgende Richtwerte für die Höchstdosen bei Kindern: < 1 Jahr: 5 ml/180 mg Iod/ml, 1–4 Jahre: 5 ml/240 mg Iod/ml, 4–12 Jahre: 8 ml/240 mg Iod/ml. Über 12 Jahren kann die gleiche Dosierung wie bei Erwachsenen benutzt werden.

7.4 Gibt es Richtlinien für Maximaldosen für Röntgenkontrastmittel zur Cholangiographie?

V. Taenzer

Die Funktionsfähigkeit des Hepatozyten begrenzt die biliäre KM-Elimination. Beim Menschen liegt das biliäre Transportmaximum für das Cholegraphikum Iotroxinat (Biliscopin) bei 0,35 mg Iod/min/kg KG. Daraus ist abzuleiten, daß im Gegensatz zur Urographie bei der Cholegraphie Dosiserhöhungen nur in einem sehr begrenzten Bereich bis zur Erreichung des Transportmaximums den erwünschten Effekt einer höheren KM-Konzentration in der Galle haben. Weitere Dosiserhöhungen führen lediglich zu einer heterotopen KM-Ausscheidung über die Nieren. Eine Dosis von 20–30 ml cholegraphischem KM in einer Konzentration von 180 mg/ml (Biliscopin) gilt als die dem biliären Transportmaximum angepaßte maximale KM-Dosis.

7.5 Können die empfohlenen Maximaldosen in Einzelfällen überschritten werden?

P. Dawson

Bei Überlegungen zur dosisabhängigen Toxizität der KM ist es wichtig zu verstehen, daß es 2 verschiedene Aspekte gibt.

1. gibt es Hinweise darauf, daß anaphylaktoide Reaktionen zu einem gewissen Grad dosisabhängig sind [1]. Es ist wahr, daß sie sogar nach s.c.-Injektion einer sehr kleinen Dosis vorkommen können, aber meist scheinen sie in Verbindung mit der intravasalen Injektion von beträchtlichen Volumina aufzutreten [1];
2. gibt es die Frage nach der Toxizität hoher Dosen [2].

Hierbei ist das Problem die Definition von „hochdosiert" und, schwerer noch, die Definition der „erlaubten Maximaldosis". Alles ist natürlich vom Patienten abhängig und auch von dem Zeitraum, in dem die Gesamtdosis verabreicht wird. Was für manchen Patienten eine recht mäßige Dosis darstellt, kann natürlich für einen Patienten mit verminderter kardialer Reserve verhängnisvoll sein. Genauso klar ist, daß mehrere hundert Milliliter eines KM akzeptabel sein können, wenn sie während eines komplizierten Eingriffs im Laufe von 2 oder 3 h verabreicht werden. Auf der anderen Seite ist es nicht vertretbar, diese Menge in einer schnellen i.v. Infusion (< 1 min) zu verabreichen.

Einige allgemeine Richtlinien können gegeben werden:

Patienten mit einem Risiko für das, was man als KM-Überdosierung bezeichnen kann, sind Kleinkinder mit komplizierten angiokardiographischen Untersuchungen sowie ansonsten gesunde Patienten, die sich lange dauernden und komplizierten Eingriffen unterziehen [2]. Zu den Patienten mit einem Risiko für eine relative KM-Überdosierung gehören Patienten mit schlechter kardialer Reserve und schlechter Nierenfunktion [2]. Man sollte, wenn eine absolute oder relative KM-Überdosierung erwartet werden kann, in jedem Fall den niederosmolalen Präparaten im allgemeinen und den nichtionischen KM im besonderen den Vorzug geben [2]. Die Verwendung dieser KM garantiert zwar keine totale Sicherheit, aber Verträglichkeitsuntersuchungen an Tieren scheinen zu zeigen, daß nichtionische KM bei der Gesamtdosis einen Sicherheitsspielraum mit dem Faktor 3 bieten.

Man kann zu dieser Fragestellung keine dogmatischen Aussagen treffen, aber wenn eine Untersuchung notwendig ist und das KM sorgfältig eingesetzt wird, um die Gesamtdosis möglichst niedrig zu halten, dann kann man unter Berücksichtigung der Situation dieses bestimmten Patienten, seines allgemeinen körperlichen Zustands und der Dringlichkeit der diagnostischen und/oder therapeutischen Maßnahme bei seiner Erkrankung die maximal bei einem *konventionellen* KM für erlaubt angesehene Ioddosis bei Einsatz eines nichtionischen KM verdreifachen.

Wenn hohe KM-Dosen benutzt werden, ist jedoch immer die Nierenfunktion zu bedenken. Die Stellung der nichtionischen KM in diesem Zusammenhang ist noch nicht völlig geklärt. Vorsicht ist daher geboten, und die Überwachung der Nierenfunktion nach einer hochdosierten Untersuchung wird empfohlen.

Literatur

1. Ansell G (1987) Radiological contrast media. In: Inman WHW (ed) Monitoring for drug safety, 2nd ed. MTP Press, Lancashire, pp 337–348
2. Dawson P, Hemingway A (1987) Contrast doses in interventional radiology. J Intervent Radiol 2:145–146

7.6 Beeinflußt die Injektionsgeschwindigkeit die Verträglichkeit?

P. Dawson

Wenn ein Arzneimittel in großen Volumina und hohen Dosen injiziert werden soll, wie dies gewöhnlich bei den intravasal angewandten KM der Fall ist, erwartet man instinktiv, daß schnelle Injektionen schlechter verträglich sein müssen als langsame Injektionen. Der Bericht von Shehadi [5] war deshalb überraschend, da er in seiner großen Untersuchungsreihe mit intravasal verabreichten KM eine geringere Inzidenz von Nebenwirkungen bei einer Injektionsdauer von < 2 min als bei einer Injektionsdauer von 3–10 min feststellte. Übrigens stellte er bei der i.v.-Cholangiographie das gegenteilige Ergebnis fest.

Davies et al. [2] beobachteten andererseits eine Zunahme des Wärmegefühls bei schneller Injektion, ansonsten aber keine Unterschiede in der Zahl der Nebenwirkungen im Vergleich mit langsameren Injektionen von mindestens 2 min Dauer.

Tierexperimente mit schneller Injektion hoher KM-Dosen haben eine bedeutende Zunahme der Toxizität gezeigt [1]. Während die LD_{50} von Natriumamidotrizoat bei einem Hund bei langsamer i.v.-Injektion 13,2 g/kg KG betrug, fiel die LD_{50} bei schneller Injektion auf 2,7 g/kg KG ab.

Pfister u. Hutter [4] beobachteten darüber hinaus, daß die Inzidenz von EKG-Veränderungen während einer i.v.-Urographie im Zusammenhang mit der Injektionsgeschwindigkeit stand.

Lorenz [3] hat darauf hingewiesen, daß Medikamente, die eine Histaminausschüttung verursachen (dazu gehören die KM), dies mit höherer Wahrscheinlichkeit tun, wenn sie als schnelle Bolusinjektion gespritzt werden, als bei langsamer Infusion.

Trotz der interessanten Beobachtungen, die Shehadi [5] im Rahmen einer hervorragenden und angesehenen großen Untersuchung machte, scheinen die klinischen und experimentellen Ergebnisse überwiegend zu zeigen, daß schnelle Injektionen weniger empfehlenswert sind als langsame. Der Vorschlag erscheint vernünftig, bei empfindlicheren älteren Patienten oder bei solchen mit bekannter Herzerkrankung eine langsamere und damit sicherere Injektion durchzuführen, wenn dies mit den diagnostischen Erfordernissen vereinbar ist.

Literatur

1. Bernstein EF, Palmer JD, Aaberg TA, Davis RL (1961) Studies on the toxicology of Hypaque-90% following rapid venous injection. Radiology 76:88–95
2. Davies P, Roberts MB, Roylance J (1975) Acute reactions to urographic contrast media. BMJ 2:434–437

3. Lorenz W, Doericke A (1985) Hist-amino libération induite par les produits anésthesique ou leurs solvants: spécifique ou non-spécifique. Ann Fr Anesth Reanim 4:115–123
4. Pfister RC, Hutter AM (1982) Alteration in heart rate and rhythm at urography wit sodium diatrizoate. Acta Radiologica 23:107–110
5. Shehadi WM (1975) Adverse reactions to intravascularly administered contrast media. AJR 124:145–152

7.7 Welche Flüssigkeiten können zum Durchspülen der Katheter empfohlen werden?

P. Dawson

Wenn Blut außerhalb der Blutbahn in Kontakt mit Fremdoberflächen wie Kathetern kommt, wird die Blutgerinnung aktiviert, und es besteht ein Thromboserisiko, wenn ein solches Gerinnsel in den Patienten zurückinjiziert wird. Katheter müssen daher häufig durchgespült werden, und dies ist vielleicht der wichtigste Aspekt der Angiographietechnik [3]. Zu diesem Zweck kann jede physiologisch akzeptable Lösung verwendet werden wie Aqua ad injectionem, physiologische Kochsalzlösung, heparinisierte physiologische Kochsalzlösung oder KM. In der Vergangenheit wurden manchmal die KM selbst wegen ihrer bekannten gerinnungshemmenden Wirkung als Spüllösungen empfohlen [4]. Dieses Gebiet geriet in der letzten Zeit in Verwirrung, und die Radiologen wurden durch die Diskussion um die hämatologischen Eigenschaften der nichtionischen KM verun-

sichert [2, 6]. Es wurde die Ansicht geäußert, diese Präparate wirkten irgendwie gerinnungsfördernd. Es gibt allerdings keine Grundlage für diese Annahme, und alle Hinweise deuten darauf hin, daß sie wie ihre ionischen Verwandten nur gerinnungshemmend wirken [1]. Sie sind lediglich schwächer gerinnungshemmend als die ionischen KM und daher in dieser Funktion weniger wirksam. Wenn man dies weiß, gibt es aber keinen Grund, warum sie nicht als Spülflüssigkeiten benutzt werden sollten.

Die meisten Radiologen benutzen anscheinend heparinisierte physiologische Kochsalzlösung mit Heparinkonzentrationen im Bereich zwischen 1 und 10 I.E./ml. Es scheint keine Untersuchung zu geben, die diese Art der Anwendung der Heparinisierung unterstützt, obwohl sie natürlich keineswegs unvernünftig erscheint. Viele Experten empfehlen die systemische Heparinisierung der Patienten vor einer angiographischen Untersuchung, aber auch hierüber besteht keine Einigkeit, außer vielleicht im Zusammenhang mit der Koronarangioplastie. Es wurde keine kontrollierte Untersuchung durchgeführt, um ihre Wirksamkeit zu demonstrieren.

Es wurde gezeigt, daß zumindest bei Kathetern mit mehreren Öffnungen an der Seite und am Ende der Spüldruck ebenso wichtig wie die Spüllösung ist. Bei niedrigem Druck spült man die seitlichen Öffnungen durch und in der Tat manchmal nur die proximaleren seitlichen Öffnungen. Ein höherer Druck wird benötigt, um die Endöffnung zu spülen und eine Thrombusbildung an dieser Stelle zu verhindern [3].

Der Autor glaubt, daß häufiges und kräftiges Spülen des Katheters bedeutend wichtiger als die Beschaffenheit der Spülflüssigkeit ist und daß dies der kritische Punkt der Angiographietechnik ist [3].

Literatur

1. Dawson P et al (1986) Contrast, coagulation and fibrinolysis. Invest Radiol 21:248–252
2. Dawson P (1988) Non-ionic contrast agents and coagulation. Invest Radiol 23:310–317
3. Dawson P, Strickland NS (1991) Thromboembolic phenomena in clinical angiography: role of materials and technique. JVIR (in press)
4. Hawkins IF, Herbeth (1974) Contrast material used as a catheter flushing agent: a method to reduce clot formation during angiography. Radiology 110:351–352
5. Miller DL (1989) Heparin in angiography: current patterns of use. Radiology 172:1007–1011
6. Robertson HJF (1987) Blood clot formation in angiographic syringes containing non-ionic contrast media. Radiology 162:621–622

KAPITEL 8

Nebenwirkungen und ihre Pathomechanismen

8.1 Welche Nebenwirkungen können nach Kontrastmittelgabe auftreten?

R. G. Grainger

Das ideale RKM sollte keine Nebenwirkungen hervorrufen, und der Patient sollte nicht merken, daß eine i.v.- oder i.a.-Injektion verabreicht wurde. Kein bisher entwickeltes KM hat dieses Ziel erreicht, aber die niederosmolaren KM haben sowohl für i.v.- als auch i.a.-Injektionen in dieser Beziehung deutliche Fortschritte gemacht.

Nebenwirkungen können auf der Hyperosmolalität des KM beruhen und dementsprechend konzentrations- und dosisabhängig sein, oder sie können unbekannter Ursache sein – i. allg. beschrieben als anaphylaktoid, da sie echten anaphylaktischen Reaktionen ähneln. Diese anaphylaktoiden Reaktionen sind weder osmolar- noch dosisabhängig, und es wurde über Todesfälle nach Testdosen von nur 1 ml berichtet.

Nebenwirkungen können sofort während der Injektion auftreten, meist ist die Reaktion aber um einige Minuten verzögert. Etwa 60 % der Frühreaktionen beginnen innerhalb von 5 min nach der Injektion; weitere 30 % setzen innerhalb der nächsten 10–20 min ein. Der Patient darf daher mindestens in diesem Zeitraum nicht unbeaufsichtigt gelassen werden.

Intravenöse Injektion

Es besteht keine Einigkeit darüber, was als Nebenwirkung zu bezeichnen ist. Ein Flush z. B. ist eine physiologische Folge einer Injektion eines großen Volumens einer sehr hochosmolaren Lösung, z. B. 50–100 ml hochosmolares KM mit 300 mg Iod/ml, das die 5fache physiologische Osmolalität hat.

Diese Nebenwirkungen von i.v.-Injektionen sind jedoch nicht nur von der Osmolalität abhängig, denn Ioxaglinsäure (die die niedrigste Osmolalität der heutigen niederosmolaren KM hat, aber ionisch ist) ruft nach i.v.-Injektion mehr Nebenwirkungen hervor als nichtionische KM, aber weniger Nebenwirkungen als ionische hochosmolare KM. Es könnte sein, daß die Ionenbildung neben der Osmolalität ein Faktor bei der Auslösung der Nebenwirkungen nach i.v.-Injektionen darstellt (besonders bei Übelkeit, Erbrechen, leichten Hautreaktionen).

Die häufigeren Nebenwirkungen der RKM sind in absteigender Reihenfolge:

1. Hitzegefühl und Flush im Gesicht, am Hals und äußeren Genitale,

2. Juckreiz, leichter Ausschlag und Urtikaria,
3. Übelkeit, Erbrechen, Geschmacksstörungen, Niesen,
4. ein allgemeines Angstgefühl des Patienten,
5. Husten und Dyspnoe,
6. Schmerzen an der Injektionsstelle, die manchmal entlang der Vene nach proximal fortgeleitet werden.

Die Inzidenz dieser leichten Beschwerden ist häufiger (bis zu 10–20 %) bei hochosmolaren KM als bei niederosmolaren KM (2–4%) und abhängig vom Volumen, der Hypertonizität des KM, der Reaktionsbereitschaft und Angst des Patienten und davon, ob ein Flush bereits als Nebenwirkung eingestuft wird oder nicht.

Viele i.v.-Injektionen von niederosmolaren KM verursachen keine Beschwerden oder Nebenwirkungen, und der Patient merkt manchmal nicht, daß etwas gespritzt wurde.

Mittelschwere Nebenwirkungen

Hierbei handelt es sich um stärkere Ausprägungen der genannten Symptome, besonders von Urtikaria, Erbrechen, Dyspnoe und Angst. Ein Bronchospasmus mit zunehmender Luftnot und eine mäßige Hypotonie können auftreten, und der Patient kann unruhig werden oder sich ängstlich fühlen. Die Inzidenz dieser mittelschweren Reaktionen beträgt etwa 0,5–1,0 % für die hochosmolaren KM und wahrscheinlich 1/4 dieser Werte für die niederosmolaren KM.

Schwere Nebenwirkungen

Diese Reaktionen sind meist ernste Formen der erwähnten leichten bis mittelschweren Nebenerscheinungen, besonders von Dyspnoe, Bronchospasmus, Hypotonie und Angst. Manchmal treten außerdem unkontrollierbare Unruhe, Angioödem der Glottis, ein- oder mehrere Grand-mal-Anfälle sowie Bewußtseinsstörungen auf. Der Bronchospasmus kann heftig werden, und die Atemwege können durch schwere Kehlkopf- und Halsödeme bedroht sein. Ein Herz-Kreislauf-Versagen mit Lungenödem, schwerer Hypotonie, Schock mit vermindertem kardiovenösem Rückstrom, Arrhythmien und möglichem Herzstillstand kann sich plötzlich entwickeln.

Eine kardiopulmonale Reanimation ist unbedingt erforderlich. Dies verlangt ein gut organisiertes und geübtes Vorgehen, einen sofort verfügbaren Notfallwagen mit Defibrillator und kompetente medizinische Assistenz einschließlich eines erfahrenen Anästhesisten. Die Inzidenz dieser schweren Reaktionen beträgt bis zo 0,2 % der Injektionen bei den hochosmolaren und bis zu 0,04 % bei den niederosmolaren KM.

Tod

Bei einigen Patienten können die schweren Nebenwirkungen außergewöhnlich stark ausgeprägt sein, daß sie auch nicht auf die intensivste, fachmännische und sofortige Wiederbelebung ansprechen. Die häufigsten Todesursachen sind Herz-Kreislauf-Versagen, Lungenödem, tiefes Koma, therapieresistenter Bronchospasmus und Verschluß der Atemwege.

Bei vereinzelten Patienten kann kurz nach der Injektion plötzlich der Tod eintreten, wahrscheinlich aufgrund eines kardiogenen Schocks und einer Arrhythmie, aber ohne Prodromalsymptome.

Die Mortalität infolge von i.v.-KM-Injektionen ist nicht genau bekannt, und retrospektive Analysen großer Serien liefern Mortalitätszahlen zwischen 1 : 15 000 und 1 : 170 000 für hochosmolare KM.

Mortalitätsdaten von 1 : 40 000 bis 1 : 80 000 sind wahrscheinlich.

Es ist nicht sicher, ob diese Zahlen für niederosmolare KM signifikant niedriger sind, aber es erscheint wahrscheinlich, daß bei Injektion dieser neuen Präparate die Mortalität um den Faktor 2 oder mehr gesunken ist.

Intraarterielle Injektionen

Alle genannten Nebenwirkungen können auch nach i.a.-Injektion auftreten. Die Inzidenz ist vielleicht, verglichen mit der i.v.-Injektion des gleichen Produkts, um den Faktor 2 oder 3 niedriger.

Periphere i.a.-Injektionen (Karotis, A. vertebralis oder Extremitätenarterien) von KM mit Osmolalitäten über 600 mmol/kg Wasser führen immer zu einem Hitzegefühl und Flush, manchmal mit schweren Schmerzen im Versorgungsgebiet der betroffenen Arterie. Diese Beschwerden sind definitiv abhängig von der Osmolarität und in Häufigkeit und Schwere deutlich reduziert, wenn verdünnte hochosmolare KM

(zur digitalen Darstellung) oder niederosmolare KM gespritzt werden. Injektionen von RKM in die Aorta können zu starkem Flush, Kopfschmerzen, Vasodilatation und Hypotonie führen, die bei hochosmolaren KM häufiger und schwerer sind als bei niederosmolaren. Die Injektion in eine Pulmonalarterie kann Husten, Unwohlgefühl im Brustbereich und Dyspnoe, wiederum schwerer ausgeprägt bei Injektionen hochosmolarer KM, auslösen. Die Injektion in Gefäße der Bauchorgane führt normalerweise weder mit hoch- noch mit niederosmolaren KM zu Beschwerden.

Es ist zu empfehlen, die Patienten vor einer KM-Injektion über möglicherweise hinterher auftretende Beschwerden zu informieren. Sie sollten dahingehend beruhigt werden, daß die Symptome zwar unangenehm, aber nur befristet sind und selten einer Behandlung bedürfen.

8.2 Erfordern spät auftretende Kontrastmittelreaktionen eine längere Überwachung der Patienten?

P. Davies

Definition der spätauftretenden Nebenwirkungen

Als spät auftretende Reaktionen wurden Nebenwirkungen definiert, die auftreten, nachdem der Patient die Röntgenabteilung verlassen hat [4]. Die Zeit, die nach der Injektion in der Röntgenabteilung verbracht wird, ist recht variabel. Außerdem gibt es mehrere Arten von Spätreaktionen:

1. Venenprobleme – Thrombosen und Hautnekrosen
2. Ausschläge,
3. das „grippeartige" Syndrom,
4. Parotitis,
5. Herzsyndrome – Verschlechterung einer Herzinsuffizienz und Herzstillstand.

Der Eintrittszeitpunkt akuter Reaktionen

Akutreaktionen sind natürlich Reaktionen, die auftreten, während sich der Patient noch unter Überwachung in der Röntgenabteilung befindet. Akute Todesfälle und schwere lebensbedrohliche Reaktionen gegen ionische (hochosmolare) KM treten normalerweise früh, meist innerhalb von 15 min auf. Etwa 10 % entwickeln sich aber erst nach dieser Zeit, manche erst nach über 60 min [7].

Etwa 2/3 solcher Reaktionen treten innerhalb von 5 min nach der Injektion auf, so daß die Überwachung der Patienten in der Anfangsphase am wichtigsten ist. Der Autor bleibt bei der Durchführung einer Urographie im Untersuchungsraum und spricht mit dem Patienten, bis er (etwa nach 7 min) vom Röntgenassistenten zur Ansicht der 5-min-Aufnahme gerufen wird, was eine natürliche Unterbrechung darstellt. Nach einer kurzen Inspektion zur Überprüfung der komprimierenden Bauchbinde (falls benutzt) wird die weitere Überwachung den Röntgenassistenten überlassen.

Manche Patienten können einen Herzstillstand erleiden. Dies kann jederzeit eintreten. In solchen Fällen ist es schwierig festzustellen, ob der Zwischenfall wirklich auf die Injektion zurückzuführen war. Es wurden auch Fälle beschrieben, in denen der Herzstillstand unmittelbar vor der Injektion auftrat [5].

Sind Spätreaktionen schwer oder tödlich?

In keiner der Nottingham-Studien wurde über spät auftretende Todesfälle berichtet, und dem Autor sind keine Untersuchungen bekannt, die darauf hinweisen würden, daß verzögerte lebensbedrohliche Reaktionen vorkommen.

In der Bristol-Studie [2] war die wichtigste schwere Reaktion eine Verschlechterung oder Auslösung einer Herzinsuffizienz bei Patienten in der Erholungsphase nach einem Herzinfarkt. Es wurde festgestellt, daß Todesfälle bei Patienten mit Herzerkrankungen eher später als 5 min nach der KM-Injektion auftreten [5]. Nach 1 h ist es schwer, sicher zu sagen, ob der Tod eine Folge der KM-Gabe war [4].

Manche Patienten erleiden eine konstitutionelle Schwächung, die sie sicher als schwer genug empfinden, um im Bett zu bleiben.

Paravasate hochosmolarer KM führten manchmal zu späten Hautnekrosen, die in Einzelfällen Hauttransplantationen erforderten.

Stellen sie einen Risikofaktor dar?

Im Gegensatz zu den akut auftretenden Exanthemen scheinen die verzögert auftretenden Hauterscheinungen durch Provokation reproduzierbar zu sein. Es gibt aber keine große Untersuchungsreihe, um diese Beobachtung zu überprüfen. Wenn ein Hautausschlag auftritt, gleicht er der Reaktion bei einer früheren Gelegenheit. Akute Exantheme sagen keine verzögert auftretenden voraus und sind nach Provokation nur in 1/3 der Fälle erneut zu beobachten [6].

Das Herzversagen kann vermieden werden, wenn man die Untersuchung von Patienten nach einem Herzinfarkt so lange meidet, bis sich ihr Zustand stabilisiert hat. Eine frühere Herzerkrankung stellte in der Nottingham-Studie keinen Risikofaktor dar [3].

Schlußfolgerung

Die sorgfältige Auswahl der Patienten für KM-Untersuchungen ist wichtig. Spätreaktionen lassen sich nicht voraussagen oder durch Überwachung vermeiden. Eine kontinuierliche Überwachung zur Erfassung von Akutreaktionen ist am wichtigsten in den ersten 5 min nach der Injektion.

Literatur

1. Davies P, Roberts MB, Roylance J (1975) Acute reactions to urographic contrast media. BMJ 1:434–437
2. McCullogh M, Davies P, Richardson RE (1989) A large trial of intravenous Conray 325 and Niopam 300 to assess immediate and delayed reaction. Br Radiol 62:260–265
3. Panto P, Davies P (1986) Delayed reactions to urographic contrast media. Br J Radiol 59:41–44
4. Pendergrass HP, Tondreau RL, Pendergrass EP, Ritchie DJ, Hildreth EA, Askovitz SI (1958) Reactions associated with intravenous urography: historical and statistical review. Radiology 71:1–12
5. Witten DM, Hirsch FD, Hartman GW (1973) Acute reactions to urographic contrast medium. AJR 119:832–840
6. Wolfram R, Dehouve A, Degand F, Wattez E, Lange R, Crehalet A (1965) Les accidents graves par injection intraveineuse de substances iodees pour urographie. J Electrologie 47:346–357

8.3 Treten Spätreaktionen nach der Applikation nichtionischer Kontrastmittel häufiger auf?

P. Davies

Die Nullhypothese besagt, daß es zwischen den KM keinen Unterschied gibt, und diese Nullhypothese muß sich als falsch erweisen, um Aussagen über eine unterschiedliche Sicherheit machen zu können.

Venenprobleme sind sicher beim Einsatz niederosmolarer KM seltener, aber etwa 10 % der Patienten berichten nach der Injektion eines niederosmolaren Mittels über Schmerzen im Arm [2].

Herzversagen sollte aufgrund der niedrigeren Osmolalität seltener sein, aber keine Untersuchung hat dies bewiesen, und manche Herzprobleme treten bereits auf, wenn noch keine Injektion gegeben wurde [3]. Ebenso sind die Schmerzen nach paravasaler Injektion geringer und Hautnekrosen sollten daher seltener auftreten.

McCullough et al. [2] berichten, daß unter nichtionischen KM Exantheme und Parotitis häufiger waren. Dies erschien im Prinzip unwahrscheinlich, und nachdem mehr Fälle untersucht waren, zeigten die kombinierten Ergebnisse von Davies [1], daß es keinen statistisch signifikanten Unterschied in der Inzidenz von Exanthemen zwischen den beiden KM-Gruppen gab. Parotitiden sind jedoch vielleicht nach Gabe von niederosmolaren KM häufiger.

Also sind manche Reaktionen seltener, andere haben die gleiche Häufigkeit in beiden KM-Gruppen, und es sind sehr hohe Patientenzahlen in kontrollierten Untersuchungen notwendig, um Fragen zur Verträglichkeit zu beantworten [2].

Literatur

1. Davies P (1989) Abstracts of the International Congress of Radiology, Paris. Abstract 2173, p 344
2. McCullogh M, Davies P, Richardson RE (1989) A large trial of intravenous Conray 325 and Niopam 300 to assess immediate and delayed reactions. Br J Radiol 62:260–265
3. Pendergrass HP, Tondreau RL, Pendergrass EP, Ritchie DJ, Hildreth EA, Askovitz SI (1958) Reactions associated with intravenous urography: historical and statistical review. Radiology 71:1–12

8.4 Welche Mediatoren sind an den anaphylaktoiden Reaktionen auf iodierte Kontrastmittel beteiligt?

P. Dawson

Die Mechanismen schwerer anaphylaktoider Reaktionen auf iodierte KM sind noch unklar. Es setzt sich die Ansicht durch, daß eine klassische Anaphylaxie mit Beteiligung von IgE-Antikörpern hierbei nicht vorliegt, aber hierzu sollte man Kap. 8.6 und 8.7 lesen.

Es ist bekannt, daß KM das Komplementsystem aktivieren können; unsicher ist nur, auf welchem Weg dies geschieht. Die Rolle dieser Reaktion ist sicher noch nicht bewiesen, denn sie scheint in manchen Untersuchungen ziemlich regelmäßig in vivo und in vitro aufzutreten.

Histamin wurde lange als Hauptmediator der schweren KM-Reaktionen angesehen. Es kann über direkte nichtimmunologische Mechanismen aus den Mastzellen freigesetzt werden. Die KM können dies sicher tun, aber das Problem ist wiederum, daß man bei Patienten, die KM erhalten, eine solche Histaminausschüttung regelmäßig findet und bei Patienten, die schwere Reaktionen erleben, nicht mit signifikant höheren Spiegeln. Es ist jedoch schwierig, sich von der Vorstellung dieser Rolle des Histamins zu lösen, da es wenigstens 4 Hauptveränderungen hervorrufen kann, die schwere Reaktionen charakterisieren:: Bronchospasmus, Ödeme, Urtikaria und Hypotonie.

Bradykinin kann die gleichen Reaktionen hervorrufen wie Histamin, ist aber auf molarer Ebene bedeutend stärker als Histamin. Eine Erhöhung der Plasmabradykininspiegel wurde bei Patienten nach KM-Injektionen in der Klinik beobachtet. Die Bildung von Bradykinin umfaßt eine komplexe Serie proteolytischer Schritte, die mit der Aktivierung von Faktor XII beginnt, der zufällig den Initialschritt in der Aktivierung des Gerinnungs-/Kontakt-Systems darstellt. Diese Initiation kann aufgrund einer Endothelschädigung durch KM (ausgeprägter bei hochosmolaren KM) oder vielleicht durch direkte Kontaktaktivierung durch die Präparate selbst stattfinden.

Interessant ist auch die Fähigkeit des Bradykinins, eine Immobilisation von Arachidonsäure hervorzurufen und so eine Basis für die Produktion von Leukotrienen und Prostaglandinen zu bieten. Man nimmt in der Tat an, daß diese bei anaphylaktischen und anaphylaktoiden Reaktionen i. allg. zumindest eine gewisse Rolle spielen.

1 klinische Studie im Zusammenhang mit i.v.-Injektionen zeigte keinen signifikanten Anstieg der Spiegel des Leukotriens C_4, aber andere Untersuchungen mit verschiedenen KM haben signifikante Zunahmen von PG_{12}, Thromboxan A_2, aber keine Veränderungen von thromboxan B_2 gezeigt. Diese Beobachtungen legen sicher nahe, daß manche KM das Gefäßendothel stimulieren können und vielleicht die weißen Blutzellen zu einer Freisetzung von Prostazyklin anregen.

Es muß betont werden, daß wegen der Schwierigkeit des Fachgebiets zu wenig Untersuchungen existieren und daß die Rollen der einzelnen Mediatoren und ihr Zusam-

menspiel nicht dogmatisch erklärt werden können.

8.5 Welche Kontrastmittelnebenwirkungen sind dosisabhängig und welche nicht?

H. Katayama

Die Nebenwirkungen können in 2 Gruppen eingeteilt werden: physikochemische Reaktionen und Idiosynkrasien [1].

Die physikochemischen Reaktionen sind direkt dosisabhängig und in 1. Linie eine Folge der Hypertonizität und Viskosität der KM.

Idiosynkrasie wird als nicht dosisabhängig angesehen und kann nach sog. Kleinstdosen von < 1 ml KM auftreten. Die klinischen Symptome sind in Tabelle 8.5.1 dargestellt.

Es ist behauptet worden, daß die Inzidenz der Reaktionen nach Infu-

Tabelle 8.5.1. Kontrastmittelinduzierte Nebenwirkungen

Physikochemische Reaktionen (dosisabhängig)	Idiosynkrasien (nicht-dosisabhängig)
Hitzegefühl	lebensbedrohlich oder tödlich:
Gefäßschmerz	Schwere Hypotonie
Hypervolämie	Bewußtlosigkeit
Endothelschaden	Krämpfe
Erythrozytenschäden	Lungenödem
Abnahme der Nierenleistung	Urtikaria
Arrhythmie	Kehlkopfödem
Lähmungen und Krämpfe	Bronchospasmus
Gerinnungsstörung	Herzstillstand

Tabelle 8.5.2. Prävalenz dosisabhängiger Nebenwirkungen

Dosis (ml)	Fälle mit ionischem KM		Fälle mit nichtionischem KM	
	Gesamtzahl	Zahl der ADR	Gesamtzahl	Zahl der ADR
<20	4 139	916 (22,13)	8 401	334 (3,98)
21–40	17 286	3 235 (18,71)	13 585	652 (4,80)
41–60	11 135	1 824 (16,38)	7 940	411 (5,18)
61–80	3 684	736 (19,98)	4 994	247 (4,95)
81–100	103 231	11 681 (11,32)	120 792	3 024 (2,50)
>101	29 488	2 920 (9,90)	12 344	564 (4,57)
keine Angaben	321	... ...	307	... ...

Anmerkung – %-Angaben in Klammern

sionspyelographien nicht höher sei als nach konventioneller Pyelographie. Die Ergebnisse von Ansell [2, 3] unterstützen diese Behauptung nicht. Die Inzidenz der Reaktionen scheint hier bei Infusionspyelographien mindestens 3mal so hoch zu sein. Nach Ansell [2, 3], der die Grenze bei 20 g Iod zog, gab es unterhalb dieser Dosierung weniger Fälle mit schweren Reaktionen. Die meisten davon betrafen Patienten mit Herzerkrankungen oder Allergien in der Anamnese.

Aus Katayamas Untersuchung [4] geht hervor, daß nach Gabe ionischer KM die niedrigste Nebenwirkungsrate in der Patientengruppe zu beobachten war, die mehr als 80 ml erhielten. Nach Gabe nichtionischer KM war dies in dem mit 81–100 ml untersuchten Patientenkollektiv der Fall (Tabelle 8.5.2).

Es besteht Einigkeit darüber, daß es dosisabhängige Nebenwirkungen gibt, aber auch die Injektionsgeschwindig ist ein Faktor, der eindeutig einen Einfluß auf das Auftreten von Nebenwirkungen hat.

Literatur

1. Ansell G et al (1980) The current status of reactions to i. v. CM. Invest Radiol [Suppl]:32–39
2. Ansell G (1970) Adverse reactions to CA. Invest Radiol 6:374–384
3. Committee on Drugs of the American College of Radiology (1977) Prevention and management of adverse reactions to intravascular contrast media. American College of Radiology, Chicago, pp 1–3
4. Katayama H et al (1990) Adverse reaction to ionic and non-ionic CM. Radiology 175:621–628

8.6 Sind Antikörper gegen Röntgenkontrastmittel bekannt?

R. C. Brasch

Einer der Mechanismen, die für die KM-Toxizität vorgeschlagen werden, ist die Allergie. Zu dieser Theorie gehört die Annahme, daß beim Menschen gegen KM-Moleküle reagierende Antikörper vorkommen, die zwar entweder von Natur aus vorhanden oder durch einen früheren Kontakt mit dem

KM selbst oder strukturell-ähnlichen Molekülen induziert sind. Es ist möglich und bei Atopikern bekannt, daß Antikörper gegen eine Chemikalie induziert werden, die mit einer anderen Chemikalie kreuzreagieren; z. B. können durch Penizillin induzierte Antikörper eine allergische Reaktion nach einer Zephalosporingabe auslösen.

Es können nur wenig Zweifel daran bestehen, daß Antikörper gegen KM beim Menschen existieren. Harboe et al. [3] erlebten 1976 bei einem Patienten einen plötzlichen Todesfall, der durch die Interaktion von IgM-Antikörpern und Ioglykamid verursacht wurde. In diesem erstaunlichen Fall handelte es sich bei dem Antikörper um ein Paraprotein, das in sehr hohen Konzentrationen vorlag; und nach KM-Injektion bildeten sich gelatinöse Präzipitate in der Armvene, im rechten Herzen und den Lungengefäßen. In der Folge berichtete Bauer [1] über eine eingehende immunologische Charakterisierung dieses Anti-KM-Antikörpers.

Über weitere Patienten, die schwere KM-Reaktionen mit nachgewiesener Antikörperaktivität gegen das auslösende KM erlitten, wurde von Kleinknecht et al. [4] (Induktion von Dyspnoe, Bronchospasmus, Lungenödem und Nierenversagen durch Iothalamat) sowie von Wakkers-Garritsen et al. [5] (Dyspnoe, Kreislaufkollaps und Bewußtlosigkeit) berichtet. Auch ein Bericht unseres Labors spricht für das Vorkommen von Antikörpern gegen KM. In dieser Untersuchung war die Antikörperbindungsaktivität (Farr-Radioimmunoassay) in den Seren von 24 reagierenden Patienten signifikant erhöht gegenüber den Testergebnissen bei nichtreagierenden Kontrollpatienten.

Die wichtigsten unbeantworteten Fragen sind z. Z.:
1. Welche der Patienten, die schwere KM-Reaktionen erleiden, haben Antikörper gegen KM?
2. Welches ist das beste Testsystem, um die potentiell reagierenden Patienten zu ermitteln?

Literatur

1. Bauer K (1978) Antigen-antibody like reaction of ioglycamide with an IgM paraprotein in vivo and in vitro. In: Zeitler E (Hrsg.) Neue Aspekte des Kontrastmittel-Zwischenfalls. Schering, Berlin, pp 71–78
2. Brasch RC, Caldwell JL (1976) The allergic theory of radiocontrast agent toxicity: demonstration of antibody activity in sera of patients suffering major radiocontrast agent reactions. Invest Radiol 11:347–356
3. Harboe M, Folling I, Haugen OA, Bauer K (1976) Sudden death caused by interaction between a macroglobulin and a divalent drug. Lancet 79/80:285–288
4. Kleinknecht D, Deloux J, Homberg JC (1974) Acute renal failure after intravenous urography: detection of antibodies against contrast media: Clin Nephrol 2:116
5. Wakkers-Garritsen BG, Houwerziji J, Nater JP, Wakkers PJM (1976) IgE-mediated adverse reactivity to a radiographic contrast medium-case report. Ann Allergy 36:122

8.7 Gibt es Allergien gegen Kontrastmittel?

R. C. Brasch

Eine beträchtliche Anzahl von Hinweisen wurden gesammelt, die darauf hindeuten, daß bestimmte Patienten antikörpervermittelte Sofortreaktionen gegen iodierte KM erleiden. Die KM-Reaktionen ähneln klinisch den bekannten allergischen Symptomen wie Urtikaria, Bronchospasmus, Kehlkopfödem, Schwellungen im Gesicht und Kreislaufkollaps. Praktisch jede große epidemiologische Untersuchung zeigte unter Allergikern, besonders Asthmatikern, eine ungewöhnlich hohe Inzidenz von KM-Reaktionen. Weiter wird die Allergiehypothese durch die Tatsache gestützt, daß durch an Trägerproteine gebundene KM bei Kaninchen [2] und Meerschweinchen [1] erfolgreich Antikörper (IgG und IgE) induziert wurden. Darüber hinaus korreliert der Grad der spontanen Proteinbindung bei den einzelnen KM direkt mit der Häufigkeit der KM-Reaktionen. Meerschweinchen, bei denen die Bildung von Antikörpern gegen KM induziert wurde, starben bei Provokation mit iodierten KM durch Anaphylaxie [1]. In Kapitel 8.6 werden spezifische Fälle von Patienten mit schweren Reaktionen beschrieben, bei denen spezifische Antikörper gegen KM nachgewiesen wurden. Diese Antikörper können natürlich auftreten (ohne vorherigen Kontakt mit dem spezifischen Allergen), oder sie können durch einen früheren Kontakt mit dem KM selbst oder strukturähnlichen Molekülen ausgelöst werden. Wir alle haben Kontakt mit halogenierten Benzolringen (Grundbausteine der KM) gehabt, und eine solche Exposition kann bei Atopikern eine Antikörperbildung auslösen.

Zu den gegenwärtigen wissenschaftlichen Herausforderungen gehört die Entwicklung eines hochempfindlichen und spezifischen Immunoassays für Antikörper gegen KM. Dieser wird vielleicht die Identifizierung der allergischen Personen vor einer Exposition erlauben, und er könnte zeigen, welches der verschiedenen KM gefahrlos ohne Antikörperreaktion verabreicht werden kann. Nicht alle Nebenwirkungen der KM müssen allergischer Natur sein; bei verschiedenen Patienten können unterschiedliche Mechanismen ablaufen.

Literatur

1. Brasch RC (1980) Evidence supporting an antibody mediation of contrast media reactions. Invest Radiol 15 [Suppl]:29–31
2. Brasch RC, Caldwell JL, Fudenberg HH (1976) Antibodies to radiographic contrast agents: induction and characterization of rabbit antibody. Invest Radiol 11:1–9

8.8 Läßt sich eine Sensibilisierung aufgrund häufiger Kontrastmittelgaben beobachten?

R. C. Brasch

Die großen epidemiologischen Untersuchungen über die Nebenwirkungen iodierter KM haben i. allg. keine Zunahme der Reaktionshäufigkeit in Abhängigkeit von einem früheren Kontakt mit KM ergeben. Sandstrom [2] berichtete über seine Erfahrungen mit über 7000 Patienten, von denen einige bis zu 7 vorangegangene KM-Untersuchungen gehabt hatten, und stellte keinen Zusammenhang zwischen der Zahl der Kontakte und dem Auftreten von Reaktionen fest. Vor kürzerer Zeit berichteten Katayama et al. [1] über Beobachtungen an 337 647 Patienten, die entweder ionische oder niederosmolare nichtionische KM erhielten. Die Quote der Nebenwirkungen lag bei den nichtionischen KM signifikant niedriger. Es bestand jedoch bei Patienten, die bereits zuvor Kontakt mit KM gehabt hatten (6,9%), keine Zunahme der Reaktionsbereitschaft im Vergleich mit Patienten, die noch nie KM erhalten hatten (8,6%). Natürlich schließen diese epidemiologischen Berichte nicht völlig die Möglichkeit aus, daß ein bestimmter Patient durch KM sensibilisiert wird. Es sollte beachtet werden, daß KM aufgrund ihrer schnellen Ausscheidung über die glomeruläre Filtration nur relativ kurze Zeit im Körper verbleiben und daß hierdurch eine längere Exposition verhindert wird, die vielleicht zur Auslösung einer immunologischen Reaktion notwendig ist. Wie in Kap. 8.7 erwähnt, können Patienten durch einen früheren Kontakt mit Chemikalien, die den KM strukturell ähneln, z. B. jeden halogenierten Benzolring, sensibilisiert werden und derart induzierte Antikörper können kreuzreagieren, wenn KM zugeführt werden.

Literatur

1. Katayama H, Yamaguchi K, Kosuka T, Takashima T, Seez P, Matsuura K (1990) Adverse reactions to ionic and nonionic contrast media. A report from the Japanese Committee on the Safety of contrast Media. Radiology 175:621–628
2. Sandstrom C (1955) Secondary reactions from contrast media and the allergy concept. Acta Radiol [Diagn] (Stockh) 44:233

8.9 Kann man nach einer Myelographie mit nichtionischen Kontrastmitteln die Auslösung einer Epilepsie oder einer Arachnoiditis beobachten?

I. O. Skalpe

Verglichen mit ionischen KM waren die krampfinduzierende Wirkung und die Häufigkeit der postmyelographisch auftretenden Arachnoitiden unter Metrizamid (Amipaque) sehr gering. Mit der Einführung von Iohexol (Omnipaque) scheinen diese Probleme praktisch beseitigt zu sein. So haben wir in unserer mehr als 6jährigen Erfahrung mit Iohexol zur Myelographie bei mehr als 1500 Untersuchungen weder einen epileptischen Anfall noch einen Fall von Arachnoiditis nach einer Myelographie gesehen.

8.10 Sind Kontrastmittel dialysierbar?

J. E. Scherberich

Kontrastmittel sind normalerweise, abhängig von ihrer Proteinbindung und ihrer räumlichen Verteilung, gut dialysierbar. Die Dialyserate konventioneller KM liegt in der Größenordnung von 55 ml/min bei einem Blutfluß von ca. 200 ml/min, wenn Dialysegeräte mit Kupfermembranen benutzt werden. Bei Dialysepatienten werden jedoch trotz regelmäßiger Hämodialyse noch 7 Tage nach KM-Gabe signifikante KM-Konzentrationen im Blut gemessen. Dies ist die Folge der Rückverteilung von KM aus dem Extravasalraum. Wenn KM im Rahmen von diagnostischen oder therapeutischen Maßnahmen Dialysepatienten verabreicht werden, muß dies vor einer geplanten Dialyse geschehen, oder die Dialyse muß innerhalb von 3 h folgen.

KAPITEL 9

Der klinische Einsatz iodierter Kontrastmittel zur Darstellung von Gefäßen, Organen und Organsystemen

9.1 Zerebrale Angiographie

I. O. Skalpe

Nach der Einführung einer Reihe nichtinvasiver Darstellungsmethoden (CT, MRT, Dopplersonographie) verminderten sich die Indikationen für zerebrale Angiographien in den letzten 20 Jahren deutlich. In der Folge nahm die Zahl dieser Untersuchungen deutlich ab, in manchen Zentren um mehr als 50%.

So sind Angiographien gewöhnlich weder bei Kopfverletzungen noch bei Hirntumoren indiziert, 2 wichtige Indikationen der zerebralen Angiographie in der Vor-CT-Ära. Man kann eine Fortsetzung dieser Entwicklung erwarten, da die MR-Angiographie den Bedarf für konventionelle zerebrale Angiographien weiter vermindert.

Die wichtigsten Indikationen für die Arteriographie von Gefäßen im Kopfbereich sind heute Erkrankungen der Hirngefäße:
1. degenerative Veränderungen (Arteriosklerose),
2. Arteriitis,
3. Aneurysmen und
4. arteriovenöse Mißbildungen.

Diese Indikationen werden in absehbarer Zukunft auch bleiben. Ein Grund dafür ist der bemerkenswerte Fortschritt der endovaskulären Behandlung dieser Läsionen in den letzten Jahren.

Technik

Die Untersuchung wird gewöhnlich über einen transfemoralen Zugang unter Lokalanästhesie durchgeführt. Nach Punktion der A. femoralis und Einführung eines Führungsdrahts wird ein vorgebogener Katheter vorgeschoben. Selektive Injektionen werden dann in beiden Karotiden und der linken A. vertebralis vorgenommen. Wir beginnen bei Patienten mit Arteriosklerose die Untersuchung immer mit einer Angiographie des Aortenbogens. Bei diesen Patienten wird ein Pigtailkatheter mit der Spitze proximal des Tr. brachiocephalicus plaziert.

Bei konventioneller Angiographie mit einem Blattfilmwechsler beträgt die KM-Dosis 8–10 ml (300 mg Iod/ml) für die Karotiden, 6 ml (300 mg Iod/ml), für die A. vertebralis und 60 ml (350 mg Iod/ml) für den Aortenbogen. Die Injektionen werden mit einem Druckinjektor durchgeführt. Bei der intraarteriellen digitalen Subtraktionsangiographie (IADSA) kann die Dosis pro Injektion deutlich reduziert werden. Da jedoch mit diesen Systemen Aufnahmen in 2 Ebenen nicht möglich sind, muß die Zahl der Injektionen erhöht werden. Daher ist die Gesamtmenge von KM in Gramm Iod etwa die gleiche.

Die Untersuchung ist normalerweise leicht durchzuführen und kann innerhalb einer 1/2 h abgeschlossen sein. Selektive Injektionen können bei arteriosklerotischen Patienten ein Problem darstellen. In diesen Fällen kann eine direkte Punktion und Katheterisierung der A. carotis communis durchgeführt werden. In unserer Abteilung wird die direkte Punktion 1- bis 2mal im Jahr vorgenommen, während manche Zentren diesen Zugang routinemäßig benutzten. Der transaxilläre und der transbrachiale Zugang werden nur in Ausnahmefällen gewählt, da diese Wege ein höheres Risiko lokaler Komplikationen in sich tragen als die anderen Methoden.

Komplikationen

Unserer Meinung nach sind bei der zerebralen Angiographie mehr Komplikationen durch die Untersuchungstechnik bedingt als durch toxische Wirkungen des KM. In einer Untersuchung bei mehr als 2500 zerebralen Angiographien fanden wir keinen Zusammenhang zwischen dem Auftreten von Komplikationen und

1. der Zahl der KM-Injektionen pro Arterie,
2. der Höchstmenge von KM pro Arterie und
3. der Gesamtmenge von injizierten KM. Mehr als 1/3 der Komplikationen war völlig unvorhersehbar und trat nach kurzdauernden Untersuchungen ohne technische Probleme auf.

Die häufigsten Komplikationen der zerebralen Angiographie sind Hemiparesen, Dysarthrie, Sehstörungen und Bewußtseinsstörungen. Diese treten bei 1–2% der Patienten auf. In der Mehrzahl der Fälle sind dies vorübergehende Störungen mit voller Erholung innerhalb von 24 h. Dauerhafte Folgeerscheinungen sind sehr selten, 0,2% im erwähnten Patientengut.

Wir glauben, daß die meisten dieser Komplikationen durch Thromboembolien hervorgerufen werden. Während der Katheterisierung kann sich thromboembolisches Material von arteriosklerotischen Läsionen an der Intima lösen. An der Katheterwand können sich Thromben bilden, ebenso wie im Katheterlumen und in den Spritzen, wo aspiritiertes Blut mit dem KM und der Spritzenwand in Kontakt kommen kann. Solche Komplikationen können durch sorgfältiges Arbeiten zu einem gewissen Grad vermieden werden. So sollte man die Aspiration von Blut in die Spritzen vermeiden.

Dies ist bei nichtionischen KM sogar noch wichtiger als bei ionischen, da die ionischen KM stärker gerinnungshemmend wirken als die nichtionischen. Darüber hinaus haben neuere Untersuchungen gezeigt, daß nichtionische KM bei der Mischung mit Blut Thrombin bilden, während man dies bei ionischen KM nicht sieht. Aufgrund dieser In-vitro-Experimente wurde vermutet, daß nichtionische KM häufiger thromboembolische Komplikationen auslösen könnten als ionische. Dies haben wir aber nicht erlebt. Wir haben in den letzten 7 Jahren Iohexol (Omnipaque) regelmäßig zur zerebralen Angiographie eingesetzt und verglichen mit unseren vorherigen Erfahrungen mit dem ionischen KM Metrizoat (Isopaque Cerebral) gab es eine geringfügige Verminderung der Komplikationsrate von 2,0 auf 1,3%.

Die folgenden Vorsichtsmaßnahmen werden bei Verwendung nichtionischer KM zur Angiographie empfohlen: häufiges Durchspülen des Katheters mit klarer heparinisierter physiologischer Kochsalzlösung und minimale Aspiration von Blut in die Spritzen. Die Spritzen sollten aus Kunststoff sein und nicht aus Glas, da In-vitro-Experimente in Glasspritzen eine höhere und schnellere Thrombinbildung gezeigt haben als in Plastikspritzen. Aspirin, das die Thrombozytenaggregation wirksam hemmt, sollte 1–2 h vor der Untersuchung verabreicht werden. Wenn man diesen Richtlinien folgt, kann man die Vorteile der definitiv besseren Biokompatibilität der nichtionischen KM im Vergleich zu der der ionischen ausnutzen.

Bis auf geringfügige Beschwerden bei Patienten nach Injektionen in die Hirngefäße werden ionische KM bei der zerebralen Angiographie gut vertragen. Jedoch sind diese Nebenwirkungen mit nichtionischen KM noch geringer. Dies ist von praktischer Bedeutung bei selektiven Injektionen in die A. carotis externa, wo ionische KM häufig beträchtliche Schmerzen und ein unangenehmes Wärmegefühl verursachen, während nichtionische KM meist überhaupt keine Reaktionen auslösen.

Lokale Komplikationen an der Punktionsstelle treten fast nie auf. Hämatome können gelegentlich vorkommen, sind aber sehr selten von klinischer Bedeutung. Über Thrombosen der A. femoralis mit Totalverschluß des Lumens wurde berichtet, aber auch dies ist extrem selten. Es ist jedoch für den Kliniker wichtig, diese Möglichkeiten zu kennen, damit die richtige Behandlung begonnen werden kann, bevor sich irreparable Schäden entwickeln können.

Zusammenfassend empfehlen wir nichtionische KM für die zerebrale Angiographie, obwohl auch ionische KM bei dieser Untersuchung relativ gut vertragen werden.

Literatur

Fareed J, Walenga J, Saravia GE, Moncada RM (1990) Thrombogenic potential of nonionic contrast media? Radiology 174:321–325

Skalpe IO (1988) Complications in cerebral angiography with iohexol (Omnipaque) and meglumine metrizoate (Isopaque Cerebral). Neuroradiology 30:69–72

Skalpe IO, Nakstad P (1988) Myelography with iohexol (Omnipaque): a clinical report with special reference to the adverse effects. Neuroradiology 30:169–174

Skalpe IO, Sortland O (1989) Myelography. Lumbar-thoracic-cervical with water-soluble contrast medium. Textbook and atlas 2nd edn. Tano, Oslo
Stormorken H, Skalpe IO, Testart MC (1986) Effect of various contrast media on coagulation, fibrinolysis, and platelet function. An in vitro and in vivo study. Invest Radiol 21:348–354

9.2 Spinale Angiographie und Phlebographie

A. Thron

Spinale Angiographie

Warum?

Die Darstellung der den Spinalkanal, das Rückenmark und die Cauda equina versorgenden Blutgefäße ist derzeit nur durch eine selektive Angiographie möglich, da wegen der kleinen Strukturen (A. spinalis anterior < 1 mm), ein Höchstmaß an räumlicher und Kontrastauflösung verlangt wird. Nicht-invasive Verfahren, wie US-Techniken oder die MRT, gestatten keine ausreichende Darstellung. Auch mit Übersichtsangiographien der Aorta sind die Zuflüsse von den Segmentarterien zum Achsenskelet und speziell zum Spinalkanal meist nicht befriedigend darstellbar. Aus diesem Grund ist die selektive Darstellung der vom Aortenbogen abgehenden Segmentarterien oder ihrer Homologa im Kopf-Hals-Bereich die Methode der Wahl. Durch die Überlagerung der knöchernen Strukturen war vor Einführung der DSA eine photographische Filmsubtraktion der in Blattfilmtechnik erstellten Angiographien erforderlich. Dieses Verfahren war nicht nur sehr zeitaufwendig und teuer, es war auch diagnostisch unbefriedigend, da vielfach erst nach Vorliegen der Filmsubtraktionen eine diagnostische Beurteilung möglich war. Da eine komplette selektive spinale Angiographie Serienangiogramme von 30 bis 35 Einzelarterien erfordert, ist leicht einzusehen, welchen Fortschritt die Einführung der DSA bedeutet hat. Bei zwar etwas geringerer räumlicher, aber doch höherer Kontrastauflösung ist sofort ein subtrahiertes Bild und damit eine diagnostische Information verfügbar. Die vorteilhafte Kontrastauflösung erlaubt die Injektion von geringer konzentrierten KM-Lösungen. In Verbindung mit der obligaten Anwendung weniger neurotoxischer und gefäßwandschädigender nichtionischer KM ist die früher gefürchtete spinale Angiographie zu einem sicheren Untersuchungsverfahren geworden.

Wann?

Die spinale Angiographie ist in den folgenden Situationen indiziert:
– Bei Verdacht auf eine spinale Gefäßmalformation (AVM, Kavernom),
– bei Verdacht auf eine spinale durale AV-Fistel,
– präoperativ bei Tumoren von Rückenmark oder Wirbelsäule,
– präoperativ vor Skolioseoperationen.

Die klinische Verdachtsdiagnose eines Rückenmarkinfarkts stellt i. allg. keine Indikation dar. Diese Diagnose muß zunächst aus dem klinischen Bild abgeleitet werden (akut unter gürtelförmigen Schmerzen eintretende Querschnittsläsion), dem unauffälligen Ergebnis bildgebender Verfahren (Myelographie, MRT), einem unauffälligem Liquorbefund und ggf. anamnestischen Hinweisen (embolisierende Herzerkrankung, Zustand nach Aortenchirurgie, dissezierendes Aortenaneurysma. Den Verschluß einer rückenmarkversorgenden Arterie mit der Folge eines Rückenmarkinfarkts zu beweisen, ist praktisch kaum möglich. Das liegt an der hohen Variabilität der das Rückenmark versorgenden Arterien und den geringen Gefäßkalibern, die nur eine inkonstante und abschnittsweise Darstellung erlauben. Auch bei einem nachgewiesenen Gefäßverschluß würden sich daraus keine spezifischen therapeutischen Konsequenzen ergeben. Oft kann durch MRT-Folgeuntersuchungen die Diagnose erhärtet werden.

Eine Indikation kann sich jedoch dann ergeben, wenn bei subakutem Verlauf der Befund myelographischer oder MRT-Untersuchungen die Differentialdiagnose zu einer spinalen Gefäßfehlbildung aufwirft. Ob eine spinale Angiographie bei progredientem klinischem Querschnittsyndrom auch ohne entsprechende Hinweise indiziert ist, um eine spinale Gefäßfehlbildung oder durale AV-Fistel zu suchen, ist schwer zu beantworten. In der Regel sollte der klinische Verdacht durch den Nachweis auffälliger Gefäßerweiterungen im Liquorraum erhärtet sein. Bei den spinalen arteriovenösen Durafisteln mit Lokalisation des Angioms in der Dura mater spinalis und Drainage der Fehlverbindung über Oberflächenvenen des Rückenmarks, kann diese Gefäßerweiterung sehr gering sein. Als sog. Varicosis spinalis ist dieser Befund auf technisch guten Myelographien oft besser erkennbar als in der MRT. Letztere weist allerdings die aus der Druck- und Volumenüberlastung des spinalen Venensystems resultierende langstreckige, zentromedulläre Rückenmarkschädigung besser nach. Sie kann somit ebenfalls diagnostisch hinweisend sein.

Die Angiographieindikation bei Tumoren von Rückenmark oder Wirbelsäule ist relativ. Sie soll den Operateur über Rückenmarkzuflüsse in der Nachbarschaft der Raumforderung informieren und Feststellungen zum Vaskularisationsgrad und zur möglichen präoperativen Embolisierbarkeit der Geschwulst treffen. Vor der Aufrichtung einer schweren Skoliose sollten zur Vermeidung von Gefäßschädigungen ebenfalls die Eintrittshöhen der rückenmarkversorgenden Gefäße bekannt sein.

Voraussetzungen

1. Selektive spinale Angiographien sollten möglichst nur an hierfür spezialisierten Zentren mit ausreichender Erfahrung durchgeführt werden. Eine
   Einrichtung zur DSA ist unter heutigen Bedingungen als fast obligat zu
   betrachten. Der Untersucher muß mit der spinalen Gefäßanatomie vertraut sein und genügend Informationen besitzen, um die Indikation
   bestätigen zu können.
2. Von seiten des Patienten gelten bei der spinalen Angiographie keine
   anderen Voraussetzungen als bei anderen Untersuchungen mit Verabreichung iodierter RKM bzw. bei Angiographien mit transfemoralem
   Zugang (s. Kap. 9.3).

Wie?

Die selektive spinale Angiographie ist praktisch nur über einen transfemoralen Zugang durchführbar. Ist dieser Zugangsweg unmöglich, sind über ein
transbranchiales oder axilläres Vorgehen meist nur diagnostisch unzureichende Übersichtsangiographien oder Einzelgefäßdarstellungen in der Zervikalregion möglich.

Nach Punktion einer Leistenarterie sollte immer eine Katheterschleuse
verwandt werden, da die im Aortenverlauf wechselnde Abgangsrichtung der
Segmentarterien mehrfache Katheterwechsel erforderlich machen kann. Die
eingesetzten Katheter müssen eine Spitzenkrümmung aufweisen, die einmal
an die (ebenfalls wechselnde) Lumenweite der Aorta angepaßt ist und zum
anderen ein Einhaken der Katheterspitze in die Ostien der Interkostal- oder
Lumbalarterien erlaubt. Falls die Katheter vom Untersucher nicht selbst
geformt werden, müssen mehrere potentiell geeignete Spitzenkrümmungen
verfügbar sein. Die Reihenfolge, in der die Ostien der Lumbal- und Interkostalarterien sondiert werden, ist unerheblich. Es ist jedoch empfehlenswert,
ein Untersuchungsprotokoll zu führen, in dem die bereits dargestellten
Gefäße vermerkt werden. Eine Metallmarkierung paravertebral am Rücken
des Patienten erleichtert eine schnelle Höhenorientierung. Die Katheterspitze sollte das Ostium nicht blockieren. Ist eine Blutaspiration bei kleinen
Gefäßen schwierig, muß auf Luftfreiheit des Katheteransatzes geachtet werden.

Zur Darstellung der einzelnen Segmentarterien werden 1–2 ml nichtionisches KM injiziert, bei DSA-Technik in einer Konzentration von 200 mg/
Iod/ml, bei konventioneller Blattfilmtechnik 300 mg Iod/ml.

Bei Nachweis einer arteriovenösen Fehlverbindung kann in Abhängigkeit
vom Shuntvolumen eine selektive Angiographie mit 5 ml KM (ausnahmsweise auch mehr) in den vorgenannten Konzentrationen erfolgen. Es sollte
dann auch eine Aufnahmeserie im seitlichen Strahlengang erfolgen, was bei
Normalbefunden unterbleiben kann. Die Dauer einer Angiographieserie
sollte auch bei der Suche nach Gefäßfehlbildungen 4–5 s nicht unterschrei-

ten. Die Sondierung der supraaortalen Arterien (A. vertebralis, Truncus costo- und thyreocervicalis) erfordert einen weniger gekrümmten Universal- oder Headhunter-Katheter. Für die A. vertebralis ist eine Injektionsmenge von 4–5 ml KM (200–250 mg I/ml) erforderlich. Da insgesamt nicht mehr als 300 ml nichtionisches KM (Ausgangskonzentration 300 mg Iod/ml) appliziert werden sollten, kann in seltenen Fällen bei älteren Patienten für eine vollständige spinale Angiographie eine 2. Sitzung erforderlich werden.

Die präoperative Darstellung der Gefäßversorgung eines spinalen Tumors kann sich auf die entsprechende Wirbelsäulenregion beschränken, bei im Rückenmark gelegenen Tumoren (z. B. Hämangioblastom) sollten die oberhalb und unterhalb des Tumors in die A. spinalis übergehenden Radikulärarterien aber in jedem Fall miterfaßt sein.

Bei der Suche nach den Zuflüssen zu einer im Rückenmark oder im Liquorraum gelegenen arteriovenösen Malformation ist wegen der häufig multiplen Feeder eine komplette spinale Angiographie notwendig. Bei spinalen arteriovenösen Durafisteln ist eine komplette thorakolumbale Angiographie wünschenswert. Falls dies bei den häufig älteren Patienten Probleme bereitet, kann auch eine begrenztere Darstellung ausreichen, wenn das fistelversorgende Gefäß nachgewiesen wurde. Keinesfalls ist eine spinale Angiographie als negativ zu betrachten, wenn die vermutete spinale Gefäßfehlbildung durch Auslassen einzelner Segmentarterien nicht vollständig war!

Eine komplette spinale Angiographie verlangt die beidseitige Darstellung der A. iliolumbalis, der Lumbalarterien, Interkostalarterien, des Truncus costo- und thyreocervicalis sowie der A. vertebralis.

Liegen keine arteriovenösen Kurzschlüsse vor, kann eine Darstellung der direkt das Rückenmark drainierenden medullären Oberflächenvenen mit den genannten KM-Mengen nicht erwartet werden.

Komplikationen, methodenbedingt

Die mit den technischen Teilen der Untersuchung in Zusammenhang stehenden Komplikationsmöglichkeiten entsprechen prinzipiell denen, die mit gleicher Technik bei der Angiographie anderer Gefäßregionen auftreten können (s. Kap. 9.3).

Zur Vermeidung von Gefäßwandverletzungen durch Katheter mit ausgeprägter Spitzenkrümmung sollte bei der Passage über die Beckenarterien immer ein überstehender weicher Führungsdraht eingesetzt werden. Verletzungen der Gefäßwand an den Ostien der Segmentärarterien können zu umschriebener Dissektion mit oder ohne Auftreten von Spasmen führen, bleiben aber fast immer folgenlos, wenn die Veränderung sofort erkannt und der Katheter korrigiert wird. Wegen der zahlreichen strickleiterartigen extraspinalen Kollateralen bleibt die Gefäßversorgung zum Rückenmark in der Regel auch bei einem vollständigen Abgangsverschluß einer Segmentärarterie erhalten, wenn sich die Lumenverlegung nicht bis auf den Abgang einer rückenmarkversorgenden Radikulärarterie ausdehnt. Eine korrekte Position der Katheterspitze und eine vorsichtige Probeinjektion mit erkennbar freiem Kontrastmittelabfluß sind zur Vermeidung von Rückenmarkschädigungen deshalb dringend erforderlich.

Alle anderen Komplikationsmöglichkeiten (Nachblutungen, iatrogene arteriovenöse Fisteln, Fieber, Nervenverletzungen) sind entsprechend den Angaben in Kap. 9.3 zu vermeiden oder zu behandeln.

Komplikationen durch das iodierte Kontrastmittel

1. Hyperenergische Reaktion bis hin zum anaphylaktoiden Schock
   (s. Kap. 8.1, 8.3, 8.4),
2. Herz-Kreislauf-Reaktion (s. Kap. 3.4, 4.6),
3. Störung der Nierenfunktion (s. Kap. 3.7, 4.8),
4. Gerinnungsstörungen (s. Kap. 3.3),
5. Schädigung von Intima oder Endothel (s. Kap. 3.11),
6. neurologische Reiz- und Ausfallsymptome wie Rindenblindheit,
   Myoklonien und partielle bis komplette Querschnittsbilder.

Die Ursache der spezifischen neurologischen Komplikationen kann sehr verschieden sein. Klinisch ist zwischen Gefäßverlegungen durch embolisches Material bzw. Gerinnungsstörungen und gefäßwandtoxischen Wirkungen des verwendeten KM kaum zu unterscheiden. Die neurologischen Ausfälle können passager sein mit Restitutio ad integrum oder auch in bleibende Ausfälle einmünden.

Beim Auftreten spinaler Reizerscheinungen (Elektrisieren in den Extremitäten, Myoklonien) muß jede weitere KM-Injektion unterbleiben, falls es sich nicht um bereits vorbestehende spinale Automatismen bei Rückenmarkschädigung handelt.

Direkte KM-bedingte Organschädigungen des Rückenmarks sind bei der beabsichtigten oder unbeabsichtigten Darstellung spinaler Arterien ein ernstzunehmendes Problem gewesen. Die KM-Myelopathie, formal der Prototyp einer intramedullären Mikrozirkulationsstörung, ist nach den eigenen Erfahrungen vermeidbar, wenn die o.g. Untersuchungsbedingungen eingehalten werden und nichtionische KM mit geringer endothelschädigender Wirkung und Neurotoxizität eingesetzt werden.

Schlußfolgerungen

Die selektive spinale Angiographie in DSA-Technik ist die Methode der Wahl für die Darstellung arteriovenöser Malformationen am Spinalkanal und muß bei entsprechendem Verdacht unbedingt eingesetzt werden. Allein hiermit kann die genaue Lage des AV-Shunts festgestellt und die Möglichkeiten und Risiken einer Behandlung durch Operation oder Embolisation abgeschätzt werden. Auch operationsbegleitende spinale Angiographien bei Tumoren des Rückenmarks und der Wirbelsäule können zur Verbesserung der Therapieergebnisse beitragen. Die früher gefürchteten Komplikationen können bei Einhaltung der hier beschriebenen Technik und obligater Verwendung nichtionischer KM soweit reduziert werden, daß die Aufklärung des Patienten bei gegebener Indikation nicht mehr von ängstlicher Zurückhaltung geprägt sein sollte.

Spinale Phlebographie

Warum?

Die epidurale Venographie wird praktisch nicht mehr als diagnostisches Verfahren eingesetzt seitdem CT und MRT eine subtile Diagnostik auch kleiner Raumforderungen in der Nachbarschaft des Spinalkanals erlauben. Vor dieser Ära diente sie als ein von wenigen Spezialisten beherrschtes Verfahren, um laterale Bandscheibenvorfälle, kleine extradurale Raumforderungen oder epidurale Angiome erkennen zu können, die dem myelographischen Nachweis entgingen.

Wann?

Eine Indikation zur spinalen Phlebographie ist heute nur noch schwer zu begründen, weshalb nachfolgend nur wenige Aussagen zum Verfahren gemacht werden sollen.

Eine Indikation kann dann gesehen werden, wenn nach Ausschöpfung aller diagnostischer Verfahren (Myelographie, MRT, spinale Arteriographie) der Befund einer sog. Varicosis spinalis mit progredienter spinaler Ausfallsymptomatik ungeklärt geblieben ist. Wenn für entsprechende Zirkulationsstörungen des Rückenmarks eine arteriovenöse Malformation im Bereich der Dura mater spinalis nicht nachgewiesen werden konnte, wäre auch (bis heute hypothetisch) eine Abflußbehinderung der Oberflächenvenen des Rückenmarks ins epidurale Venensystem denkbar. In Einzelfällen ist dieser Mechanismus belegt, wenn z. B. in Folge einer Agenesie der V. cava inferior oder anderer gravierender Venendysplasien das epidurale Venensystem die gesamte Kollateraldrainage zu übernehmen hat.

Wie?

Die Kontrastdarstellung der Plexus venosi vertebrale externi und interni kann erfolgen durch
1. Ossovenographie
2. retrograde Kathetervenographie.

Im 1. Fall wird das KM in einen Dornfortsatz oder im Halsbereich in die Knochenspongiosa eines Wirbelkörpers injiziert. Bei der direkten Kathetervenographie kann über einen transfemoralen Zugang die Plexus venosi vertebrales externi und interni über die V. lumbalis ascendens im Lumbalbereich und durch Sondierung der Vertebralvenen im Zervikalbereich dargestellt werden. In beiden Fällen sind bilaterale Gefäßkatheterisierungen mit simultaner KM-Injektion wünschenswert, da bei nur 1seitiger Injektion zu häufig inkomplette Füllungen mit der Gefahr einer Fehlbeurteilung resultieren. Für eine langstreckige komplette Füllung der vertebralen Venenplexus in den unteren Wirbelsäulenabschnitten muß darüber hinaus eine Kompression der V. cava inferior durch eine aufblasbare Ballonmanschette erfolgen. Injektionsdruck und -volumen sind abhängig von der Selektivität der Katheterlage.

Komplikationen

Sie entsprechen prinzipiell denen der direkten Kathetervenographie in anderen Bereichen des Körperstamms.

Schlußfolgerungen

Die spinale Phlebographie findet in der Routinediagnostik vertebraler und spinaler Raumforderungen derzeit praktisch keine Anwendung mehr. Sie bleibt sehr speziellen Fragestellungen vorbehalten, die sich auf Zirkulationsstörungen der Rückenmarkdurchblutung beziehen.

9.3 Extremitätenangiographie

H. J. Maurer

Warum?

Die Angiographie mittels Blattfilmwechsler oder Mittelformattechnik (100 mm) ist nach wie vor das Untersuchungsverfahren mit der höchsten räumlichen Auflösung, so daß auch sehr feine Gefäße (Kollateralen, Tumorgefäße) dargestellt werden können. Die Formate der Blattfilmwechsler bzw. der Bildverstärker erlauben die Darstellung größerer Gefäßabschnitte bzw. beider unterer Extremitäten gleichzeitig. Während die räumliche Auflösung der arteriellen DSA (i.a.-DSA) geringer ist, erlaubt sie andererseits die Reduzierung der benötigten KM-Mengen, erfordert aber durch die jeweils notwendige Neueinstellung des zu untersuchenden Abschnitts einen höheren Zeitaufwand. Die i.v.-DSA ergibt infolge der

Beimischung venösen Blutes geringere Kontraste und erlaubt außerdem nur bedingt überlagerungsfreie Gefäßdarstellungen, vor allem im abdominalen und retroperitonealen Bereich. Im Gegensatz zu US, Doppler-Sonographie und Duplexsonographie ist die Angiographie, vor allem ihre Auswertung, untersucherunabhängig und ist unter Benutzung der aufgezeichneten Daten reproduzierbar. Ein weiterer Vorteil der Angiographie liegt in der Möglichkeit, zusätzliche selektive Untersuchungen selektiv, u. U. in Vergrößerungstechnik (Mittelformat), anzuschließen, gegebenenfalls auch interventionelle Maßnahmen, z. B. PTA:

Als KM sollten, sofern irgend möglich, ausschließlich nichtionische iodierte KM angewandt werden (s. Kap. 3).

Wann?

Bevor eine Angiographie als sog. invasives Verfahren diskutiert wird, sollten die Möglichkeiten der nichtinvasiven Diagnostik zuvor ausgeschöpft sein, wozu auch eine eingehende Anamnese gehört:
- (Thermographie)
- Doppler-Sonographie
- Duplexsonographie
- Farbsonographie
- Plethysmographie
- (MRI)

Die Angiographie wird zur Entscheidungsfindung hinsichtlich der einzuschlagenden Therapie wesentlich beitragen können aufgrund der Darstellung von Stenosen (Länge), Verschlüssen, Kollateralkreislauf und geeigneter distaler Anschlußarterien. Das gleiche gilt für Kontrollangiographien nach Behandlung, wobei hier zusätzliche Funktionsuntersuchungen vorgenommen werden können; dazu sollten allerdings prätherapeutische Messungen vorliegen, um wenigstens relative Vergleiche zu ermöglichen.

Voraussetzungen

1. Grundsätzlich sollten dem Untersucher wie bei jeder Untersuchung mit iodierten RKM folgende Angaben gemacht werden: Anamnese, klinischer Befund Ergebnisse der nicht-invasiven Gefäßuntersuchungen, Angabe der z. Z. der Untersuchung verabfolgten Medikamente im Hinblick auf mögliche Wechselwirkungen mit dem KM, bekannte Allergien, frühere Überempfindlichkeitsreaktionen, vor allem gegenüber KM, klinische Diagnose und Fragestellung.
   Aus der Höhe der Claudicatio intermittens lassen sich bereits Rückschlüsse auf die Höhe von Stenose bzw. Verschluß ziehen.

2. Von seiten des zuweisenden Arztes muß sichergestellt sein, daß weder
Herz-Kreislauf-System noch Nieren oder andere Organe Ursache einer
Kontraindikation sein können. Schilddrüsen- oder Bluteiweißerkrankun-
gen sollten zur Zurückhaltung bei der Indikationsstellung Anlaß sein; die
Entscheidung sollte korrekterweise in einem konsiliarischen Gespräch
getroffen werden, ebenso auch bei bekannter Allergieanamnese oder
früherer KM-Reaktion.

Methoden

Untere Extremitäten. Die Seldinger-Technik erlaubt
1. retrograd-transfemoral oder
2. antegrad-transbrachial bzw. -axillär die Darstellung sowohl der abdominalen Aorta wie auch der Becken-Bein-Arterien mittels Blattfilmwechsler oder Mittelformattechnik konventionell oder als i.a.-DSA. Nur in
   vereinzelten Fällen braucht eine i.v.-DSA durchgeführt zu werden,
   deren Aussagekraft allerdings kaudal der A.poplitea deutlich eingeschränkt ist. Die direkte subdiaphragmale oder lumbale Aortographie
   braucht daher ebenso wie die ein- oder beidseitige Gegenstromangio-
   graphie nicht mehr angewandt zu werden, auch wenn erstere in der
   Hand des Erfahrenen relativ komplikationsarm durchgeführt werden
   kann.

Obere Extremitäten. Soll der ganze Arm dargestellt werden, empfiehlt sich
die transfemorale Seldinger-Technik mit vorgeformtem Katheter, dessen
Spitze über die Abgänge der extrakraniellen Hirngefäße hinaus eingeführt
werden sollte, um eine KM-Anflutung der Hirnarterien zu vermeiden. Zur
Darstellung des distalen Unterarm und der Hand reicht eine direkte ante-
oder auch retrograde Punktion der distalen A. brachialis aus. Die i.v.-DSA
führt im Schulter-Arm-Bereich zu besseren Ergebnissen als die Darstellung
der Unterschenkelarterien, genügt aber im Bereich der Hand nur bedingt
wegen des schwächeren Kontrastes.
   Bei nichtmöglichem transfemoralem Zugang kann die Darstellungstech-
nik über die A. brachialis der Gegenseite mit einem entsprechend vorge-
formten Katheter empfehlenswert werden.

Vorgehen

Unter sterilen Bedingungen wird eine der genannten Arterien punktiert und
eine Schleuse eingebracht, durch die der gewünschte Katheter eingeführt
wird: bei der Aortographie der Pigtail-Katheter; beim Arm ein vorgeformter Katheter. Falls erforderlich oder gewünscht, können ohne neuer-
liche Traumatisierung der Arterienwand Katheterwechsel vorgenommen
werden.

Die Lage des Pigtail-Katheters bei der Aortographie richtet sich nach der klinischen Fragestellung.

Bei konventioneller Angiographie (Blattfilmwechsler) ist wegen der kontinuierlichen automatischen Verschiebung des Patienten ein Probelauf erforderlich, um die korrekte Lage zu überprüfen; bei extremen O- bzw. X-Beinen können sich im Bereich der Knieregion oder der distalen Unterschenkel und Füße Schwierigkeiten ergeben. Bei Mittelformattechnik müssen sowohl in konventioneller als auch bei DSA-Technik die gering oder nicht absorbierenden Abschnitte zwischen den bzw. um die Extremitäten herum mit Aluminiumfiltern abgedeckt oder mit geräteseitigen Blenden abgeblendet werden. Die über das gesamte Feld integrierende Dosismessung würde anderenfalls zu Unterbelichtungen führen.

Bei einer DSA muß jeder zu untersuchende Gefäßabschnitt neu eingestellt werden.

Der Reproduzierbarkeit wegen sollte das nichtionische KM stets mittels einer Hochdruckspritze injiziert werden. Bei der konventionellen Aortographie werden bis zu 100 ml KM (300–370 mg Iod/ml) appliziert; die 1. Aufnahme wird mit einer geringen Verzögerung ausgelöst, die weiteren nach vorgegebenen Daten. Trotz der erforderlichen 5–7 Einstellungen der i.a.-DSA wird nur etwa die Hälfte dieser KM-Menge benötigt, falls keine Zusatzuntersuchungen notwendig sind. Der Verlauf der Beckenarterien bzw. der Abgang der A. profunda femoris können zusätzliche Einstellungen erfordern, ohne daß die notwendige Menge KM dadurch wesentlich erhöht würde. Das gleiche gilt auch für zusätzliche selektive oder superselektive Darstellungen interessierender Arterienabschnitte nach entsprechendem Katheterwechsel.

Treten Spasmen auf oder werden sie vermutet, sollte die Untersuchung nach vorheriger i.a.-Applikation eines Spasmolytikums wiederholt werden.

Die Angiographie des Arms bzw. von distalem Unterarm und Hand erfordert sowohl bei konventioneller Technik als auch mit i.a.-DSA 10–20 ml nichtionisches KM (300–370 mg Iod/ml) bzw. 5–10 ml.

Eine i.v.-DSA dagegen macht für jede Einstellung die Injektion von 40 ml nichtionischem KM (300–370 mg Iod/ml) erforderlich, die präkardial unter hohem Druck (16–20 ml/s) injiziert werden müssen. Bei peripherer i.v.-Injektion kommt es zu einer (noch) stärkeren Vermischung mit venösem Blut. Ein wesentliches Problem der i.v.-DSA ist die für die Passage von Herz und kleinem Kreislauf benötigte Zeit, wodurch die Bestimmung der Verzögerung der 1. Aufnahme sehr schwierig sein kann, insbesondere bei älteren Patienten mit Schädigung des Herzens und/oder chronischen Lungenveränderungen (chronisch-destruierende Bronchitis), Emphysem).

Insgesamt sollten bei einer Angiographie möglichst nicht mehr als 300 ml nichtionisches KM (300–370 mg Iod/ml) appliziert werden. Im Einzelfall kann dieser Richtwert unter Berücksichtigung von Herz- und Kreislauf sowie des Zustandes des Patienten überschritten werden. In derartigen Fällen ist dann aber eine sorgfältige Kontrolle bis zu 24 h, u. U. 48 h, nach der

Angiographie erforderlich (s. Kap. 7.4, 7.5). Gelingt es trotz aller Bemühungen im Einzelfall nicht, die Unterschenkelarterien befriedigend darzustellen, kann gegebenenfalls auf eine intraoperative Arteriographie durch Punktion des distalen Abschnitts der A. femoralis superficialis bzw. der A. poplitea ausgewichen werden.

Die Angiographie des Arms bzw. Unterarms oder der Hand führt in jedem Fall zu einer guten Darstellung der Venen, die bei der Aortographie fehlt. Kommt es allerdings in diesem Bereich zu einer Füllung des Venensystems, liegen in der Regel pathologische Verhältnisse vor, z. B. arteriovenöse Kurzschlüsse.

Komplikationen, bedingt durch die Methode

1. Bei Punktion einer Arterie oder der Einführung einer Schleuse kann es zu unterschiedlich ausgeprägten Hämatomen kommen; bei direkter Aortographie ist es die Regel, wobei häufig Schmerzen in der Lendengegend angegeben werden. Es kann sogar zur Beeinträchtigung der Nierenfunktion kommen.
   Wird bei der Arterienpunktion die Wand der benachbarten Vene verletzt, entstehen gelegentlich arteriovenöse Aneurysmen, die behandlungsbedürftig sind.
   Sind Blutgerinnungsstörungen bekannt, ist die Blutstillung am Ende der Angiographie besonders sorgfältig durchzuführen und zu kontrollieren.
2. Bei Materialfehlern von Schleuse, Führungsdraht und Katheter oder Veränderungen der Eigenschaften von mehrfach gebrauchtem, d. h. sterilisiertem Einmalmaterial kann es zu Abknickungen, Brüchen und Abrissen kommen, die entweder in eine periphere Arterie bzw. bei i. v.-DSA in Herz oder Lungen abgeschwemmt werden können und entfernt werden müssen.
3. Fieberreaktionen während – und nach der Angiographie sind nicht in jedem Fall auf das KM zurückzuführen, so daß auch andere Möglichkeiten zu überprüfen sind, soweit dies möglich ist, z. B.
   a) nicht ausreichende Resterilisation von Einmalmaterial,
   b) Pyrogene in KM-Ampulle bzw. -Flasche, auch wenn ein entsprechender Nachweis noch nicht gelungen ist.
4. Lagerungsfehler beim Patienten, die zu Nervenschädigungen, z. B. des N. ulnaris führen, müssen vermieden werden.
5. Verletzung eines Nerves bei der Arterienpunktion löst in der Regel eine Sofortreaktion aus, die jedoch i. allg. ohne längerdauernde Folgen bleibt. Ausgedehnte Hämatome können dagegen, wenn auch selten, zur Läsion eines Nervs bzw. im Bereich der Axilla eines Plexus führen, weswegen in solchen Fällen eine sorgfältige Kontrolle notwendig ist, um möglichst rechtzeitig intervenieren zu können.
6. Sowohl bei der Punktion als auch bei Einführung von Schleuse, Führungsdraht oder Katheter kann es zur Ablösung arteriosklerotischer Par-

tikel kommen, die zu einer der Partikelgröße entsprechenden peripheren Embolie mit typischer Embolus Symptomatik führen kann. Der oder die Emboli sind, soweit erforderlich, zu entfernen.

7. In seltenen Fällen kann es trotz sorgfältiger, gewaltloser Einführung des Führungsdrates geschehen, daß dieser durch Unterminierung eines Plaques in die Arterienwand gerät und entweder wieder aus der Wand in das Lumen zurückkehrt oder auch in der Wand bleibt. Nach Einführen des Katheters über den Führungsdraht braucht diese Dissektion bei der Probeinjektion nicht bemerkt zu werden, so daß die Untersuchung wie geplant abläuft und der Fehler erst bei Betrachtung der Bilder bzw. des Monitors gesehen wird; Residuen bleiben in der Regel nicht zurück. Im anderen Fall fließt das KM nur langsam ab und verbreitet sich schalenförmig in der Arterienwand; auch in diesem Fall ist nur vereinzelt mit Residuen zu rechnen.

8. Liegt eine Katheterspitze bei der Injektion unter einem Plaque, kann durch den hohen Druck mehr oder weniger KM in die Wand – teilweise auch perivasal – gelangen und nach Abschluß der Untersuchung als Wandinfiltrat bzw. Perivasat nachgewiesen werden.

Komplikationen, bedingt durch das iodierte Kontrastmittel

1. Hyperergische Reaktion bis hin zum anaphylaktoiden Schock (s. Kap. 8.1, 8.3, 8.4),
2. Herz-Kreislauf-Reaktion (s. Kap. 3.4, 4.6),
3. Störung der Nierenfunktion (s. Kap. 3.7, 4.8),
4. Gerinnungsstörungen (s. Kap. 3.3) sowie Schädigung von Intima oder Endothel (s. Kap. 3.11),
5. Reaktion des ZNS mit gelegentlicher Störung des Visus bis hin zur ein- oder doppelseitigen Amaurose (s. Kap. 3.10).

Sofern möglich, sollte sofort geprüft werden, ob es sich um ein hyperergisches, anaphylaktisches Geschehen oder eine primäre Herz-Kreislauf-Reaktion handelt, da die dann einzuleitende Therapie entsprechend differenziert werden sollte.

Neben den akuten Reaktionen sind auch Spätreaktionen bekannt, die bis zu 24 h nach der Untersuchung auftreten können; seltener sind auch Reaktionen beschrieben worden, die noch später einsetzen können. Im Hinblick hierauf sollte der Patient nach abgeschlossener Untersuchung sorgfältig beobachtet werden. Während dies bei stationären Patienten ohne weiteres möglich ist, muß bei ambulant angiographierten Patienten eine enge Zusammenarbeit mit dem zuweisenden niedergelassenen Arzt bzw. Krankenhaus bestehen.

Zur Beherrschung akuter Komplikationen ist es zwingend, daß in der radiologischen Abteilung möglichst im Angiographieraum selbst, die zur geeigneten Therapie notwendigen Medikamente und Geräte, wie z. B.

Defibrillator, Intubationsbesteck, Instrumente zur Venae sectio vorhanden sind.

Ambulant angiographierte Patienten müssen zumindest 2–3 h in der untersuchenden Abteilung bzw. einer Aufwachstation überwacht werden, bevor sie in die Obhut des zuweisenden Arztes bzw. Krankenhauses abgegeben werden.

Wird in einer radiologischen Praxis eine mittelschwere oder schwere Reaktion beobachtet, ist es ratsam, den Patienten im Notarztwagen auf eine Intensivstation einzuweisen.

Besonders bei Reaktionen kann sich ein Informationsverlust fatal auswirken. Kommt es trotz aller Vorsichtsmaßnahmen einschließlich Prophylaxe (s. Kap. 5) und lege artis durchgeführten Angiographie dennoch zu einem schweren, in jedem Fall behandlungsbedürftigen Zwischenfall, u. U. mit letalem Ausgang, sollte der Untersucher venöses, gegebenenfalls auch arterielles Blut sowie, wenn möglich, Liquor entnehmen, um sich in einem Rechtsverfahren entlasten zu können (Art und Konzentration des KM), ferner sollte auch die Charge des benutzten KM im Protokoll festgehalten werden. Da unterschiedliche Ursachen zu einem fatalen Ausgang einer KM-Reaktion führen können, sollte in derartigen Fällen eine gerichtsmedizinische postmorale Untersuchung veranlaßt werden.

Schlußfolgerung

Da bei intravasaler Anwendung von RKM auch dosisabhängige Reaktionen auftreten können, ist die *i.a.-DSA* mit kleinen KM-Mengen heute die Methode der Wahl für alle Angiographien. Kommt es jedoch auf die Darstellung feiner und feinster Gefäße an, sollte die Angiographie konventionell in Groß- oder Mittelformat durchgeführt werden. Die i. v.-DSA steht in einer Reihe von Fällen als brauchbare Hilfsmethode zur Verfügung.

Als KM sollten grundsätzlich nur noch nichtionische RKM angewandt werden, bei Problemfällen nichtionische Dimere aufgrund der bisher vorliegenden Prüfergebnisse, spätestens aber sobald sie auf dem Markt sein werden. Wenn auch alle KM zu Reaktionen führen können, sind diese doch bei den nichtionischen KM sowohl qualitativ schwächer ausgeprägt als auch quantitativ geringer.

Obwohl es kein „Muster" für die Reaktionsweise des Patienten gibt und die bekannten Tests 1) eine eigene Komplikationsrate haben und 2) nicht hinreichend aussagekräftig sind, sollte großzügig von der Prophylaxe (s. Kap. 5) Gebrauch gemacht werden. Da nach Lalli die Angst des Patienten zu einer häufigeren Reaktionsbereitschaft führt, kommt gerade auch dem aufklärenden Gespräch des Arztes mit dem Patienten in diesem Zusammenhang eine besondere Bedeutung zu.

Es ist selbstverständlich, daß über die Untersuchung sowie beim Auftreten einer schweren Reaktion ein exaktes Protokoll geführt werden muß.

9.4 Phlebographie

B. Hagen

Stellenwert der Phlebographie

Ohne Phlebographie ist heute eine differenzierte Diagnostik der Venen-
erkrankungen nicht mehr denkbar. Trotz Entwicklung ausgefeilter, nichtinvasiver Konkurrenzverfahren, so des Radiofibrinogentests, der Isotopen-
phlebographie, der Impedanzphlethysmographie, der Phlebodynamometrie
und insbesondere der Doppler-Sonographie sind die meisten Untersucher
sich darüber einig, daß die Venographie allen anderen Verfahren an morphologischer Präzision und Spezifität überlegen ist [2, 3, 6].

Indikationen

1. Extrafasziales Venensystem:
   – komplette und inkomplette Stammvarikose,
   – Eignung der V. saphena magna für einen rekonstruktiven Eingriff,
   – Insuffizienz der Perforanzvenen.
2. Intrafasziales Venensystem:
   – akute Thrombose,
   – postthrombotisches Syndrom,
   – Kompressionssyndrome,
   – Gefäßmißbildungen,
   – Kontrolle bei fibrinolytischer Therapie,
   – gutachterliche Fragen.

Kontraindikationen

1. Absolute: Keine
2. Relative:
   a) Schwere anaphylaktoide Reaktionen nach einer vorausgegangenen
      KM-Injektion;
   b) Phlegmasia coerulea dolens

Voraussetzungen

(s. Extremitätenangiographie Kap. 9.3)

Methoden

Untere Extremitäten und Becken
– aszendierende Bein-Becken-Phlebographie, Phleboskopie [6],
– aszendierende Preßphlebographie [3],
– retrograde Preßphlebographie (nach Gullmo),
– Varikographie [7],
– DSA der Beckenvenen.

Die Phleboskopie nach May sowie die Preßphlebographie nach Hach sind heute Standardverfahren bzw. die Methoden der Wahl bei der Darstellung der Venen der unteren Extremität. Zu betonen ist, daß die Darstellung der Beckenvene integraler Bestandteil jeder Phlebographie der unter Extremität sein sollte. Da die beiden angegebenen Methoden nicht nur die Morphologie der Venen, sondern auch funktionelle Phänomene (z. B. Verlaufsrichtung des KM in den Perforansvenen) beschreiben, sollte mit konventioneller Filmtechnik (Kassettenfilm oder Mittelformatkamera) gearbeitet werden.

Die Darstellung der Beckenvenen, der V. cava inferior sowie der Venen der oberen Extremität und des Schultergürtels einschließlich des Mediastinums kann jedoch auch mit der DSA-Technik erfolgen. Auf die Punktion der V. femoralis kann zugunsten der weniger invasiven, von pedal erfolgenden DSA der Beckenvene und V. cava verzichtet werden. Obwohl die Detailerkennbarkeit mit dieser Technik eingeschränkt und die Artefaktanfälligkeit erhöht ist, genügt sie doch in den meisten Fällen, um eine befriedigende diagnostische Aussage zu treffen (Abb. 9.4.1).

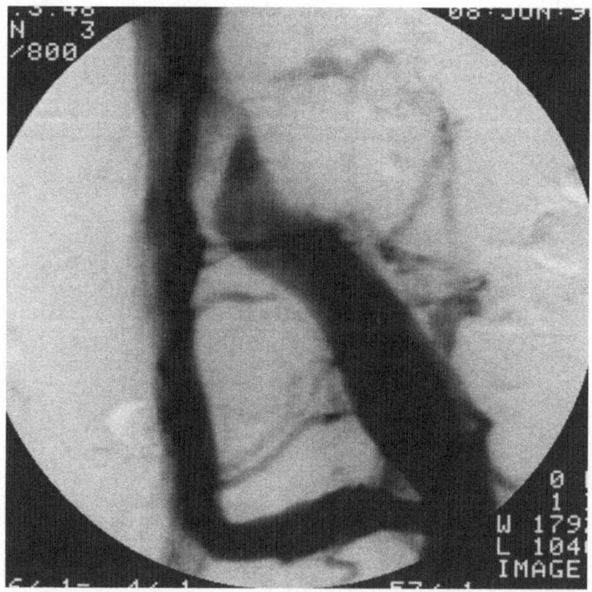

Abb. 9.4.1. 42jährige Patientin mit Varikosis links. Beckenvenen-DSA durch pedale Injektion mit 30 ml eines nichtionischen KM (300 mg I/ml) Diagnose: Beckenvenensporn

Lediglich bei selektiven Untersuchungen (z. B. der V. iliaca interna, der V. azygos, der V. renalis und V. suprarenalis) und bei therapeutischen Eingriffen (Varikozelenbehandlung, Kavafilter, Stents) sind Katheterisierungen via Beckenvene erforderlich.

Vorgehen

Über eine der zahlreichen Venen des Fußrückens (vorzugsweise der V. hallucis dorsalis) wird eine der Indikation und dem KG angepaßte KM-Menge (gewöhnlich 0,7 ml/kg KG/Extremität) eines nichtionischen, niederosmolaren KM durch eine Butterflykanüle (21 gg.) injiziert. Die Standardphlebographie umfaßt unter Durchleuchtungskontrolle 3 Aufnahmen des Unterschenkels in Außen- und Innenrotation sowie der Kniegelenkregion in Außenrotation zur Beurteilung der Mündungsregion der V. saphena parva, weitere 2 Aufnahmen des Oberschenkels und 1 Aufnahme des Beckens. Dabei dient das Valsalva-Preßmanöver zur Darstellung eventueller Mündungs- und Schleusen-, Klappeninsuffizienzen der V. saphena magna und parva.

Zur effizienten Umleitung des KM vom oberflächlichen in das tiefe Venensystem sowie zur Beurteilung von Perforansvenen hat sich die kurzfristige Anlage eines supramalleolär angelegten Stauschlauches bewährt. Nach der Untersuchung wird Heparin (2500 I.E./Extremität) in einer NaCl-Infusionslösung verabreicht. Gleichzeitig erfolgt eine Massage der Wadenmuskulatur zum gezielten Auspressen des KM aus varikösen Konvoluten. Begleitet werden diese physikalischen Maßnahmen durch aktive Dorsal-

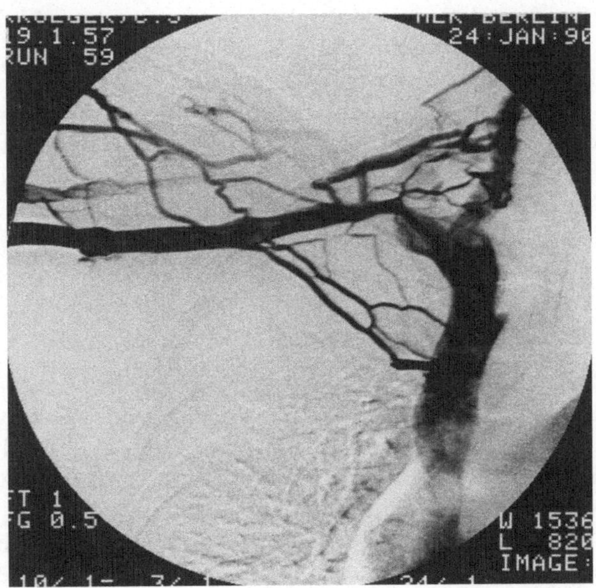

Abb. 9.4.2. 33jähriger Patient, Zustand nach Fibrinolyse eines Paget-v. Schroetter-Syndroms, Verlaufskontrolle; Injektion von 15 ml eines nichtionischen KM (300 ml I/ml). Diagnose: Reststenose der V. subclavia im Einstrom zur oberen Hohlvene, Ausbildung von Kollateralen

und Plantarflexion des Fußes. Danach wird eine elastische Binde bis über die Kniegelenkregion angelegt und der Patient zu aktiven Gehübungen aufgefordert.

Bei unklaren Befunden in der Beckenregion (z. B. fraglichem Beckenvenensporn, Kompressionsphänomenen, Darstellung von Cross- oder sonstigen kollateralen) sollte dort, wo eine DSA-Anlage zur Verfügung steht, in gleicher Sitzung eine weitere Injektion zur gezielten Darstellung der Beckenvenen unter DSA-Bedingungen erfolgen. Dabei wird beim liegenden Patienten eine KM-Menge von 30 ml (300 mg I/ml), dem eine äquivalente Menge physiologischer NaCl-Lösung überschichtet wird, in einer Geschwindigkeit von ca. 3–5 ml/s injiziert (alternativ: 50 ml KM mit 150 mg I/ml). Zur Ausschaltung von Bewegungsartefakten des Darmes werden vor der Injektion 20 mg Buscopan verabreicht.

Komplikationen

Untersuchungsbedingt

Unter Antikoagulation oder Fibrinolyse können sich am Punktionsort lokale Hämatome entwickeln, insbesondere wenn durch den Kompressionsschlauch der intravasale Druck ansteigt. Durch den Schmerz, vor allem bei mehrfachen Punktionsversuchen wie auch unter den Bedingungen der Orthostase, kann es zu vasovagalen Dysregulationen bis zur temporären Ohnmacht kommen, dies insbesondere bei jüngeren vasolabilen Patienten. Bei Vorliegen einer frischen Thrombose soll sowohl auf den Valsalva-Versuch als auch auf eine Kopftieflage des Patienten nach der Untersuchung und die forcierte manuelle Kompression der Wadenvenen verzichtet werden. Kasuistische Beobachtungen lassen darauf schließen, daß es zur untersuchungstechnischbedingten Thrombenmobilisation und konsekutiven Lungenembolie kommen kann.

Bei Phlebographien, die mit Katheter durchgeführt werden, kann es zu den auch bei arteriellen Untersuchungen bekannten Komplikationen kommen: Hierzu zählen Dissektionen der Venenwand, Perforationen, Thrombosen, arteriovenöse Fistelbildungen bei mehrfachen Punktionsversuchen sowie lokale Hämatome, insbesondere bei antikoagulierten Patienten.

KM-induzierte Schädigungen

Bei versehentlichen Injektionen in die Venenwand kommt es zu schmerzhafter Dissektion. Diese ist von Para- oder Extravasaten zu unterscheiden. Bei Verwendung hyperosmolarer, ionischer und hochkonzentrierter KM können solche lokalen Komplikationen zu trophischen Störungen mit Blasenbildung und Gewebenekrose führen.

Bei den intravasalen KM-Schädigungen unterscheiden wir solche genereller (s. Kap. 8.1) und spezifisch lokaler Natur. Letztere können akut oder verzögert auftreten. Dementsprechend unterscheiden wir den Schmerz während der Injektion, die postphlebographisch auftretende Thrombophlebitis der Punktionsvene sowie die tiefe Venenthrombose. Es handelt sich bei diesen Nebenwirkungen um unterschiedlich starke Spielarten einer Schädigung des empfindlichen Venenendothels.

Eine harmlose, reversible Oberflächenthrombophlebitis der Punktionsvene wird nach May bei ca. 20% der Patienten nach Verabreichung ionischer KM beobachtet [7].

Während Thomas u. Mc Donald [5] über eine Inzidenz von 0,5% klinisch relevanter postphlebographischer Thrombosen bei einer Serie von 3600 Patienten berichten [5], können mit dem Radiofibrinogentest wesentlich höhere Inzidenzen von initialen Thrombosen bzw. Thromboseäquivalenten gefunden werden. Albrechtsson u. Ollson [1] fanden bis zu 60% Fibrinogenakkumulationen bei Verwendung ionischer, hyperosmolarer KM. In eigenen Untersuchungen mit der gleichen Meßmethode, jedoch modifizierter Untersuchungstechnik, haben wir bei 130 Patienten (260 Untersuchungen in randomisierter und doppelblinder Prüfanordnung) konzentrationsabhängig solche Thromboseäquivalente zwischen 15 und 55% bei ionischen KM, bei nichtionischen jedoch nur in verschwindend geringer Menge finden können [4].

Wie im arteriellen System signalisiert KM-induzierter Schmerz in den Venen ein Überschreiten der endothelialen Toleranzschwelle. Ursache des schädigenden Einflusses sind primär die Hyperosmolalität und sekundär die Chemotoxizität der KM. Durch eine Konzentrationsverminderung, insbesondere der ionischen KM, kann der intravasale Schmerz deutlich reduziert werden. Bei ionischen monomeren Substanzen ist jedoch eine Änderung auf ca. 150 mg Iod/ml notwendig, um die Osmolalität auf einen Wert zu senken, der eine weitgehende Schmerzfreiheit bei der Injektion verbürgt. Nichtionische, monomere oder dimere KM in einer Konzentration von 250 mg Iod/ml oder darunter werden jedoch völlig schmerzfrei toleriert [4].

Schlußfolgerung

Die Phlebographie der unteren Extremitäten sollte als aszendierende Bein-Becken-Phlebographie in der von May angegebenen und von Hach modifizierten Technik durchgeführt werden.

Bei spezieller Indikation sollte die Phlebographie des Beckens, der V. cava inferior, der oberen Extremität einschließlich des Schultergürtels und des Mediastinums mittels DSA erfolgen. Aus Gründen lokaler, objektiv und subjektiv unangenehmer Nebenwirkungen sollten bei der Phlebographie nur nichtionische KM in einer erniedrigten Konzentration (ca. 250 mg I/ml) Verwendung finden, da hier die Toleranz des Venenendothels am wenigsten beeinträchtigt wird. Unter Berücksichtigung der geringen Invasivität, der Verwendung moderner, gut verträglicher KM und der hohen diagnostischen Qualität hat die Phlebographie trotz Entwicklung von konkurrierenden Verfahren ihren hervorragenden Platz in der angiographischen Diagnostik behaupten können.

Literatur

1. Albrechtsson U, Olsson CG (1979) Thrombosis after phlebography: a comparison of two contrast media. Cardiovasc Radiol 2:9–18
2. Bettmann MA, Paulin S (1977) Leg phlebography: the incidence, nature and modification of undesirable side effects. Radiology 122:101–104
3. Hach W (1985) Phlebographie der Bein- und Beckenvenen, 3rd edn. Schnetztor, Konstanz
4. Hagen B (1985) Die Objektivierung der Endothelverträglichkeit nicht-ionischer Kontrastmittel mit dem Radio-Iod-Fibrinogentest bei der Phlebographie. In: Zeitler E (ed) Klinische Pharmakologie der Kontrastmittel. Schnetztor, Konstanz, pp 94–105
5. Lea Thomas M, Mc Donald LM (1978) Complications of ascending phlebography of the leg. BMJ 2:317–318
6. May R, Nißl R (1973) Die Phlebographie der unteren Extremitäten, 2nd edn. Thieme, Stuttgart
7. May R (1977) Thrombophlebitis nach Phlebographie. Vasa 6:169

9.5 Direkte Lymphographie und indirekte Lymphangiographie

H. Weissleder

Warum?

Die nichtinvasiven bildgebenden Untersuchungsverfahren Sonographie, CT, MRT und die quantitative Lymphszintigraphie haben die Lymphographie als diagnostische Routinemethode weitgehend verdrängt [12].

Morphologische Veränderungen an präfaszialen Lymphgefäßen und nachgeschalteten Lymphknoten lassen sich auch zum gegenwärtigen Zeitpunkt nur mit lymphographischen Untersuchungsmethoden erfassen. Die Detailerkennbarkeit dieser Verfahren ist den genannten Untersuchungsmethoden auch heute noch deutlich überlegen [13].

Für die Beurteilung von zentral gelegenen Lymphgefäßabschnitten, Lymphknoten und des Ductus thoracicus müssen ölige KM verwendet werden *(direkte Lymphographie)* [3, 8]. Wegen der bekannten Komplikationen ist ein Einsatz dieser Methode allerdings nur bei strenger Indikationsstellung empfehlenswert. Grundsätzlich sollte die Lymphographie nicht durchgeführt werden, wenn die mit der Untersuchung verbundenen Nebenwirkungen eine Verschlimmerung der Krankheit erwarten lassen [13].

Zur Kontrastdarstellung von peripheren Lymphgefäßen der Extremitäten, des Körperstammes und der Gesichts-Hals-Region werden heute ausnahmslos gut verträgliche, nichtionische, dimere, wasserlösliche iodhaltige KM verwendet *(indirekte Lymphangiographie)* [5–7, 14, 15, 17]. Eine operative Freilegung und Direktpunktion von Lymphgefäßen ist bei dieser Untersuchung nicht erforderlich.

Wann?

Lymphographische Untersuchung stehen in der Regel an letzter Stelle des diagnostischen Stufenplanes. Bei malignen Erkrankungen des Lymphsystems ist meist eine Abklärung durch Sonographie, CT und/oder MRT möglich. Eine Indikation zur direkten Lymphographie mit öligem KM liegt nur dann vor, wenn die bereits genannten bildgebenden Verfahren nicht zu einer endgültigen diagnostischen Klärung führen.

Bei primären auf Lymphostase beruhenden Ödemen der Extremitäten ist die Anwendung öliger KM von wenigen Ausnahmen abgesehen obsolet und als Kunstfehler anzusehen. Lediglich bei gezielten Fragestellungen, wenn sich aus dem Ergebnis therapeutische Konsequenzen ergeben, kann eine direkte Lymphographie, z. B. als präoperative Untersuchung, noch toleriert werden.

Zur Beurteilung morphologischer Veränderungen an peripheren Lymphgefäßen ist die indirekte Lymphangiographie unter Verwendung wasserlöslicher KM als die Methode der Wahl anzusehen [14, 15, 18]. Im Gegensatz zur direkten Lymphographie ist unter bestimmten Voraussetzungen auch eine Beurteilung initialer Lymphgefäße und Präkollektoren im Bereich der gesamten Körperoberfläche möglich. Die Methode verzichtet auf die Freilegung von peripheren Lymphgefäßen, ist daher auch technisch wesentlich einfacher durchzuführen, die Untersuchungszeiten sind kürzer und der apparative Aufwand geringer.

Zum gegenwärtigen Zeitpunkt konzentriert sich die Anwendung der indirekten Lymphangiographie auf lokalisierte und generalisierte Weichteilschwellungen der Extremitäten und des Körperstammes bedingt durch primäre oder sekundäre Lymphödeme und ihre Kombinationsformen, z. B. Lipolymphödeme und Phlebolymphödeme [5, 6, 16].

Voraussetzungen

1. Grundsätzlich ist bei allen lymphographischen Untersuchungen eine klinische Basisdiagnostik als Ausgangsuntersuchung erforderlich. Darüber hinaus sollten die Ergebnisse vorangegangener sonographischer, röntgendiagnostischer, nuklearmedizinischer und MRT-Untersuchungen vorliegen.
2. Ähnlich wie bei Untersuchungen mit anderen iodhaltigen RKM ist eine Anwendung bei latenter und manifester Hyperthyreose oder bekannter KM-Allergie nicht indiziert. Die Kontraindikationen aus Strahlenschutzgründen sollten beachtet werden.

Methoden

Direkte Lymphographie

1. Obere Extremitäten: Für eine Darstellung der präfaszialen Lymphkollektoren und axillären Lymphknoten erfolgt die Infusion des öligen KM in ein freipräpariertes Lymphgefäß des Handrückens. KM-Infusionen auf der volaren Seite des distalen Unterarms sind ebenfalls möglich.
2. Untere Extremitäten, pelvine und lumbale Lymphknoten, Ductus thoracicus: Die KM-Infusion in ein Lymphgefäß des Fußrückens führt zur Darstellung des ventromedialen, präfaszialen Lymphgefäßbündels und der inguinopelvinen und lumbalen Lymphknoten. Durch eine retromalleoläre Infusion lassen sich die Kollektoren des präfaszialen dorsolateralen Bündels erfassen. Zur Beurteilung subfaszialer Lymphgefäße muß das KM i.m. (Wadenmuskulatur) injiziert werden.

Die Technik der KM-Einbringung hat sich seit Einführung der Untersuchung nicht wesentlich geändert [9, 10, 11]. Nach Markierung oberflächiger Lymphgefäße durch subkutane Farbstoffinjektion (Patentblau- Violett-Nebenerscheinungen beachten) erfolgt in Lokalanästhesie die Präparation des gewünschten Lymphkollektors. Das Gefäß wird anschließend mit einer Spezialkanüle punktiert. Für die KM-Applikation wird eine automatische Infusionspumpe benötigt. Die Injektionsgeschwindigkeit beträgt 5–10 ml/h. Bei Erkrankungen, die ohne wesentliche Lymphknotenvergrößerungen einhergehen, kann eine Infusionsmenge von 5 ml je untere Extremität als ausreichend angesehen werden. Größere Volumina führen in der Regel zu unerwünschten Nebenerscheinungen. Im Bereich der oberen Extremitäten genügen meist 2–3 ml KM zur Auffüllung der Lymphkollektoren und regionalen Lymphknoten.

Während der Infusion des öligen KM kann es bei einem Mißverhältnis zwischen Gefäßkapazität und Infusionsvolumen pro Zeiteinheit zu Schmerzen im Verlauf der präfaszialen Lymphkollektoren kommen. Diese Schmerzen sind Folgen umschriebener Gefäßwandrupturen. In solchen Fällen sollte die Infusionsgeschwindigkeit reduziert oder die Infusion kurzfristig unterbrochen werden.

Bei Auftreten allergischer Reaktionen ist ein Abbruch der KM-Infusion und die unverzügliche Einleitung entsprechender Gegenmaßnahmen erforderlich.

Nach Beendigung der KM-Infusion werden Röntgenaufnahmen der Extremitäten in ventrodorsalem Strahlengang und des Körperstammes in 2 Ebenen angefertigt (Füllungsphase = Lymphangiogramm). Zur überlagerungsfreien Darstellung der Lymphknoten wird dieselbe Aufnahmeserie etwa 24 h später wiederholt (Speicherphase = Lymphadenogramm).

Indirekte Lymphangiographie

Durch subepidermale Infusion geeigneter wasserlöslicher KM ist eine Darstellung von peripheren Lymphkollektoren und bei Insuffizienz der Lymphgefäßklappen auch eine Beurteilung von initialen Lymphgefäßen möglich [7].

Die KM-Infusion erfolgt vorwiegend an Zehen, Fingern, Hand- und/oder Fußrücken. Andere Injektionsstellen sind durchaus möglich und abhängig von der klinischen Fragestellung. Bei lokalisierten Ödemen kann das KM beispielsweise auch im Gesichts- und Halsbereich oder Körperstamm infundiert werden.

Eine diagnostisch verwertbare Darstellung peripherer Lymphstromgebiete ist in hohem Maße von der Injektionstechnik abhängig. Unbedingte Voraussetzung ist eine exakte subepidermale Positionierung der Kanülenspitze. Nach Punktion sollte die Kanülenspitze durch die Haut noch eben erkennbar sein. Während der Infusion bildet sich eine epidermale Quaddel mit dunklem Zentrum und hellerem Randsaum. Dies ist beweisend für eine exakte Kanülenlage.

Die Infusionsgeschwindigkeit beträgt im Durchschnitt 0,15 ml/min. Langsamere Infusionen führen zu einer verminderten Kontrastdichte in den Lymphgefäßen. Eine Gesamtmenge von 2–4 ml KM je Punktionsstelle kann als ausreichend angesehen werden.

Periphere Lymphkollektoren und unter bestimmten Voraussetzungen auch erweiterte initiale Lymphgefäße lassen sich meist wenige Minuten nach Infusionsbeginn abgrenzen. Die 1. Röntgenaufnahme erfolgt 3–5 m nach Infusionsbeginn, um auch diskrete Veränderungen im Bereich der Punktionsstelle zu erfassen. Später können diese Veränderungen durch das KM-Depot überlagert sein und sich somit dem diagnostischen Nachweis entziehen. Zusätzlich sollten Aufnahmen im Abstand von etwa 5 m solange angefertigt werden, bis das gewünschte Gefäßareal dargestellt ist. Dabei muß allerdings beachtet werden, daß Lymphkollektoren im Gegensatz zur direkten Lymphographie nur auf einer Länge von durchschnittlich 40 cm beurteilbar sind. Dies ist Folge der relativ schnellen KM-Diffusion durch die Gefäßwand. Eine Lymphknotendiagnostik ist mit der indirekten Lymphangiographie nicht möglich.

Durch die Methode bedingte Komplikationen

Direkte Lymphographie

Wundinfektionen, verzögerte Wundheilung, Lymphangitiden, Erysipele und Hautnekrosen sind Nebenerscheinungen, mit denen gerechnet werden muß [1].

Eine fehlerhafte Kanülenlage kann Paravasate und ungewollte KM-Infusionen in benachbarte Venen zur Folge haben.

Die Häufigkeit allergischer Reaktionen auf den verwendeten Farbstoff Patentblau-Violett wird mit 0,1–1,5% angegeben. Allergische Reaktionen können auch durch Hautdesinfektionsmittel ausgelöst werden [1].

Indirekte Lymphangiographie

Komplikationen sind bis jetzt nicht bekannt. Von etwa 10% der 150 Patienten des eigenen Kollektivs wurden während der Infusion entweder ein- oder beidseits ein geringes Brennen im Bereich der Punktionsstelle angegeben. Eine Unterbrechung der Untersuchung war in keinem Fall nötig. Wenn die Beschwerden allerdings nicht zu ertragen sind, sollte die Infusionsgeschwindigkeit reduziert werden. Das brennende Gefühl ist nicht durch das KM bedingt, sondern Folge der lokalen Gewebeläsion durch die interstitielle Infusion.

In vereinzelten Fällen wurden kleine Hautulzera im Bereich der Punktionsstelle beobachtet; die ohne Behandlung in wenigen Tagen reaktionslos abheilen.

Durch das Kontrastmittel bedingte Komplikationen

Direkte Lymphographie

Allergische Reaktionen auf das ölige, iodhaltige KM sind nach einer Sammelstatistik bei 1:800 Untersuchungen zu erwarten [2].

KM-bedingte Fremdkörperreaktionen mit nachfolgender Fibrose der Lymphknoten [4] und paravasale Fremdkörperreaktionen bei Extravasaten können zu einer Einschränkung der Transportkapazität des Lymphsystems führen. Daraus resultiert bei auf Lymphostase beruhenden Extremitätenödemen meist eine Verschlimmerung der Erkrankung.

Ein vermehrter Übertritt des öligen KM in das Venensystem führt zu Mikroembolien in der Lunge [2, 1]. Die Häufigkeit der pulmonalen Komplikationen (Tabelle 9.5.1) steht in einem direkten Verhältnis zur verwendeten KM-Dosis. Volumina < 3,5 ml je untere Extremitäten werden meist gut

Tabelle 9.5.1. Pulmonale Komplikationen und Todesfälle nach direkter Lymphographie mit öligem Kontrastmittel. Ergebnisse aus 2 Sammelstatistiken basierend auf 32 000 und 40 500 Untersuchungen

Lungenembolie (Öl)	1 : 400*	1 : 1400**
Lipidol-Pneumonien	1 : 2500	1 : 1900
Lungenödem	1 : 3200	1 : 10 000
Todesfälle	1 : 1800	1 : 13 500

 * Keinert, K. et al. 1983
** Köhler, R., Viamonte jr., M. 1980

toleriert. Lungenerkrankungen, die mit einer deutlichen Funktionseinschränkung einhergehen, sind als Kontraindikationen für eine direkte Lymphographie anzusehen. Zerebrale, renale und kardiale Komplikationen (1:2700–1:5000) sind möglich, jedoch selten. KM-Übertritte in die Leber blieben meist ohne Folgen. Mit vorübergehenden Temperatursteigerungen (dosisabhängig) muß nach Literaturangaben in 10–20% gerechnet werden [1]. Die Häufigkeit von Übelkeit und Brechreiz wird mit 4% angegeben.

Indirekte Lymphangiographie

Allergische Reaktionen durch das nichtionische KM sind möglich, aber selten (s. Kap. 8.1, 8.4, 8.6, 8.7). Über andere kontrastmittelbedingte Komplikationen ist bisher nichts bekannt.

Schlußfolgerungen

Da die Verwendung öliger KM zu erheblichen Komplikationen führen kann, sollte die „direkte Lymphographie" nur noch dann durchgeführt werden, wenn sich daraus wertvolle diagnostische und/oder therapeutische Konsequenzen ergeben und risikoärmere Untersuchungsverfahren nicht zu einer eindeutigen Diagnose geführt haben. Eine routinemäßige Anwendung öliger KM ist heute nicht mehr gerechtfertigt.

Die direkte Lymphographie ist kontraindiziert, wenn die mit der Untersuchung verbundenen Nebenwirkungen eine Verschlimmerung der Erkrankung erwarten lassen. Dies kann bei primären Lymphödemen grundsätzlich angenommen werden.

Für die Lymphgefäßdiagnostik in peripheren Körperregionen (indirekte Lymphangiographie) sollten ausschließlich die gut verträglichen, nichtionischen, dimeren, wasserlöslichen RKM verwendet werden.

Literatur

1. Keinert K, Köhler K, Platzbecker H (1983) Komplikationen und Kontraindikationen. In: Lüning M, Wiljasalo M, Weissleder H (eds) Lymphographie bei malignen Tumoren. Thieme, Stuttgart
2. Koehler PR, Viamonte Jr M (1980) „Complications". In: Viamonte M Jr, Rüffimann M (eds) Atlas of lymphography. Thieme, Stuttgart
3. Lüning M, Wiljasalo M, Weissleder H (1983) Lymphographie bei malignen Tumoren. Thieme, Stuttgart
4. Oehlert W, Weissleder H, Gollasch D (1966) Lymphogramm und histologisches Bild bei normalen und pathologisch veränderten Lymphknoten. RÖFO 104:751–758
5. Partsch H, Stöberl C, Urbanek A, Wenzel-Hora B (1988) Die indirekte Lymphographie zur Differentialdiagnose des dicken Beines. Phlebol Prokt 17:3–10
6. Partsch H, Stöber C, Wruhs M, Wenzel-Hora B (1989) Indirect lymphography with iotrolan. Recent developments in nonionic contrast media. In: Taenzer, Wende (eds) Thieme, Stuttgart 178–181

7. Stöberl C, Partsch H (1988) Indirekte Lymphographie. Ödem 105–107
8. Viamonte M Jr, Rüttimann A (1980) Atlas of lymphography. Thieme, Stuttgart
9. Viamonte M Jr, Rüttimann A (1980) Technique. In: Viamonte M Jr, Rüttimann A (eds) Atlas of Lymphography. Thieme, Stuttgart
10. Weissleder H (1965) Die Lymphographie. Ergeb Inn Med Kinderheilk 23:297–334
11. Weissleder H (1981) Lymphographie. In: Frommhold W(ed). Erkrankungen des Lymphsystems. Thieme, Stuttgart
12. Weissleder H (1986) Stellenwert der direkten Lymphographie. Ödem 68–76
13. Weissleder H (1988) Aktueller Stand bildgebender Verfahren in der Lymphödemdiagnostik. Ödem 42–48
14. Weissleder H (1990) Zwei schonende Methoden der Lymphgefäßdiagnostik. Herz Gefasse 10:8–16
15. Weissleder H, Weissleder R (1989) Interstitial lymphography: initial clinical experience using a dimeric non-ionic contrast agent. Radiology 170:371–374
16. Weissleder H, Weissleder R (1989) Vergleichende indirekte Lymphangiographie und Lymphszintigraphie bei Lymphödemen der Extremitäten. Lymphologica 71–77
17. Wenzel-Hora B, Partsch H, Berens von Rautenfeld D (1985) Simultane indirekte Lymphographie. In: Holzmann H, Altmeyer P, Hör G, Hahn K (eds) Dermatologie und Nuklearmedizin. Springer, Berlin Heidelberg New York
18. Wenzel-Hora B, Partsch H, Urbanek A (1985) Indirect lymphography with lotasul. The initial lymphatics. 1:117–122

9.6 Angiokardiographie und thorakale Aortographie

P. Romaniuk

Warum?

In den vergangenen 10 Jahren hat die strukturanalytische und funktionelle Diagnostik des Herzens, der Herzkranzarterien und der Gefäße eine bisher nicht erreichte Präzision erlangt.

Invasive Untersuchungen des Herzens und der herzanliegenden großen Gefäße ermöglichen durch Katheterisierung, Druckmessung, intravasale Indikatorapplikation und Angiokardiographie die Abklärung komplizierter anatomischer Details und die Ermittlung exakter Funktionsmeßwerte. Invasive Verfahren sind ferner *vor, während* und *nach* therapeutischen Prozeduren unumgängliche Pfadfinder und Kontrollwerkzeuge.

Interventionelle Therapieformen, wie z. B. die Valvuloplastie oder PTCA, sind ohne vorausgehende bzw. begleitende Angiokardiographie und Angiographie nicht zu vollziehen.

Wann?

Die Herzkatheterisierung und Angiokardiographie der Herzhöhlen und zentralen Gefäße ist grundsätzlich bei folgenden Fragestellungen indiziert:
– Erkrankungen des Herzbeutels,

- Erkrankungen des Herzmuskels,
- Erkrankungen der Herzklappen,
- Herzrhythmusstörungen,
- angeborenen Herzmißbildungen:
  a) isolierte Formen (z. B. Ventrikelseptumdefekt)
  b) kombinierte Formen (z. B. Ventrikelseptumdefekt und offener Ductus arteriosus),
  c) komplexe Formen (z. B. Fallot-Tetralogie),
- degenerativen Erkrankungen der Aorta und der brachiozephalen Gefäße,
- entzündliche Erkrankungen der Aorta und der brachiozephalen Gefäße,
- traumatische Läsionen der Aorta und der brachiozephalen Gefäße,
- angeborenen Aortenmißbildungen.

Vor Einsatz invasiver Techniken sollten, sofern es der Zustand des Patienten erlaubt, eine Reihe klinischer Informationen und Daten nichtinvasiver Untersuchungen vorliegen:
- kurze Anamnese
- körperliche Untersuchung: Status, Gefäßstatus (Tastbefunde, Laborwerte, Doppler-Sonografie),
- Ruhe-EKG,
- Belastungs-EKG (ggf. mit Ergooxymetrie),
- Speicher-EKG (Holter-Monitoring),
- Thoraxübersicht,
- Echokardiographie,
- Myokardszintigraphie,
- ggf. Organszintigramme,
- ggf. Kardio-CT,
- ggf. MRT-Untersuchungen des Herzens.

Für die geplante Kathetherdiagnostik müssen weiterhin Befunde vorliegen, die eine Risikoabschätzung und Vorausplanung des Vorgehens gestatten:
- Blutgruppe,
- Gerinnungsstatus,
- Blutkörperchensenkungsgeschwindigkeit,
- Leitbefunde für Organerkrankungen (z. B. Leberenzyme, Kreatininspiegel, metabolische Parameter, Kaliumspiegel u. ä.)
- bakteriologisch-seriologische Befunde,
- hämatologisch-onkologische Informationen (Thrombozytenzahl, Leukozytenwert, Informationen über Tumoren, Metastasen).

Weitere unumgängliche Informationen betreffen Angaben
- über eine bestehende Arzneimitteltherapie (Kalziumantagonisten, β-Rezeptoren = Blocker, Kardiotonika, Diuretika, Antiarrhythmika),
- über Art und Funktion von Herzschrittmachern,
- über das Risikofaktorprofil (z. B. Blutfettwerte, Harnsäurespiegel, Blutzuckerspiegel).

In der modernen kardiologischen Klinik ist ohne Katheterdiagnostik (einschließlich Angiokardiographie) folgendes nicht möglich:
- Planung eines Venenbypasses,
- Planung einer mammarokoronaren Anastomose,
- Planung von Herzklappenoperationen,
- Planung von palliativen bzw. kausalen rekonstruktiven Eingriffen bei komplexen angeborenen Vitia,
- Planung interventioneller Eingriffe an den Herzkranzarterien, den Herzklappen, dem Herzbeutel.

Zum festen Fundament der Therapieplanung gehören heute folgende angiokardiographische Daten:
- Zustand der Herzkranzarterien,
- Ermittlung von Koronargefäßläsionen in Begleitung von Mitral- bzw. Aortenklappenvitia,
- spezielle geometrische Informationen über die Gestalt der rechten und linken Herzkammer (polyzyklische Gestaltung intrakavitärer Stenosen mit kavitären oder apikalen Deformationen der Kammergestalt, z. B. bei restriktiven Kardiomyopathien u. ä.),
- Herzkammervolumen in Enddiastole und Endsystole (Vergleich mit altersbezogenen Normwerten),
- globale und regionale Ejektionsfraktion der Kammern,
- mittlere (bzw. maximale) Faserverkürzungsgeschwindigkeiten,
- Wanddicke und Herzmasse,
- Herzzeitvolumen, Herzindex, Herzarbeit und Herzleistung,
- Ermittlung des Grades von Aortenklappenstenosen, Aortenklappeninsuffizienzen, Mitralklappenstenosen, Mitralinsuffizienzen, Graduierung von kombinierten Aortenmitralblockern, Graduierung von Trikuspidalklappenfehlern,
- Darstellung der Wandstruktur des Epi- und Perikards bei Herzbeutelerkrankungen (KM-Gabe nach Perikardpunktion bzw. Perikarddrainage),
- Effektivitätsbeurteilung nach pulmonaler, mitraler bzw. aortaler Valvuloplastie.

Im Zusammenhang mit der Herzkatheterisierung und Angiokardiographie können weitere Funktionskenngrößen bestimmt werden:
- Druckwerte (Kontraktilitätsindizien)
- Sauerstoffsättigungswerte in allen Herzhöhlen,
- Widerstände im großen und kleinen Kreislauf,
- Herzminutenvolumen, Herzindex, -schlagvolumen und -schlagarbeit,
- mittlere (maximale) Wandspannung in Enddiastole und Endsystole,
- systemischer und pulmonaler Widerstand.

Der folgende Auswertemodus erleichtert die angiokardiographische Systematisierung von komplexen Herzmißbildungen durch ein segmentanalytisches Vorgehen.

Ausgangspunkt der Segmentanalyse sind 3 Kernfragen bezüglich der Anlage jedes Herzsegments:

. Präsenz des Segments?
2. Position des Segments?
3. Konnektion der Segmente?

Bei einer angiokardiographischen Analyse komplexer Herzmißbildungen müssen folgende Einzelfragen abgearbeitet werden:

– Lage des Herzens im Thorax (Levo-dextro-Kardie?
 Levo-dextro-Version?),
– Topologie der Vorhöfe,
– Typ der venoatrialen Konnektion,
– Morphologie der Vorhöfe,
– Topologie der Kammern,
– Typ der atrioventrikulären Konnektion,
– Klappenmorphologie bei konkordanter oder diskordanter atrioventrikulä-
 rer Konnektion,
– Morphologie der Kammern,
– Morphologie des Ausstromtrakes,
– Topologie der großen Gefäße,
– Typ der ventrikuloarteriellen (ventrikulovasalen) Konnektion,
– Morphologie der Aorta ascendens und der Koronararterien,
– Morphologie des Arcus aortae und der Aorta descendens,
– Morphologie des Herzbeutels,
– Strukturen der Shuntvitien (Morphologie der atrialen Scheidewand,
 Morphologie der ventrikulären Scheidewand, Morphologie der
 Truncusregion, Morphologie der Duktusregion,
– Struktur atpyischer Shuntvitia,
– Kollateralkreisläufe (arteriovenöse Kurzschlüsse, systempulmonale Kurz-
 schlüsse),
– Struktur operativ geschaffener Kurzschlüsse.

Dabei muß für die einzelnen Herzmißbildungen im Angiokardiogramm eine Reihe spezieller struktureller Läsionen bewertet werden, die hier für jedes Vitium kurz zusammengefaßt wurden:

Valvuläre Pulmonalklappenstenose

– Präzise Ermittlung der topographischen Beziehungen von subvalvulärer,
 muskulärer, valvulärer und supravalvulärer Enge der Kammer und des
 Truncus pulmonalis,
– Pneumangiographische Abklärung der pulmonalen Strombahn
 (singuläre, multiple periphere Pulmonalstenosen?),
– Klassifizierung des Typs der valvulären Pulmonalstenose
 (z. B. Charakterisierung valvulärer Dysplasien),
– Funktionelle Bewertung der Rechtsherzbelastung.

Valvuläre Aortenklappenstenose

- Präzise morphologische Abklärung der Klappenläsion und der linksventrikulären Ausstrombahn (z. B. Definition begleitender membranöser, halbmondförmiger, subvalvulärer Strukturen; von Dystopien des anterioren Mitteltralklappensegels, Nachweis von akzessorischen Klappengewebe, Abklärung der Geometrie des linksventrikulären Ausstromtraktes)

Ventrikelseptumdefekt

- Präzise Lokalisation von Ventrikelseptumdefekten (Einstromtraktdefekt, perimembranöse, tief oder hoch muskuläre Lokalisation: infrakristaler, suprakristaler Defekt, multiple Defekte),
- angiokardiographische Größenabschätzung des Defektes und des Links-rechts-Shunts,
- hämodynamische Richtwerte (Druckverhalten in den Herzhöhlen, Wandkinetik, lokale Kontraktilität, HMV und Herzindex, Widerstandswerte).

Vorhofseptumdefekt

- Abklärung fraglicher begleitender Lungenvenenfehlmündungen,
- oxymetrische oder angiokardiographische Klärung von Linkstranspositionen der unteren Hohlvene (in Begleitung großer Vorhofseptumdefekte).

Vorhofseptumdefekt und Ventrikelseptumdefekt

- Seltene Mißbildungskombination, die einer präzisen angiokardiographischen Abklärung der Größe der ASD- und der VSD-Komponente bedarf, angiokardiographisch visuelle Abschätzung der Shuntvolumina.

Ventrikelseptumdefekt und Ductus arteriosus

- Sichere morphologische Klärung von Größe und Lokalisation des Ventrikelseptumdefektes sowie der Größe und Gestalt des Duktuskanals.

Offener Ductus arteriosus

- Angiokardiographische Klärung der Duktusanatomie sowie der Struktur der Aorta thoracica, wie auch der Beziehung zu den brachiozephalen Gefäßen.

Valvuläre Pulmonalstenose, Vorhofseptumdefekt und linkspersistierende obere Hohlvene

- Angiokardiographische und hämodynamische Diagnostik wie oben,

– da bei Operationen mit Herz-Lungen-Maschine linkspersistierende obere **Hohlvenen mit ihren Kommunikationen fortlaufende Blutungen auslösen** und den Herzsitus unübersichtlich gestalten, sollte eine KM-Injektion in die V. subclavia sinistra vorgenommen werden, um die Fehlbildung zu erfassen.

Valvuläre Aortenklappenstenose und offener Ductus arteriosus

– Angiokardiographische Diagnostik wie oben angegeben.

Atrioventrikulärer Septumdefekt (Typ A–C, Sonderform)

– Genaue Differenzierung der ASD- und VSD-Komponente, der Mißbildung des anterioren AV-Segelsystems (freiflottierendes gemeinsames anteriores Segel, fixiertes gemeinsames anteriores Segel, gespaltenes, am Septum fixiertes anteriores Segelsystem, Läsionen des posterioren Segelsystems), der Wandkinetik, der Insuffizienzkomponenten durch Angiokardiographie,
– ferner Klärung der Morphologie der Lungenarterien und -venen erforderlich.

Persistierender Truncus arteriosus (Typ I–III)

– Klärung der Ursprünge der Pulmonalgefäße aus der Aorta für die operative Korrektur von entscheidender Bedeutung,
– weitere Schwerpunkte der KM-Untersuchung: Ventrikulographien zur Klärung begleitender Defekte (z. B. Ventrikelseptumdefekt), zur Ermittlung der Kammervolumina und der Herzfunktion.

Ebstein-Anomalie

– Klärung der komplexen Mißbildungsanatomie der Trikuspidalklappe (geringe Kaudaldislokation der Klappenanlage gegenüber dem Anulus fibrosus cordis oder breite Verlagerung membranös deformierter AV-Klappenanlagen) zur Quantifizierung,
– Einzuschließen sind ferner umfassende hämodynamische Studien.

Cor triatriatum

– Schwierig erkennbares seltenes Vitium. Die stenosierende Membranbildung im linken Vorhof erfordert eine Angiokardiographie mit Abbildung der linken Vorhofteile einschließlich der Lungenstrombahn.

D-Transposition der großen Gefäße

- Bei einer D-Transposition der großen Gefäße, d. h. einer vollständigen Vertauschung der Abgänge der großen Gefäße aus den Herzkammern mit begleitendem Vorhofseptumdefekt, Ventrikelseptumdefekt, offenem Ductus arteriosus, Aortenisthmusstenose, seltener mit kompletten AV-Septumdefekten (in verschiedenen Varianten) ist
  1. die Angiokardiographie beider Herzkammern einschließlich Druckanalyse und
  2. die Angiokardiographie der Aorta und der A. pulmonalis zur präzisen Verifizierung der Mißbildung dringlich.
- Ohne Angiokardiographie sind keine akuten lebenserhaltenden Interventionen (Ballonseptostomie, Septostomie, Septektomie, Umkehroperationen) möglich.

L-Transposition der großen Gefäße

- Bei der L-Transposition der großen Gefäße, die durch eine Inversion der Kammeranlage anatomisch korrigiert wird, ist die invasive Diagnostik und die Angiokardiographie zur Klärung zusätzlich begleitender Vitia (valvuläre und subvalvuläre Pulmonalstenosen, Ventrikelseptumdefekte) angezeigt.

Double-outlet-Syndrom

Die Syndrome mit Ursprung beider großen Gefäße (Aorta und Truncus pulmonalis) aus *einer* Kammer lassen sich in 2 Gruppen:
- Double-outlet-right ventricle-Syndrom und
- Double-outlet-left ventricle-Syndrom
differenzieren.

Die angiokardiographische Analyse des *Double-outlet-right ventricle-Syndrom* ist auf folgende anatomische Besonderheiten gerichtet:
- Besteht eine D-Transposition oder eine D-Malposition der großen Gefäße?
- Ist die Aorta (bei D-Malposition) vollständig oder unvollständig transponiert?
- Ist der Truncus pulmonalis (bei L-Malposition) vollständig oder unvollständig transponiert?
- Liegt eine zusätzliche Pulmonalklappenstenose vor (valvulär, subvalvulär kombiniert)?
- Besteht ein Ventrikelseptumdefekt?
- Wie liegt der Ventrikelseptumdefekt?
- Besteht eine komplizierte Form des Double-outlet-right ventricle-Syndroms (z. B. mit intaktem Ventrikelseptum und Obstruktion des ven-

trikulären Ausstromtraktes, mit Ventrikelseptumdefekt und subaortaler Obstruktion in Kombination mit Lungenfehlmündungen).

Die angiokardiographische Abklärung eines *Double-outlet-left ventricle-Syndroms* erfolgt weitgehend nach den o.g. Richtlinien?
- Klärung der Malposition der großen Gefäße,
- Klärung der Transposition der großen Gefäße,
- Klärung der VSD-Anatomie,
- Klärung zusätzlicher komplexer Mißbildungen.

Fallot-Mißbildungskomplex

Die Angiokardiographie bei Morbus Fallot dient
- der Größenbestimmung der Kammervolumina (Volumenvergleich mit altersbezogenen Sollwerten),
- der Ermittlung der Herzfunktion (Kontraktilität, EF-Werte, Wandkinetik beider Kammern),
- der Morphologie der Pulmonalklappe und des rechtsventrikulären Ausstromtraktes,
- der Bestimmung der Durchmesserrelation von Truncus pulmonalis und Aorta sowie
- der Klärung der Lungengefäßperipherie.

Aortenmißbildungen

Dazu gehören alle Formen von
- *Aortenmißbildungen* (persistierender Truncus arteriosus communis, *Pseudotruncus arteriosus*,
- aortenpulmonale *Septumdefekten*,
- inkompletten bzw. kompletten *doppelten Aortenbögen*,
- *Aortenisthmusstenosen* (prä- und postduktale Formen),
- *Aortenarkushypoplasien* (einschließlich Aortenisthmusatresie) und
- *Anomalien* der branchiozephalen Gefäße. Diese werden nach wie vor (wegen Abbildungsproblemen bei der Echokardiographie sowie der schwierigen morphologischen Detailinterpretation) invasiv und durch Angiokardiographie diagnostiziert.

Pulmonalatresie

Die Atresie des Truncus pulmonalis wird je nach Grad der Mißbildung (Atresie der Pulmonalklappe, Atresie von Pulmonalklappe und Truncus pulmonalis mit komplett erhaltenen zentralen Pulmonalgefäßen, Atresie der Pulmonalklappe, des Truncus pulmonalis und der zentralen Pulmonalstämme bzw. Atresie der Pulmonalklappe, des Truncus pulmonalis, der Pulmonalstämme sowie der zentralen Regionen von Segmentarterien) in die Typen A–D klassifiziert.

Die angiokardiographische Diagnostik ist auf die definitive Klärung des Typs der Pulmonalatresie der Kammermorphologie rechts und links sowie der Lungengefäßperipherie gerichtet.

Trikuspidalatresie

Die angiokardiographische Diagnostik konzentriert sich auf
– die Klärung der anatomischen Strukturen der rechten Herzhälfte (Größe des rechten Vorhofes, Größe des Vorhofseptumdefektes, Größe der Kammervolumina, Nachweis subvalvulärer Stenosen),
– die Klärung der Lungenstrombahn (z. B. zusätzliche periphere Pulmonalstenosen)
– die Klärung der Struktur und der Dynamik der linken Herzkammer (Arbeitskammer).

Angiokardiographisch lassen sich Trikuspidalatresien in folgende Formen unterteilen:
Typ I: Trikuspidalatresie mit regelrechter Aorta und A. pulmonalis (Typ Ia mit Pulmonalklappenstenose, Typ Ib mit Pulmonalklappenhypoplasie, Typ Ic mit regelrechter Pulmonalklappe und Ventrikelseptumdefekt),
Typ II: Trikuspidalatresie mit D-Transposition der großen Gefäße (Typ IIa mit Pulmonalklappenatresie, Typ IIb mit valvulärer subvalvulärer Pulmonalstenose und VSD, Typ IIc mit regelrechter Pulmonalklappe und Ventrikelseptumdefekt),
Typ III: Trikuspidalatresien mit A-Transposition der großen Gefäße (Typ IIIa mit valvulärer, subvalvulärer Pulmonalstenose ohne VSD, Typ IIIb mit subvalvulärer Pulmonalstenose und VSD, Typ IIIc in Kombination mit komplexeren Mißbildungen).

Linkshypoplasie-Syndrom

Der Syndrombegriff wird allgemein nur bei gleichzeitigem Auftreten von Läsionen an der Mitralklappe, am Mitralklappenapparat, der Papillarmuskulatur, der linksventrikulären freien Kammerwand, der Aortenklappe, der Aorta ascendens und am Aortenisthmus zugelassen.

Die Mißbildung tritt der Häufigkeit nach in folgenden Kombinationen auf:
– Mitralklappenhypoplasie und Aortenatresie,
– Mitralklappendysplasie und Aortenklappenstenose,

– Mitralklappenstenose und Aortenklappenstenose,
– Mitralklappeninsuffizienz, subvalvuläre Aortenstenose und valvuläre Aortenstenose,
– Mitralinsuffizienz, Aortenklappeninsuffizienz, valvuläre Aortenstenose und Aortenisthmusstenose und
– Mitralklappenatresie und Aortenisthmusstenose.

Die KM-Untersuchung konzentriert sich auf folgende Details:
– Gestaltung der Lungenarterien,
– Rechts-links-Shunt im Duktusbereich,
– Gestalt der Lungenvenen,
– Ausmaß der retrograden Zirkulation über den Ductus arteriosus,
– Größe und Form des linken Vorhofs,
– Art der Mitralklappenläsion,
– Läsionen der Sehnenfäden bzw. Papillarmuskulatur,
– Läsionen an der Aortenklappe (Aortenklappenatresien, subvalvuläre Region, extreme supravalvuläre Hypoplasien),
– Perfusionskapazität der Koronargefäße,
– definitive Anatomie der Aorta thoracica.

Kardiomyopathien

Nach einer Festlegung der WHO werden die Kardiomyopathien in idiopathische und spezifische Formen differenziert. Die ideopathischen Kardiomyopathien werden eingeteilt in hypertrophe Formen (einschließlich hypertroph-obstruktiver Zustände), in dilatative Formen und restriktive Formen.

Als spezifische Formen werden Kardiomyopathien bezeichnet, die nach Myokarditis oder anderen entzündlichen Prozessen (Rheumatismus, Tbc, Kollagenosen) entstehen.

Spezielle, schwierig einzuordnende Formen von Kardiomyopathien im Kindesalter sind die Fibroelastose und Myokarderkrankungen durch Speicherkrankheiten (z. B. Glykogenase).

Bei allen Formen der Kardiomyopathien ist die Indikation zur invasiven und angiokardiographischen Diagnostik mit der Klärung der Kammergeometrie, der Kammervolumina und der Herzfunktion und der Koronargefäße angezeigt. Häufig wird die invasive Diagnostik durch eine Myokardbiopsie ergänzt.

Herztumoren

Sinngemäß gelten die Prinzipien der invasiven Diagnostik angeborener und erworbener Vitia (Herzkatheterisierung, Angiokardiographie, Koronargraphie) auch für die Klärung seltener Herztumoren (Vorhofmyxome, Fibromyome der Kammern, Myokardsarkome).

Thorakale Aorta und brachiozephale Gefäße

Eine Katheterdiagnostik mit Angiographie der Aorta thoracia und der brachiozepahlen Gefäße ist indiziert bei:
- Ursprungs- und Lageanomalien,
- Verdacht auf okklusive Gefäßprozesse (Leitsymptome: Geräusche, Pulsdifferenzen, transitorische ischämische Attacken, intermittierende Blindheit, Insuffizienzen im Basilar- bzw. Vertebralkreislauf oder komplette Schlaganfälle). Ursachen okklusiver Prozesse sind die Arteriosklerose, Thrombosen, Embolien, Dissektionen der Aorta, eigenständige Dissektionen der Aorta, eigenständige Dissektionen brachiozephaler Gefäße, fibromuskuläre Dysplasien, neurovaskuläre Kompressionssyndrome, Arteriitis-Syndrome, Läsionen nach Bestrahlung,
- Aneurysmaläsionen,
- aortalen Ektasien,
- Traumafolgen (arteriovenösen Fisteln, falschen Aneurysmen, Gefäßwandlazerationen),
- postoperative Folgen (Reststenosen und Aneurysmen nach ISTA-Operation, paraaortale Blutungen, Läsionen der Spinalarterien, Aneurysmen der Bronchialarterien, Restenosen nach Endarteriektomien,
- Tumoren wie Bronchialkarzinomen (Einbrüche in die V. azygos bzw. Interkostalvenen), Hämangiomen (Thoraxwand, Hals, Gesicht, Schulterregion), nasopharyngealen Angiofibromen, thyreodialen Karzinomen, parathyreoidalen Adenomen,
- Paragangangiomen,
- Dislokation, Kompression, Infiltration von Gefäßen durch Larynxtumoren, Hypopharynxtumoren bzw. Halsmetastasen,
- Gefäßanomalien (Ursprungsvarianten der brachiozephalen Gefäße, Kollateralkreisläufen.

Begleitende Angiokardiographien bei kardialen Interventionen

Als Pfadfinder und für die Effektivitätsbeurteilung werden angiographische bzw. angiokardiographische Untersuchungen bei allen Interventionen eingesetzt:
- atrialer Ballonseptostomie nach Rashkind,
- perkutanen Duktusverschluß nach Porstmann bzw. nach Rashkind,
- perkutaner Klappensprengung,
- perkutaner Angioplastie der Aorta,
- Embolisationstherapie,
- Angioplastien an den brachiozephalen Gefäßen,
- Angioplastien an intrakraniellen Ästen,
- Embolisationen (AV-Fisteln, AV-Mißbildungen, traumatischen Blutungen, Epistaxis, Tumoren, Stentimplantationen, Embolisation von Nebenschilddrüsenadenomen, Embolisation von Halsangiomen.

Invasive Diagnostik bei hormonaktiven Tumoren

Die Lokalisation und Größenbestimmung hormonaktiver Tumoren kann neben der venösen und arteriellen Angiographie (Schilddrüsenregion, Nebenschilddrüsenregion, Halsregion, Mediastinalregion) durch selektive Blutentnahmen präzisiert werden.

Angiographie der Spinalarterien (s. Kapitel 9.2)

Wie?

Herzkatheterisierung und Angiokardiographie im Frühgeborenen-, Neugeborenen- und Säuglingsalter

Grundsätzlich wird angestrebt, alle Formen der Gefäßpunktion und Kathetereinführung für die Katheterisierung der Herzhöhlen und die Angiokardiographie in Lokalanästhesie durchzuführen. Voraussetzung für eine erfolgreiche Punktion und Katheterisierung ist eine ausreichende Sedierung.

Meist ist ein *rein venöses Vorgehen* ausreichend, da über das offene Foramen ovale, über den Ventrikelseptumdefekt bzw. den Truncus pulmonalis (via offenen Ductus arteriosus) bzw. durch Wendemanöver in der linken Herzkammer alle Herzhöhlen und großen Gefäße erreichbar sind.

Eine perkutane Punktion (nach Lokalanästhesie und Stichinzision der Haut sollte immer versucht werden. Günstig ist dafür die linke Leistenbeuge. Bei Mißlingen steht dann die rechte Leistenbeuge für die Freilegung der V. femoralis zur Verfügung.

Die Punktion der zarten Femoralgefäße im Frühgeborenen-, Neugeborenen- und Säuglingsalter muß mit dünnen Einwegkanülen (Passierbarkeit für 0,5 mm Führungsdrähte) erfolgen.

Die Punktion der V. femoralis erfolgt ca. 5 mm unterhalb des Leistenbandes unmittelbar medial der pulsierenden Arterie. Die Freilegung der V. femoralis wird über einen ca. 10 mm langen Längsschnitt, der in Höhe des Leistenbandes beginnt, vorgenommen; die Freilegung der V. saphena magna erfolgt über einen ca. 5 mm distal des Leistenbandes verlaufenden Querschnitt.

Mit einer Schleusentechnik werden die Endothelläsionen bei mehrfachen Katheterwechseln bzw. längerandauernden Kathetermanipulationen begrenzt.

Im Frühgeborenen-, Neugeborenen- und Säuglingsalter sollten Katheterisierungen der *A. femoralis* vermieden werden, da sie sehr häufig mit Komplikationen (Dauerspasmen, thrombotischen Verschlüssen, peripheren Embolien, Wandlazeration) einhergehen können. Je nach Vorgehen unterscheiden wir Rechtsherzkatheterismus, Linksherzkatherismus bzw. transseptalen Herzkatheterismus.

Beim Rechtsherzkatheterismus werden zunächst die untere und obere Hohlvene katherisiert und lokalisiert. Danach werden die rechten Herzhöhlen (rechter Vorhof, rechte Kammer) ausgetastet bzw. katheterisiert. Eingeschlossen sind Druckanalysen und Blutgasuntersuchungen. Die A. pulmonalis wird entweder mit Kathetern vom Typ Cournand, mit Ringkathetern oder Ballonkathetern sondiert.

Vor bzw. nach Angiokardiographie der Herzkammern werden Eichungen, z. B. durch Abbildungen von Metallkugeln in Herzmitte vorgenommen, um eine morphometrische Analyse (Bestimmung der Volumina, der EF, des HMV und des Herzindex usw.) vornehmen zu können.

Mit Rechnerunterstützung sind aus den Druck- und Blutgaswerten sofort Shuntvolumina, Herzzeitvolumen und Herzindex sowie Gefäßwiderstände bestimmbar.

Für die Angiokardiographie sollten Pigtail-Katheter Verwendung finden, die eine gleichmäßigere Verteilung des KM in die Herzhöhlen ermöglichen.

Für die Angiokardiographie der Frühgeborenen-, Neugeborenen- und Säuglingsperiode werden heute ausschließlich nichtionische KM verwendet, um die Risiken einer Dekompensation oder einer hämodynamischen bzw. elektrischen Destabilisierung des Herzens zu minimieren.

Viele Autoren stehen wegen der Strahlenbelastung, der ungenügenden Subtraktionsmöglichkeit des stark bewegten Herzobjektes und der fehlenden pseudoräumlichen Orientierung eines Kinofilms dem Einsatz der DSA-Technik im Kindesalter skeptisch gegenüber. Dennoch besitzt die DSA-Technik für die Abklärung schwieriger anatomischer Strukturen (Mißbildung des Aortenbogens, Klärung aortopulmonaler Shunts nach der Operation u. ä.) einen hohen Stellenwert.

Als Faustregel für die Gesamtdosis von KM für die Angiokardiographie sollten 4 ml/kg KG, max. 5 ml/kg KG nicht überschritten werden. Einige Autoren wenden bis zu 7 ml/kg KG an, legen jedoch zwischen jeder KM-Injektion Pausen zwischen 10–30 min ein und verabreichen in den Pausen zusätzliche Sedativa. Die KM-Verträglichkeit kann ferner gesteigert werden, wenn nach jeder Angiokardiographie kurze Kochsalzinfusionen vorgenommen werden, um die Ausscheidung zu beschleunigen. Das Risiko einer KM-Nebenwirkung ist um so größer, je näher am Gehirn (Aortenbogen!!) die KM-Applikation erfolgt ist.

Falls bei schwerer pulmonaler Hypertonie eine KM-Injektion in den Truncus pulmonalis vorgenommen werden soll, ist zur Vermeidung von Komplikationen eine ca. 5 min andauernde Sauerstoffvoratmung empfehlenswert.

Herzkatheterisierung und Angiokardiographie im Kindesalter

Obwohl sich die Herzkatherisierung und Angiokardiographie von angeborenen, sehr schweren Herzfehlern im Kindesalter von den Technologien in der Frühgeborenen-, Neugeborenen- und Säuglingszeit nicht wesentlich unterscheidet, sind einige Besonderheiten zu beachten:

– Da im Kindesalter das Foramen ovale verschlossen ist und daher der Weg über den Ductus arteriosus nicht mehr zur Verfügung steht, muß neben der transvenösen Katheterisierung auch eine retrograde arterielle Katheterisierung vorgenommen werden. Mißlingt die retrograde Sondierung (z. B. bei schweren Aortenklappenstenosen) wird das transseptale Verfahren (mit Nadelpunktion des Vorhofseptums) eingesetzt.

– Bei einer Reihe spezieller anatomischer Fragestellungen (Ursprung und Verlauf von Herzkranzarterien, Abbildung aortopulmonaler Kollateralen, Abbildung aortopulmonaler, chirurgisch angelegter Shunts) werden für die angiokardiographische Darstellung (einschließlich Druck- und Blutgasanalysen) speziell geformte Kathetersysteme eingesetzt.

Angiokardiographie in Begleitung interventionskardiologischer Eingriffe im Kindesalter

Für die angiokardiographische Darstellung kardialer bzw. vasaler Strukturen vor, während und nach interventionellen Eingriffen sollten die KM-Mengen möglichst niedrig gehalten werden, da die Interventionen selbst (Dilatation der Zugangsgefäße, Sprengungsvorgänge am Vorhofseptum bzw. den Klappen, die Dilatation des Pulmonalgefäßringes, abrupte Unterbrechung einer Shuntzirkulation, Volumen- und Drucküberlastung bei Valvuloplastie, Ischämie nach Embolisation) zu beachtlichen Kardiozirkulationsbelastungen führen.

Herzkatheterisierung und Angiokardiographie im Erwachsenenalter

Für die Sondierung, Druckregistrierung, Indikatorapplikation, Blutgasanalyse und Angiokardiographie aller 4 Herzhöhlen einschließlich der herznahen großen Gefäße stehen im Erwachsenenalter die Rechtsherzkatheterisierung, die Linksherzkatheterisierung und die transseptale Herzkatheterisierung zur Verfügung.

Alle Formen der Rechtsherzkatheterisierung werden (falls keine peripheren Gefäßobstruktionen vorliegen) perkutan über die V. femoralis vorgenommen. Zur Herabsetzung des Gefäßtraumas gehört die Schleusentechnik zum Standard. Bei der Rechtsherzkatheterisierung mit ausschließlich orientierender Druckmessung können Pigtail-Katheter verwendet werden, die eine rasche, risikoarme Sondierung der rechten Herzhälfte ermöglichen.

Bei weitergehenden Analysen (Bestimmung der rechtsventrikulären Kammervolumina, der rechtsventrikulären EF, das HMV und des Herzindex sowie des pulmonalen Widerstandes einschließlich der PC-Messungen) wird die Thermodilution mit speziellen Ballonkathetern eingesetzt. Für die Angiokardiographie der rechten Herzhälfte (rechter Vorhof, rechte Kammer, Truncus pulmonalis) sollten ausschließlich Pigtailkatheter Verwendung finden.

Nur bei sehr speziellen morphometrischen Analysen (z. B. Volumenverhalten nach Herztransplantation) wird für die Volumetrie durch eine angiokardiographische Darstellung der rechten Herzkammer in 2 Ebenen eingesetzt.

Auch die Linksherzkatheterisierung wird auf perkutanem, transfemoralem Wege unter Verwendung von Schleusen durchgeführt. Bei vollständigen Obstruktionen der femoralen Gefäße kann der transaxilläre Zugang genutzt werden. Sind auch die axillären Zugänge okkludiert, kann die linke Herzkammer auf transseptalem Wege katheterisiert werden. Für die retrograde Sondierung der linken Herzkammer werden in der Regel Pigtailkatheter verwendet. Weitere Sondierungsmöglichkeiten ergeben sich durch den Einsatz von Koronarkathetern (Typ Amplatz li.). Eine Sondierung des linken Vorhofes wird entweder durch Wenden eines Pigtailkatheters in der linken Kammer oder durch die transseptale Katheterisierung vorgenommen. Bei Kardiomyopathien wird die Links- und Rechtsherzkatheterisierung durch anterograde bzw. retrograde Myokardbiopsien ergänzt. Für die Darstellung der Herzkranzarterien in allen Hauptast- und Nebengefäßbereichen sind links 3–5 Injektionen und rechts mindestens 3 Injektionen (6–10 ml nichtionisches KM) erforderlich.

Bei sehr schweren lebensbedrohlichen Zuständen (Zustand nach frischem Myokardinfarkt, instabiler Angina pectoris mit drohendem Infarkt) sollte die invasive Diagnostik ausschließlich auf eine selektive Koronarographie (ggf. unter fortlaufender Nitratinfusion, mit liegender Schrittmachersonde) begrenzt werden. Nichtionische KM sind Standard.

Angiographie der Aorta und ihrer Äste

Für die Abbildung der Aorta thoracica und ihrer Äste stehen 3 Verfahren zur Verfügung.
1. die konventionelle Angiographie in Kinotechnik, Mittelformattechnik bzw. Großformattechnik,
2. die intravenöse DSA-Technik und
3. die intraarterielle DSA-Technik.

Trotz vieler methodischer Modifikationen (z. B. KM-Applikation mit Ringkathetern in den rechten Vorhof) hat die i. v.-DSA-Technik ihrer Erwartungen nicht voll erfüllt. Sie eignet sich zur orientierenden Abbildung der Aorta und der brachiozephalen Gefäße, z. B. akut nach chirurgischer Intervention (z. B. Verdacht auf Karotisverschluß nach Endarteriektomie im Gabelbereich). Die venöse DSA-Technik versagt jedoch wegen ihrer begrenzten Abbildungsqualität bei der Klärung schwieriger anatomischer Details, insbesondere bei Patienten mit reduzierter Herzleistung und mit vergrößertem zentralem Blutvolumen. Bei sehr schwerkranken Patienten kann sie durch die relativ großen KM-Mengen zu pektangionösen Beschwerden, Dekompensation von Herzinsuffizienzen, zu Niereninsuffizienzen und zur transitorisch-ischämischen Attacken der zerebralen Zirkulation führen.

Die arterielle DSA-Technik hat sich zur Klärung von aortalen und vasalen Läsionen als ein äußerst zuverlässiges Verfahren bewährt. Bei Verwendung moderner KM-Injektoren, von dünnen Highflow-Kathetern, kann mit relativ geringen Mengen nichtionischer KM (ca. 30 ml, Iodgehalt 300 mg/ml) eine optimale Darstellung z. B. des Aortenbogens erzielt werden.

Wir halten für die präoperative Klärung der Aortenregion eine Darstellung in 3 Etagen für erforderlich:

1. Abbildung des Aortenbogens in LAO 45–60° mit Darstellung des Arkus und der Zentralregion der brachiozephalen Gefäße (KM-Bedarf ca. 30 ml nichtionisches KM (300 mg l/ml, Fließgeschwindigkeit 15–20 ml, Injektion: Aorta ascendens).
2. Abbildung der brachiozephalen Gefäße in Höhe der Karotisgabel (Projektion in LAO 45°, KM-Bedarf ca. 30 ml, 300 mg Iod/ml, Injektion. Aorta ascendens).
3. Abbildung der brachiozephalen Gefäße und der intrakraniellen Zirkulation in a.-p.-Projektion (Injektion von ca. 30 ml, Iodgehalt 300 mg/ml).

Mit diesem Verfahren werden alle 4 Hirnarterien in der Halsregion, der Zusammenfluß der Vertebralarterien, die A. basilaris sowie die A. cerebri media und die A. cerebri posterior abgebildet.

Für die Klärung einer Aortenklappeninsuffizienz oder einer Aortenklappenstenose ist eine Lateralprojektion der Aorta (mit 30 ml KM und einer Fließgeschwindigkeit von 23 ml/s, DSA-Technik) ausreichend.

Bei ausgedehnteren pathologischen Prozessen der thoracica Aorta (Aneurysmen im Bereich der Aorta ascendens, des Arcus aortae bzw. der Aorta descendens, Aneurysma dissecans, lokale traumatische Lazeration des Aortenbogens, Dissektionen der brachiozephalen Gefäße, Gsell-Erdheim-Syndrom, Marfan-Syndrom) ist eine Abbildung der thoracica Aorta in 2 Ebenen (a.-p., lateral), ggf. zusätzlich in Schrägaxialprojektion (LAO und RAO in DSA-Technik) empfehlenswert.

Für die zusätzliche selektive Angiokardiographie des Truncus brachiocephalicus, der rechten und linken A. carotis communis, der A. subclavia, der Vertebralarterien rechts und links bzw. der einzelnen zervikalen Trunci bzw. der A. mammaria sind spezielle Katheterformen Voraussetzung. In der Regel genügen 3–5 ml eines nichtionischen KM je Injektion für die DSA-Technik.

Für die Darstellung der A. carotis externa, der A. maxillaris, A. temporalis, A. occipitalis, A. vertebralis, des Truncus-thyreocervicalis, des Truncus costocervicalis, der A. thyroidea superior und inferior, der A. mammaria interna und weiterer Äste der Schulter- und Hals-Region werden gleichfalls speziell geformte Katheter benötigt. Zur superselektiven Angiographie genügen in der Regel 2–4 ml eines nichtionischen KM.

Komplikationen

Methodisch bedingte Komplikationen (s. auch Kap. 9.3)

Wer wenig Erfahrungen hat mit der Punktion von Femoralgefäßen in der Frühgeborenen-, Neugeborenen- und Säuglingsperiode sollte die Gefäßachsen mit echographischen Verfahren markieren, um Hämatome durch Fehlpunktionen zu vermeiden. Der Mehrfachgebrauch von Punktionskanülen, Führungsdrähten und Kathetern ist für das Kindesalter strikt abzulehen. Freilegung von Gefäßen in der Leistenbeuge sollten nur in Regionen vorgenommen werden, in denen unmittelbar davor keine Punktionsversuche erfolgten, da ausgetretenes Blut das Auffinden der feinen Gefäße erschwert. Bei stärker geschlängelten, gekrümmten oder leicht stenosierten Beckengefäßen (Venen- und Arteriensystem!) sollten rasch hochgleitfähige hydrophil beschichtete Führungsdrähte (Terumo-System) herangezogen werden. Gefäßpunktionen, bei denen die vordere *und* hintere Gefäßwand durchstochen und die Nadel dann in das Lumen zurückgezogen wird, müssen der Vergangenheit angehören. Für exakte Punktionen und Katheterisierung genügt allein die Penetration der Gefäßvorderwand. Soweit wie möglich sollten Schleusensysteme eingesetzt werden, um die Gefäßkatheterisierung zu erleichtern. Bei Elongationen oder Knickstenosen ist daran zu denken, daß solche Schleusen nach Entfernung der Innenkatheter abknicken und undurchgängig werden. Aus diesem Grunde ist bei Kathetertausch stets ein parkender Draht zu belassen. Alle im vorliegenden Kap. genannten Untersuchungen erfordern eine systemische Heparinisierung mit 100 I.E./kg KG. Bei Koronarographien ist generell eine Heparinisierung mit 10 000 I.E. erforderlich. Das Heparin sollte arteriell stets unterhalb des Aortenarkus, nie jedoch in das Abstromgebiet zum Gehirn (linke Kammer, Aorta ascendens) appliziert werden, da Heparin die Blut-Hirn-Schranke moduliert und bei nachfolgender KM-Gabe Nebenwirkungen Vorschub leistet.

Nach einer regelrechten Untersuchungszeit (bis 1,5 h) wird die Heparinisierung durch eine isoäquivalente Dosis von Protaminsulfat neutralisiert. Bei längeren Untersuchungszeiten muß die Protaminsulfatdosis reduziert werden.

Bei arterieller Katheterisierung im Kindesalter sollte auf die Protaminneutralisierung verzichtet und eine längere Kompressionszeit der Gefäße in Kauf genommen werden.

Zur Vermeidung von Komplikationen nach arterieller Katheterisierung im Kindesalter sind nachfolgende Heparininfusionen über 6–8 h empfehlenswert, um Spasmen und thrombotische Appositionen zu vermeiden.

Alle kommerziellen Katheter müssen vor der Einführung in das Gefäßsystem 1- bis 2mal mit Kochsalz gespült werden, da sie produktions- bzw. verpackungsbedingt Staub bzw. andere Fremdpartikel enthalten können.

Bei der retrograden aortalen bzw. arteriellen Katheterisierung ist ein forciertes Vorschieben von Kathetern (ohne Führungsdrähte) zu vermeiden, da es durch Abweichungen in den Kostal- und Bronchialarterien zu Läsionen der Spinalarterien kommen kann.

Besondere Vorsicht ist bei der Katheterisierung und KM-Applikation in den Truncus costocervicalis, den Truncus thyreocervicalis, die Vertebralarterien und die Bronchialarterien wegen Läsionsmöglichkeiten spinaler Äste geboten.

Vor jeder selektiven bzw. superselektiven KM-Injektion muß durch eine KM-Probeinjektion ermittelt werden, ob ein Katheter stabil im Ostium gelegen ist, bzw. ob der Katheter zentrale oder kapilläre Spasmen auslöst. Beim Vorliegen von Spasmen können folgende Hauptinjektionen zu Dissektion, Paravasaten, Lazerationen bzw. kapillären Organschäden führen.

Ist ein Katheter durch Wandkontakt verlegt, kann ein forciertes Ansaugen die Bildung von Gasblasen verursachen, die bei anschließender Injektion Luftembolien zur Folge haben. Einen gleichen Saugeffekt kann ein sehr rascher Rückzug von Führungsdrähten auslösen.

Bei der Rechtsherzkatheterisierung können konventionelle und auch Ballonkatheter in die V. lumbalis ascendens, die Nierenvenen, die Lebervenen und in den rechten Vorhof abweichen. Ein forciertes Nachschieben kann Schmerzen, Spasmen und Gefäßperforationen erzeugen.

Der rechte Vorhof muß bei der Herzkatheterisierung vorsichtig ausgetastet und katherisiert werden, da eine Endokardtraumatisierung rasch zu Rhythmusstörungen führen kann.

Vorsicht ist bei der Katheterisierung stenosierter Pulmonalklappen mit subvavulärer Stenose geboten, da der rechte Ausstromtrakt bei Traumatisierungen entweder zu Spasmen neigt oder zu Herzrhytmusstörungen führt.

Arterielle Kompressionsverbände sollten bei Verwendung von F9-Kathetern maximal 4 h, bei Kathetern F7–F8 maximal 3 h, bei Katheternn F6–F7 maximal 2 h, bei Kindern maximal 1 h liegenbleiben, um lokale Thrombose und periphere Embolien zu vermeiden. Nach Entfernung des Druckverbandes ist weitere Bettruhe (10–24 h, je nach Katheterdurchmesser) erforderlich. Venöse Druckverbände sollten maximal 1,5 h liegenbleiben.

Bei Punktionen der V. jugularis interna (medial des M. sternocleidomastoideus, lateral der A. carotis interna) ist zu beachten, daß die V. jugularis interna mit Stenosierungen, mit Dopplungen und mit (sehr seltener) Mediallage der Vene gegenüber der Arterie einhergehen kann, die eine Katheterisierung erschweren oder unmöglich machen.

Komplikation durch Kontrastmittel

Insbesondere im Frühgeborenen-, Neugeborenen- und Säuglingsalter führen KM-Überdosierungen (bei ungenügender Prämedikation und bei fehlenden Pausen zwischen den Injektionen), zur hämodynamischen Instabilität (mit Dekompensation), zur elektrischen Instabilität (mit tachykarder Rhythmusstörung), zu Alteration des ZNS (Störung der Mikrozirkulation) oder zur Niereninsuffizienz.

Bedrohliche ZNS-Komplikationen (Unruheerscheinung, Hyperperexie, Krampfzustände) sind zu erwarten, wenn große Natriummengen (hohe KM-Mengen) direkt in die Aorta appliziert werden.

Selektive Koronarangiographien unmittelbar nach akutem Infarkt, bei drohendem Infarkt, bei instabiler Angina pectors, bei beginnendem Infarkt, bei hämodynamischer bzw. elektrischer Instabilität sind nur akzeptabel, wenn akut medizinischer Beistand vorbereitet ist.

Bei bekannten vorausgegangenen KM-Überempfindlichkeitsreaktionen müssen sofort nach Gefäßpunktion und Gefäßkatheterisierung, d. h. vor KM-Verabreichung ca. 200–300 mg lösliche Prednisolonpräparate appliziert werden.

9.7 Angiographie: Leber, Milz, Pankreas

W. Rödl

Vorbereitung des Patienten

Allgemeine Vorbereitung:
- Schriftliche Einverständniserklärung des Patienten nach schriftlicher (Aufklärungsbogen) und mündlicher Aufklärung am Vortag (!) der Untersuchung,
- zumindest seit 4 h nüchtern,
- Bestimmung des Gerinnungsstatus, von Kreatinin und Harnstoff,
- Rasieren von Leistenregion bzw. Axilla.

Spezielle Vorbereitung für die abdominelle Angiographie:
- Schlackenarme Kost und entblähende Maßnahmen am Vortag,
- Darmhypotonie (1 Ampulle Buscopan bzw. Glukagon i. v.) vor der KM-Injektion, insbesondere bei der digitalisierten i.a.-Subtraktionsangiographie (i.a.-DSA).
- Leeraufnahme zum Ausschluß von KM-Resten im Abdomen.
- Vorinformation von US, CT oder/und MRT.

Bei der selektiven transhepatischen Portasondierung (PTP) zur Pankreasvenenblutentnahme: Anfertigen einer orientierenden „venösen Landkarte" der V. porta durch indirekte Mesenteriko- und Splenoportographie am Vortage sowie perorale Cholezystographie am Vorabend der Untersuchung, um das Risiko einer Gallenblasenperforation zu verringern.

Indikationen und indikationsspezifische angiographische Verfahren

Prinzipiell können die Angiographien als konventionelle Katheterangiographien (KA) mit dem Blattfilmwechsler oder als i.a.-DSA durchgeführt werden.

Leber

Zöliakographie, selektive und superselektive Hepatikographie sowie superiore Mesenterikographie zur Klärung folgender Fragestellungen:
– präoperative Gefäßmorphologie vor Segmentresektion bzw. Transplantation,
– Aufdeckung fokaler Läsionen wie Metastasensuche (z. B.vaskularisierte Metastasen bei Karzinoid oder kolorektalen Tumoren), Aufdeckung eines Hepatoms bei Zirrhose (α-Fetoproteinerhöhung!),
– Differentialdiagnostische Zuordnung von vaskularisierten Tumoren wie Hämangiomen, FNH bzw. Adenom, Hämangioendotheliom,
– Embolisierung und/oder Chemotherapie von Lebermetastasen,
– Porta-CT nach selektiver Sondierung der A. mesenterica superior.

Milz

Zöliakographie bzw. selektive Lienographie bei folgender Fragestellung:
– Präoperative Gefäßmorphologie vor Exstirpation,
– posttraumatische Zustände.

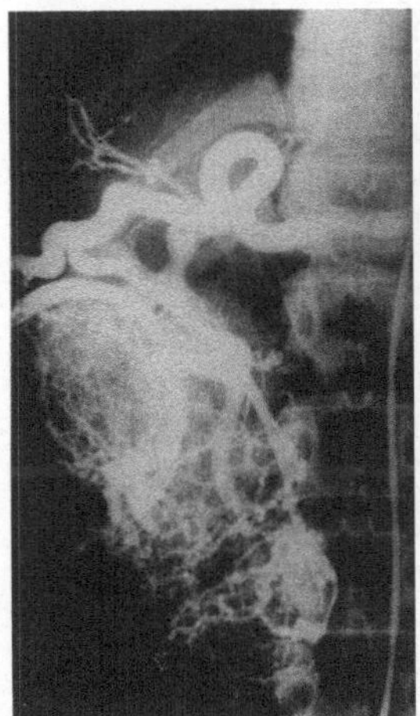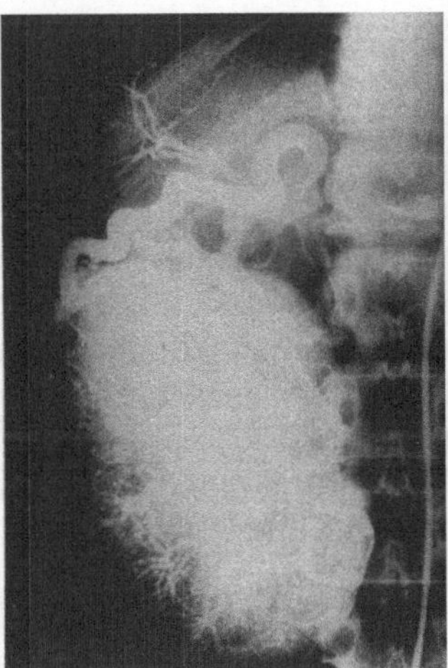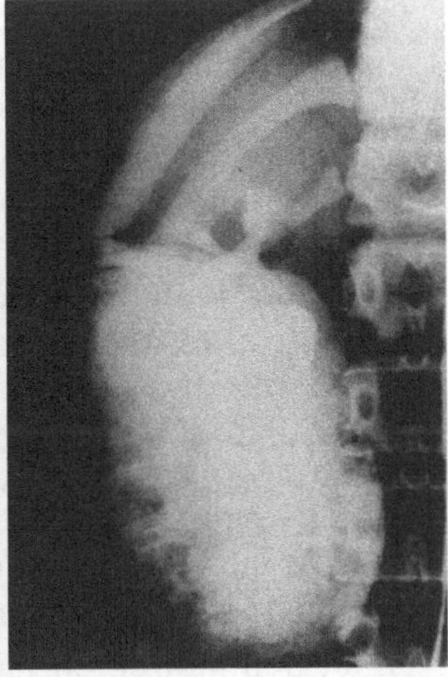

Abb. 9.7.1a–c. FNH der Leber: In der arteriellen *(a)*, kapillären *(b)* und parenchymatösen *(c)* Phase stellt sich der reich vaskularisierte gestielte Tumor des rechten Lappens dar

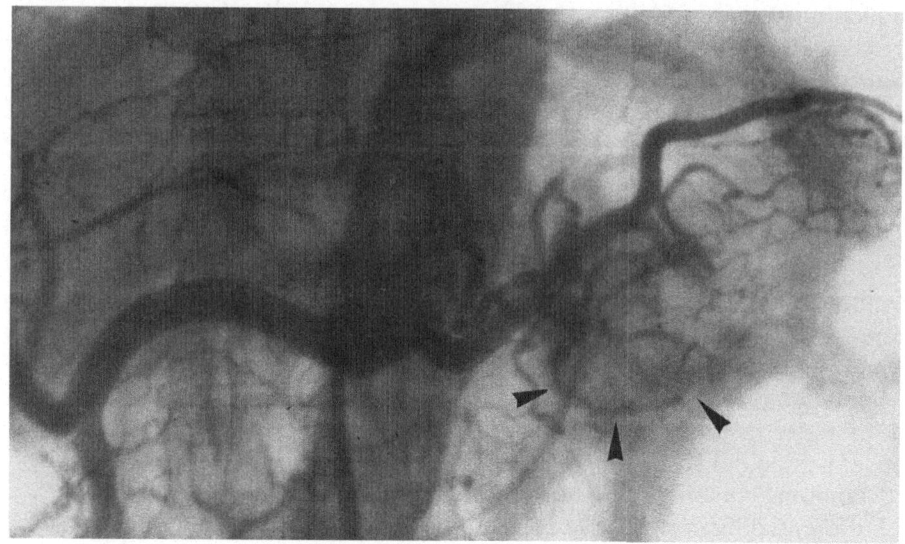

Abb. 9.7.2. Insulinom des Pankreasschwanzes: Die Zöliakographie zeigt den kugeligen vaskularisierten und gefäßverlagernden Tumor im Bereich des Pankreasschwanzes

Pankreas

Zöliakographie sowie selektive Hepatiko- bzw. Lienographie zur Klärung folgender Fragestellungen:

– präoperative Gefäßmorphologie z. B. Truncus hepatico mesentericus vor Pankreaskopfresektion,
– Differenzierung Pankreatitis – Pankreaskarzinom (Gefäßummauerung!),
– bei Verdacht auf Insulinom:
  1. Superselektive Angiographie der A. hepatica und/oder der A. gastroduodenalis einerseits, bzw. der A. lienalis andererseits zur Lokalisation von Pankreaskopf- bzw. Pankreaskorpus- und Pankreasschwanztumoren (Abb. 9.7.3).
  2. perkutane transhepatische Portapunktion (PTP) mit superselektiver Venenblutentnahme aus Pankreaskopf-, Korpus- und Schwanzvenen zur direkten Tumorlokalisation.
– Bei Verdacht auf Gastrinom: superselektive arterielle Sondierung von Pankreaskopf-, Korpus-, und Schwanzarterien. Superselektive i.a.-Sekretinstimulation (IAS) durch Injektion von kleinen Dosen Sekretin (30 E. Sekretolin), simultane Venenblutentnahme einmal über einen transfemoralen Katheter aus der rechten Lebervene und peripher aus einer Kubitalvene 30, 60, 120 und 210-s nach IAS-Stimulation.
Ein über 50%iger Gastrinanstieg in der 30-s-Probe aus der Lebervene ergibt den indirekten Hinweis auf die Gastrinomlokalisation.
Die IAS mit Lebervenenblutentnahme hat die selektive Pankreasvenenblutentnahme nach PTP zur Gastrinomlokalisation abgelöst.

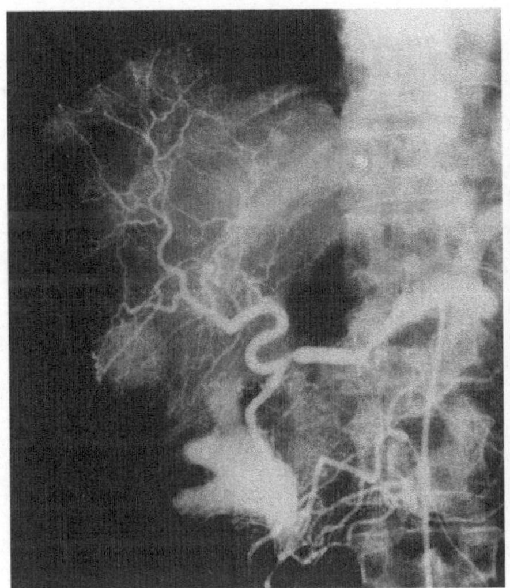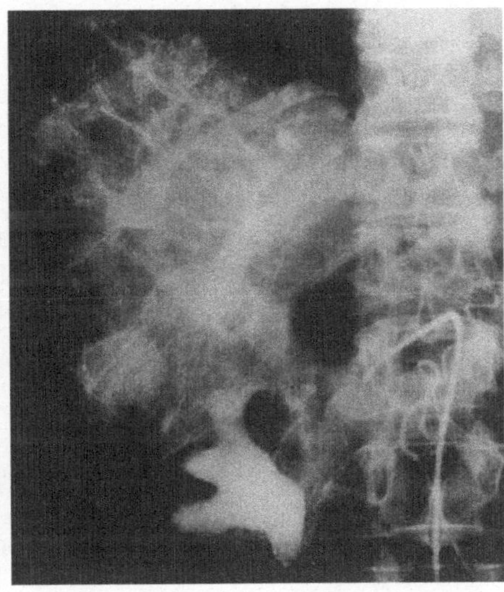

Abb. 9.7.3. Karzinoidmetastasen der Leber: Deutlich in der kapillären Phase *(A)*, eindrucksvoller in der parenchymatösen Phase *(B)*, stellen sich bei der selektiven Hepatikographie reich vaskularisierte Karzinoidmetastasen in der Leber dar

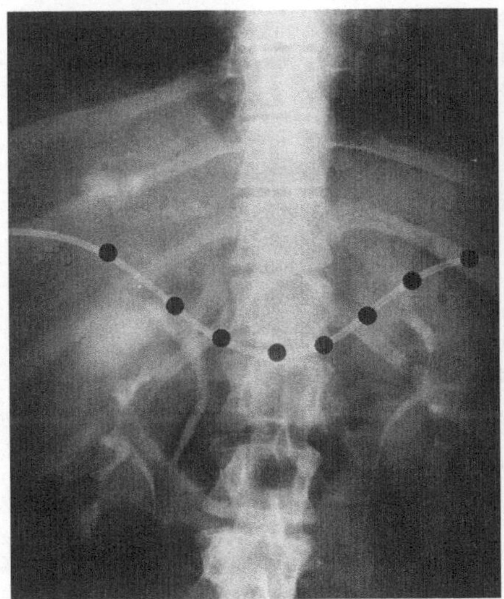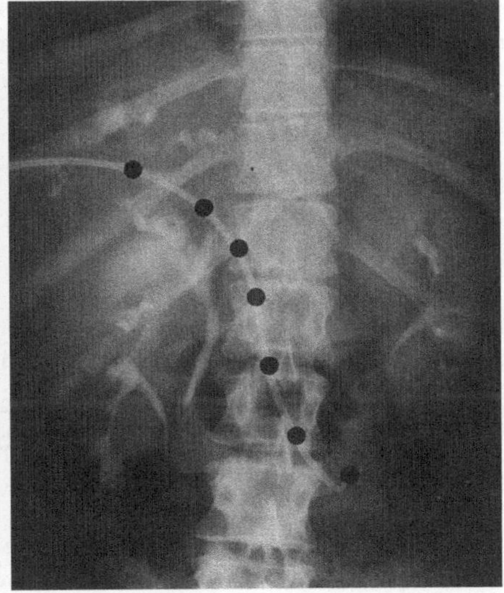

Abb. 9.7.4. Transportale Portasondierung bei Insulinom: Blutentnahme zur Bestimmung des Hormonpeaks

Portovenöses System

Bei portaler Hypertension wird die indirekte Spleno- und/oder Mesenteriko-
portographie zur Differenzierung des prä-, intra- und posthepatischen
Blocks sowie zur morphologischen Analyse von hepatofugalen Kollateralkreisläufen durchgeführt, die direkte Lebervenendarstellung bei Verdacht
auf posthepatischen Block und bei Pankreaserkrankungen mit Verdacht auf
Milzvenenthrombose und perisplenalen hepatozentralen Kollakteralkreis-
läufen die indirekte Splenoportographie.

Kontraindikationen

Absolut:

- Für die Punktion Quick-Wert unter 50%, Thrombozytenzahl unter
  80000 mm³,
- für die KM-Injektion Kreatinin über 2 mg%.

Relativ:

- allgemeine allergische Disposition,
- bekannte KM-Reaktion,
- bekannte Hyperthyreose,
- Patient über 50 Jahre mit Knotenstruma: Gefahr des kompensierten autonomen Adenoms mit Auslösen einer thyreotoxischen Krise nach KM-
  Injektion,
- fehlende therapeutische Konsequenz,
- der klinischen Situation und Komplikationshäufigkeit unangemessener
  arterieller Zugangsweg (transbrachial, transaxillär).

Untersuchungstechnik

Punktion und Gefäßzugang

Allgemeines: Lokalanästhesie durch Injektion von 1%igem Lokalanästhetikum: bei transfemoraler Punktion 10–15 ml, transaxillär 10 ml, transbrachial 5 ml, Punktion nach Hautinzision (Seldinger-Methode). Einsatz einer
Schleuse nur bei voraussehbarem mehrmaligem Katheterwechsel und transfemoralem Zugang,

Bei der *Zöliakographie,* der *selektiven Hepatikographie* oder *Lienographie*
sowie der *indirekten Spleno- bzw. Mesenterikographie* routinemäßig transfemoraler Zugang: retrograde Punktion 3–4 cm unterhalb des Leistenbandes.
Nur in Ausnahmefällen (Stenosen der Iliakalarterien oder der Aorta abdo-

minalis, Zustand nach Bifurkationsprothese) wegen des höheren Komplikationsrisikos Zugang transaxillär (routinemäßige Punktion der rechten Axilla 7 cm lateral des tiefsten Punktes der Achselhöhle) oder transbranchial (A.-brachialis in der Ellenbeuge über dem medialen Humeruskondylus).

Bei der *selektiven Lebervenenblutentnahme ohne/mit Phlebographie* routinemäßig transfemoraler, nur bei tiefer Bein-Beckenvenenthrombose transkubitaler oder transjugulärer Zugang.

Bei der *selektiven Pankreasvenenblutentnahme* (Insulinomverdacht) mittels *perkutaner transhepatischer Portapunktion* (PTP) transhepatischer Zugang unter Durchleuchtungskontrolle.
- Punktionsort ist der 9.–11. ICR in der mittleren Axillarlinie rechts, Stichrichtung Th 12,
- Punktion mit der Longdwelkatheternadel, Entfernen der Innennadel. Zurückziehen des Katheters bis Portablut abtropft, Sicherung der intraportalen Katheterlage durch KM-Injektion,
- Einwechseln eines J-Drahtes mit beweglicher Seele,
- Überschieben eines Headhunterkatheters (5 F) und Plazieren der Katheterspitze zunächst im Milzhilus, dann in den peripheren Mesenterialästen,
- jeweils etagenweises Zurückziehen des Katheters mit superselektiver Pankreasvenenblutentnahme (jeweils 6–8 ml) und Markieren der Entnahmestelle in einer zuvor durchgeführten venösen Landkarte (indirekte Lienomesenterikoportographie am Vortage),
- Blutproben zur laborchemischen Untersuchung, die topographische Korrelation des Hormonpeaks mit der Entnahmestelle ermöglicht die indirekte retrospektive Insulinomlokalisation.

Katheterwahl

Arteriell:

- bei transfemoralem Zugang für die Übersichtsangiographie (nicht obligat) Pigtailkatheter, 65 cm, 5F, high-flow,
- bei selektiver oder superselektiver Sondierung Kobra- bzw. Sidewinderkatheter mit Seitloch, 70 cm, 5–6F, high-flow,
- bei der transaxillären oder transbrachialen Sondierung 4–5-F-Katheter, 100 cm.

Venös:

- bei der transfemoralen Lebervenensondierung Kobra- bzw. Sidewinderkatheter mit Seitloch, 70 cm, 5–6F,
- bei transjugulärem oder transbrachialem Zugang, 4–5-F-Katheter, 100 cm,
- bei der transhepatischen Portasondierung Longdwelkatheterset und Kobra- oder Headhunterkatheter mit Seitloch, 5–6F, 70 cm.

Wahl des Führungsdrahtes (Guidewire)

Endständig gebogener Draht (3-mm-J-Draht) mit beweglicher Seele (movable-Core), passend zu den Kathetern mit 150 cm: 0,032 i; 0,035 i, 0,038 i Durchmesser.

Für superselektive Sondierung Terumo-Guide mit flexibler Spitze, 150 cm: 0,035 i Durchmesser (Tabelle 9.7.1).

Komplikationen

Allgemein

Je nach Zugangsweg steigt die Komplikationsrate von transfemoral 1,73% nach transaxillär bzw. transbrachial auf 3,29%.

Tabelle 9.7.1. Injizierte Kontrastmittel (ml) und Flowraten

Verfahren	Menge des KM (ml)	Flowrate (ml/s)
Aorta konventionell	60	15–18
i. a.DSA	15–20	10–15
Truncus coeliacus konventionell	30	5–6
i. a.DSA	10	5
A. hepatica konventionell	20	4–5
i. a.DSA	5–10	4–5
A. lienalis konventionell	30	4–5
i. a.DSA	10	5
A. mesenterica superior konventionell	50	4–5
i. a.DSA	15–20	10
Transhepatische Portographie konventionell oder DSA	5–10	manuell
Transfemorale Lebervenen-phlebographie konventionell oder DSA	5–10	5–10
indirekte Portographie als Pharmakoangiographie	Vorinjektion eines Vasodilators, z. B. 1–2 Ampullen Tolazolin (25–50 mg) ad 10 ml NaCl	
indirekte Mesenterikoportographie	Vorlauf 80 100	8–12
indirekte Hepatolienographie	Vorlauf 60 60	8–10

Allgemeine Komplikationen beruhen auf dem KM.

Lokale Komplikationen entstehen durch die Punktion (Blutung, AV-Fisteln, Aneurysmen), durch den Führungsdraht oder den Katheter (Dissektion, Perforation, Thrombose) und durch die Kompression (Thrombose, Hämatom).

Gefürchtet ist die Fehlinjektion in eine Lumbalarterie oder in die Adamkiewicz-Arterie (Querschnittslähmung!) durch einen während der Untersuchung aus dem Gefäß herausspringenden selektiven Viszeralkather (< 1%).

Speziell bei der perkutanen transhepatischen Portapunktion (PTP)

- subkapsuläres und/oder intraparenchymatöses Leberhämatom,
- Punktion des Sinus phrenicocostalis mit Pneumothorax und/oder Hämatothorax,
- Punktion der Gallenblase mit galliger Peritonitis (Notfalloperation!).

Nachsorge

Manuelle Kompression der Punktionsstelle bis zur Blutstillung, danach Anlegen eines Druckverbandes und strenge Bettruhe für mindestens 8 h.

Bei der PTP wie bei jeder Leberpunktion Kontrolle von Puls und Blutdruck halbstündlich über 4 h. US- oder CT-Kontrolle der Punktionsstelle, spätestens bei Anzeichen von Kreislaufkollaps (subkapsuläre oder intraparenchymatöse Hämorrhagie!), oder Peritonitis (Gallenblasenperforation!).

Schlußfolgerung und Bewertung

Die angiographischen Verfahren geben wichtige Informationen zur Morphologie und Hämodynamik des arteriellen und venösen Systems der parenchymatösen Oberbauchorgane, insbesondere auch des portovenösen Systems. Sie wird im Anschluß an bildgebende Verfahren wie US, CT und MRT eingesetzt und ist ein risikoarmes Verfahren. Bei der Abdominalangiographie, nicht nur des Darmes, sondern auch der Oberbauchorgane, hat die konventionelle Angiographie als Routinemethode noch ihre Daseinsberechtigung. Sämtliche selektive und superselektive Verfahren können aber auch als i.a.-DSA durchgeführt werden, wenn der Patient die Luft lange genug anhalten kann und Darmartefakte nicht stören.

Zur Aufklärung der präoperativen Gefäßsituation und Aufdeckung von Gefäßanomalien bei leber, Milz und Pankreas ist diese Untersuchungsmethodik indiziert.

Bei *fokalen Leberläsionen* kann die Hepatikographie (nach US, CT und Hida-Szintigraphie) zur Artdiagnose eines Hämangioms oder einer FNH beitragen. Hepatome bei gleichzeitiger Leberzirrhose werden manchmal erst angiographisch diagnostiziert. Vaskularisierte Metastasen eines Karzinoids sind angiographisch quantitativ besser erfaßbar als mit den vorgeschalteten bildgebenden Verfahren.

Beim *Pankreas* sind Gefäßummauerungen ein Malignomhinweis bei der Differenzierung von Pankreatitis- und Pankreaskarzinom.

Zur Aufdeckung von Gastrinomen, z. B. beim Zollinger-Ellison-(ZES)-Syndrom, wird die superselektive ia.-Sekretolinstimulation (IAS) mit nachfolgender Angiographie und simultaner peripherer Venenblutentnahme zur Hormonbestimmung durchgeführt.

Die topographische Korrelation des Gastrinpeaks mit der Stelle der IAS gestattet retrospektiv die indirekte Gastrinomlokalisation.

Beim Verdacht auf Insulinom wird die superselektive Pankreasangiographie mit der superselektiven Pankreasvenenblutentnahme mittels perkutaner transhepatischer Portasondierung (PTP) kombiniert. Auch hier gibt die topographische Korrelation des Hormonpeaks direkt aus der entsprechenden Pankreasvenenblutentnahme mit der Entnahmestelle den retrospektiven Hinweis auf die Insulinomlokalisation.

Bei der Analyse des *porto-venösen Systems* im Rahmen einer portalen Hypertonie und zur Aufdeckung perisplenaler hepatofugaler Kollateralkreisläufe ist die indirekte Spleno- bzw. Splenoportographie als Pharmaangiographie auch heute noch die Methode der Wahl.

Die optimale Untersuchungstechnik zur Aufdeckung eines posthepatischen Blocks mit Lebervenenthrombose ist die direkte transfemorale Lebervenensondierung mit Lebervenenphlebographie.

Somit sind die aufgezeigten angiographischen Verfahren im Rahmen einer indikationsspezifischen Stufendiagnostik auch im Zeitalter moderner bildgebender Methoden unverzichtbar.

9.8 Computertomographie: Leber, Pankreas, Milz

A. Adam

Warum?

Die CT wird z. Z. auf bestimmten Gebieten durch die MRT in Frage gestellt, bleibt aber noch immer die Methode der Wahl zur Untersuchung von Leber, Pankreas und Milz, wenn die US-Untersuchung keine Diagnose liefern kann. Sie bietet eine Übersicht des Oberbauchs. Dies ist ein großer Vorteil, denn Erkrankungen eines dieser Organe führen häufig zu sekundären Veränderungen der anderen beiden, so kann z. B. ein Pankreaskarzinom mit Leber- und gelegentlich Milzmetastasen einhergehen. Ein anderes

Beispiel ist die Leberzirrhose aufgrund eines chronischen Alkoholismus, die von einer Pankreatitis und Milzvarizen begleitet sein kann.

Ein anderer Vorteil der CT ist, daß sie nach KM-Gabe Informationen über die Gefäßversorgung der untersuchten Organe liefern kann. Nach einer schweren Pankreatitis können die noch lebensfähigen Teile des Pankreas identifiziert werden, und Leber- oder Milzinfarkte lassen sich darstellen.

Die hervorragende Sensivität der CT für KM und die Möglichkeit, die Röntgenstrahlendämpfung genau messen zu können, kann diagnostische Informationen, wie z. B. über das Auftreten einer Blutung in eine Pankreaspseudozyste und geringgradige Verkalkungen im Pankreas in Fällen von chronischer Pankreatitis liefern.

Wann?

Die CT hat in den letzten Jahren eine weite Verbreitung gefunden, und Routineuntersuchungen nach i. v.-Injektion von KM sind indiziert, wenn die US-Untersuchung keine Diagnose geliefert hat. Die MRT könnte die CT besonders bei der Untersuchung von Lebererkrankungen ersetzen. Die CT ist aber weit verbreitet, eine Untersuchung läßt sich schnell und bequem durchführen und Eingriffe können leicht ausgeführt werden, daher wird sie in den meisten Zentren der MRT vorgezogen.

Die meisten invasiven Untersuchungen wie die CT-Arteriographie (CTA), CT-Arterioportographie (CTAP) und die CT nach Injektion von Lipiodol in die Leberarterie sind gewöhnlich für Patienten mit primären oder metastatischen Lebertumoren reserviert, bei denen eine partielle Leberresektion erwogen wird. Diese Untersuchungen werden i. allg. als Abschlußuntersuchung solcher Patienten angesehen und durchgeführt, bei denen alle anderen Untersuchungen einschließlich einer Angiographie keine Läsionen in dem Teil der Leber nachgewiesen haben, der bei der Operation erhalten werden soll.

Welches Kontrastmittel?

Die dynamische CT, CTA, CTAP und verzögerte CT werden mit wasserlöslichen iodierten KM durchgeführt. Obwohl geringe Unterschiede in der Geschwindigkeit gezeigt wurden, mit der die KM ins Leberparenchym diffundieren, ist die Größenordnung dieser Unterschiede nicht so groß, daß sie die Wahl des KM in der Praxis beeinflussen würde. Bei der Auswahl gelten die gleichen Grundsätze wie immer bei der Wahl von KM für die intravasale Anwendung.

Dennoch muß ein Punkt besonders bedacht werden, nämlich das Volumen und die Injektionsgeschwindigkeit der KM, die zur dynamischen CT-Untersuchung der Leber eingesetzt werden: Eine 50-g-Ioddosis wird häufig in Form von 180 ml einer 60%igen KM-Lösung verabreicht. Es ist bekannt, daß Patienten mit normaler Herzfunktion eine akute Erhöhung des intravasalen Volumens von 1 l vertragen können. Das Volumen von 180 ml einer 60%igen ionischen KM-Lösung entspricht 750 ml isotonischer Kochsalzlösung. Diese Volumenbelastung mit KM wird für adäquat hydratisierte Patienten mit normaler Herz- und Nierenfunktion, die sich angiographischen Untersuchungen unterziehen, als ungefährlich angesehen. Der einzige Unterschied zwischen der Methode der KM-Gabe zur Angiographie (3 ml/kg/KG/h) und der meist beim CT angewandten Methode ist, daß das KM hierzu unter Berücksichtigung der Herzfunktion des Patienten innerhalb von 2 min gespritzt wird. Ein nichtionisches KM, das etwa 1/2 der Osmolalität eines ionischen KM hat, kann als Alternative bei Patienten mit anormaler Herzfunktion benutzt werden. Bei Patienten mit normalen Ausgangskreatininwerten tritt 24, 48 und 72 h nach der Untersuchung keine anomale Erhöhung der Serumkreatininwerte auf. Bei Patienten mit Serumkreatininwerten > 1,5 mg/dl (132,6 gμmol/l) sollte eine CT ohne KM durchgeführt werden. Wenn die Ergebnisse einer einfachen CT-Untersuchung bei einem Patienten mit dem klinischen Verdacht auf Lebermetastasen negativ ausfällt, sollte man die Durchführung einer MRT in Betracht ziehen.

Lipiodol wird nach selektiver Injektion in die A. hepatica von Tumoren in verschiedenen Mustern aufgenommen. Normales Leberparenchym nimmt auch Lipiodol auf, aber das KM wird aus der gesunden Leber innerhalb 1 Woche ausgeschieden, während es in Tumoren verbleibt. Vaskularisierte Tumoren wie Hepatome nehmen i. allg. Lipiodol diffus auf, während avaskulöse Läsionen es vielleicht gar nicht aufnehmen oder eine Aufnahme nur in den Randzonen der Läsion zeigen. Man nimmt an, daß Tumoren Lipiodol aufgrund einer Anomalie der neoplastischen Gefäße aufnehmen. Eine andere Erklärung ist, daß Kupffer-Sternzellen das Lipiodol aus normalem Leberparenchym entfernen und daß das Lipiodol in neoplastischem Gewebe verbleibt, da solche Zellen dort nicht existieren. Etwa 10 ml Lipiodolemulsion werden meist in die A. hepatica injiziert und 7–10 Tage später wird eine CT-Untersuchung durchgeführt; aber sowohl die KM-Menge als auch der Zeitpunkt der Untersuchung sind in den einzelnen Zentren unterschiedlich.

In den letzten Jahren wurden vielversprechende Erfolge mit i. v. verabreichten öligen KM erzielt. Diese werden vom Leberparenchym aufgenommen und fokale Läsionen erscheinen in der CT als hypodense Raumforderungen im dichteren Leberparenchym. Im Laufe der Jahre wurden mehrere solcher Stoffe erprobt, aber die meisten haben sich als zu lebertoxisch für den klinischen Einsatz erwiesen. Ein neuer Stoff, Intraiodol, der in Schweden entwickelt wurde, scheint weniger toxisch zu sein als frühere Mittel, ist aber bisher nur bei einer kleinen Zahl von Patienten auf Versuchsbasis angewandt worden.

Welche Methode?

Die Milz

Spezifische Untersuchungen der Milz mit CT werden selten durchgeführt. Das Organ wird gewöhnlich mit angesehen, wenn die Leber untersucht wird, und in diesen Fällen werden KM-Volumen und Zeitpunkte der Untersuchungen von der Art der Leberuntersuchung bestimmt. Wenn aber spezifisch nach Veränderungen in der Milz gesucht wird, ist es am besten, etwa 180 ml einer 60%igen KM-Lösung zu verabreichen, wie es weiter unten für die dynamische Leber-CT beschrieben ist, aber die Aufnahmen um 90–120 s nach dem Beginn der Injektion zu verzögern. Das empfiehlt sich deshalb, weil Aufnahmen kurz nach der Injektion des KM häufig fleckige Zonen ungleichmäßiger Dämpfung aufgrund einer ungleichmäßigen Blutverteilung in der roten und weißen Pulpa der Milz zeigen. Später erhöht die gleichmäßigere Anfärbung des Milzparenchyms die Wahrscheinlichkeit, daß Läsionen gefunden werden, und die Zahl der falsch-positiven und falsch-negativen Untersuchungsergebnisse sinkt.

Das Pankreas

Die Methode der Wahl für die Routineuntersuchung des Pankreas ist die dynamische CT-Untersuchung. 150 ml KM können biphasisch injiziert werden: 50 ml werden mit einer Injektionsgeschwindigkeit von 5 ml/s über 10 s gegeben, gefolgt von 1 ml/s über 100 s. Alle 4 oder 5 mm werden vergrößerte fortlaufende Schnitte des Pankreas aufgenommen. Es ist am besten, einen Perfusor zu benutzen, der durch den Röntgenassistenten von der CT-Konsole aus bedient werden kann. Demgegenüber zeigt das per Hand injizierte KM Nachteile beim exakten Timing, der Reproduzierbarkeit und der Handhabung. Mit einem Perfusor wird das KM über Standardbraunülen (19- oder 20 gg.) mit einer Länge von 3,2 oder 5,1 cm am besten in die Unterarmvenen verabreicht. Der Röntgenassistent muß die Injektionsstelle abtasten, um sicherzustellen, daß das KM nicht extravasal appliziert wird. Wenn es zu einem Gefäßaustritt kommt, sollte die Injektion sofort abgebrochen werden. Die optimale Methode zur Verabreichung von KM in die Unterarmvene eines Patienten ist, den Arm des Patienten in einem rechten Winkel zur Brust anzustellen und die Handfläche gegen den CT-Bogen zu legen. Dies stellt sicher, daß der KM-Fluß nicht behindert wird. Im Gegensatz zur Leber, die hauptsächlich von der Pfortader versorgt wird, hat das Pankreas eine arterielle Blutversorgung, und das Pankreasparenchym färbt sich früher an als die Leber. Die Untersuchung sollte 15–20 s nach dem Beginn der KM-Injektion beginnen. Fast alle Untersuchungen werden nach weniger als 2 min beendet sein, also innerhalb des Zeitraums, in dem das Pankreas gut angefärbt ist.

Ein dynamisches Pankreas-CT ist eine sehr genau Methode zur Feststellung einer Gefäßumrandung bei malignen Tumoren und zur Darstellung der

Größe von Pankreasneoplasmen. In den meisten Zentren werden bei angehaltenem Atem 3 oder 4 Aufnahmen angefertigt. Dann holt der Patient Luft und der Vorgang wird wiederholt, bis das ganze Organ untersucht ist.

Mit der Einführung schneller CT-Geräte mit Röhren mit höherer Hitzekapazität wurde es möglich, das Pankreas sehr schnell zu untersuchen, während der Patient ruhig atmet. 100 ml KM werden als Bolus von Hand gespritzt, und die Untersuchung beginnt sofort nach dem Ende der Injektion. Die Bilder, die mit dieser Methode aufgenommen werden, können einige Atemartefakte zeigen. Wenn aber ein Gerät benutzt wird, daß 2-s-Aufnahmen mit Abständen von 3,5–5 s zwischen den Aufnahmen anfertigen kann, sind die Artefakte minimal und beeinträchtigen die diagnostische Qualität der Untersuchung nicht, die der von CT-Untersuchungen mit der bereits beschriebenen konventionellen Technik völlig gleichwertig ist. Dieses Vorgehen hat mehrere Vorteile: Ein kleineres KM-Volumen wird benutzt, der Perfusor ist überflüssig, und die Untersuchung ist schneller fertig als mit der konventionellen Methode – meist in weniger als 90 s. Außerdem hat die Tatsache, daß der Patient während der Untersuchung weiteratmen darf, offensichtliche Vorteile bei älteren Patienten und Menschen mit Erkrankungen der Atmungsorgane, für die es schwierig ist, den Atem anzuhalten.

Manchmal eignet sich die CT-Arteriographie zur Darstellung von vaskulären Neoplasmen des Pankreas. Ein Katheter wird selektiv in den Truncus coeliacus gelegt und 60%iges KM wird mit 1 ml/s über 50 s injiziert. Eine dynamische Untersuchung mit fortschreitender Bewegung des Tisches wird durchgeführt, um das ganze Organ zu untersuchen. Die Aufnahmen beginnen sofort nach dem Anfang der Injektion. Vaskuläre Läsionen wie Insulinome zeigen sich als stärker verdichtete Raumforderungen.

Die Leber

Dynamisches Leber-CT. Es ist am besten, einen Perfusor wie beim Pankreas-CT beschrieben, zu benutzen. 180 ml einer 60%igen KM-Lösung werden für 10 s mit 5 ml/s und dann 130 s mit 1 ml/s injiziert. Die Untersuchung mit fortlaufendem Tischvorschub beginnt 40 s nach dem Start der Injektion und wird fortgeführt, bis die Leber ganz dargestellt ist. Die normale Leber wird zu 75% durch die Pfortader und zu 25% durch die A. hepatica versorgt, während Metastasen praktisch 100% ihrer Blutversorgung über die A. hepatica erhalten. Die Anfärbung des Leberparenchyms erreicht etwa 40 s nach einer Bolusinjektion von KM ein Plateau. Die meisten Metastasen sind schlecht mit Gefäßen versorgt und erscheinen als Aussparungen im strahlendichten Parenchym. Tumoren, die verglichen mit dem normalen Leberparenchym verstärkt durchblutet sind (z. B. primäre Leberkarzinome und Metastasen von Pankreasinselzelltumoren, Karzinoiden und Nierenkarzinomen), können bei einer fortlaufenden dynamischen CT-Untersuchung während der Bolusinjektion gleich dicht erscheinen. Eine Verzögerung von

40 s nach dem Beginn der Injektion verringert die Wahrscheinlichkeit, daß solche Läsionen genauso dicht wie das Leberparenchym dargestellt werden. Dennoch sollten bei Patienten mit Verdacht auf hypervaskularisierte Tumoren CT-Untersuchungen sowohl mit als auch ohne KM durchgeführt werden.

KM, das wie oben beschrieben appliziert wird, stellt eine positive Darstellung der Lebervenen und der Pfortadergefäße sicher, so daß entdeckte Läsionen in bezug auf spezifische Leberlappen und Segmente zugeordnet werden können. Leber-CT-Untersuchungen erfordern meist 12–20 fortlaufende Schnitte (im Durchschnitt 16) und können bei fast allen Patienten in < 2 min nach dem Beginn der Untersuchung durchgeführt werden, wenn man ein modernes schnelles CT-Gerät benutzt.

Unglücklicherweise werden in vielen Zentren zur CT der Leber noch immer Infusionsmethoden benutzt. Bei diesen Methoden werden bedeutende Teile der Leber erst 5–10 min nach dem Beginn der KM-Infusion untersucht. Dies kann zur isodensen Darstellung von Parenchym und Metastasen führen. In anderen Fällen kann die Anfärbung des Leberparenchyms zu schwach sein, um kleine Läsionen zu entdecken. Die oben beschriebene dynamische CT-Untersuchung der Leber sollte die Routineuntersuchungsmethode zur Darstellung dieses Organs sein. Wenn ein Perfusor nicht zur Verfügung steht, ist eine Bolusinjektion des KM von Hand, gefolgt von einem dynamischen CT, immer noch besser als eine Infusionstechnik.

Verglichen mit einer CT ohne KM steigert der Einsatz der dynamischen Leber-CT nicht deutlich die Zahl der Patienten, bei denen Lebermetastasen diagnostiziert werden. Allerdings steigt die Zahl der entdeckten Läsionen um bis zu 40%, und das ist eine wichtige Information für Patienten, bei denen eine Leberteilresektion erwogen wird.

Späte Leber-CT. Das ist eine Methode, bei der KM ausgenutzt wird, das im Interstitialraum der Leber und in den Hepatozyten 4–6 h nach der initialen Injektion vorliegt. Dies stellt den kleinen Prozentsatz des von der Leber ausgeschiedenen KM dar sowie das KM, das mit dem intravasal zirkulierenden im Gleichgewicht bleibt. Vorausgesetzt, daß eine ausreichende Iodmenge, wenigstens 60 g, initial benutzt wird, sieht man eine Erhöhung der Leberdichte um 20 HU nach 4–6 h. Das KM wird i. v. verabreicht, und da die Untersuchung erst lange Zeit nach der KM-Gabe durchgeführt wird, kann es recht langsam verabreicht werden.

Die späte Leber-CT ist eine sehr empfindliche Methode zur Darstellung von Lebermetastasen und zeigt eine geringere Quote falsch-positiver Ergebnisse als die CTAP. Dennoch setzen nur wenige Zentren diese Methode routinemäßig ein, v. a. weil es so unbequem ist, den Patienten 4–6 h nach der Bolusinjektion des KM untersuchen zu müssen.

CT-Arteriographie. Eine CTA der A. hepatica wird nach einer selektiven Leberarteriographie durchgeführt. Das Arteriogramm wird angefertigt, um dem Chirurgen die Durchblutung der Leber aufzuzeigen sowie um weitere

Leberläsionen darzustellen. Wenn ein Lebertumor nach Abschluß der Arteriographie resezierbar erscheint, wird der Katheter in der A. hepatica belassen, und der Patient wird zur CT gebracht. Die Leber wird dann in fortlaufenden 10-mm-Schichten und bei dynamischer Geräteeinstellung mit automatischem Tischvorschub untersucht. Einem Aufnahmezyklus von 3–4 Bildern folgt eine 10-s-Pause, in der der Patient atmen darf. Während der Untersuchung wird 30%ige KM-Lösung mit einer Geschwindigkeit von 1 ml/s in die A.. hepatica infundiert. Bei den meisten Patienten benötigt man etwa 100 ml KM. Damit ist die zusätzliche Iodbelastung für die Mehrzahl der Patienten nur minimal und ungefährlich.

Die CTA der A. hepatica hat sich als die empfindlichere Methode zur Darstellung spezifischer Veränderungen gegenüber der dynamische CT-Untersuchung herausgestellt. Bei etwa 30–55% der Patienten werden weitere Herde entdeckt.

Ein signifikanter Anteil der Patienten hat akzessorische Leberarterien, die katheterisiert werden müssen, da man sonst die von diesen Arterien versorgte Läsionen nicht darstellen kann. Diese Metastasen erhalten praktisch ihre gesamte Blutversorgung von der A. hepatica, im Gegensatz zum normalen Leberparenchym, das sowohl von der A. hepatica als auch von der Pfortader versorgt wird. In der CTA heben sich die stärker verdichteten Metastasen gegen den Hintergrund des Leberparenchyms ab. Vaskulöse Veränderungen sind leichter zu erkennen als relativ gering durchblutete Tumoren. Eine der Schwachstellen der Leber-CTA ist, daß sich in der Leber eine Schichtbildung oder ungewöhnliche Durchblutungsmuster entwickeln können. Diese Muster entsprechen Haupt- oder Nebenästen der A. hepatica, die mehr oder weniger dargestellt werden. Kontrastunterschiede in der Leber entstehen in erster Linie, wenn der KM-Strom aus dem Katheter in einen Teil der Leber geht, während angrenzende Abschnitte kein KM erhalten und nicht angefärbt werden.

CT-Arterioportographie. Bei der CTAP werden insgesamt 100–150 ml KM mit 2–3 ml/s über einen Perfusor selektiv in die A. mesenterica superior injiziert. Die Leber wird 30 s nach dem Beginn der KM-Injektion dargestellt. Die CTAP ist eine durch einen i. v.-„Superbolus" KM-verstärkte CT-Untersuchung, bei der das KM selektiv in den Pfortaderkreislauf injiziert wird, ohne daß es sich zuvor in der allgemeinen Blutbahn verteilt und verdünnt. Dies führt zu einer stärkeren Dichteanhebung des Leberparenchyms und stärkerer Kontrastentwicklung zwischen fokalen Läsionen und dem Hintergrund. Die CTAP ist leichter durchzuführen als ein CT mit Injektion in die A. hepatica, denn die Katheterspitze muß nur in die A. mesenterica superior distal aller anomaler Leberarterienäste gelegt werden. Man kann hierbei eine Parenchymdichteanhebung von 80–100 HU erreichen, verglichen mit Parenchymwerten von 50–70 HU, die bei i. v.-Bolusinjektion möglich sind.

Aufgrund einer unvollständigen Durchmischung kontrastmittelangereicherten Bluts aus der V. mesenterica superior mit unkontrastiertem Blut aus der V. lienalis können Perfusionsdefekte auftreten, was zu einer Hypoperfusion des linken Leberlappens führt. Außerdem können zentral gelegene Metastasen zentrale Pfortaderäste komprimieren, was Hypoperfusionszonen bewirkt. Obwohl bei der CTAP nicht-tumorbedingte Dichteunterschiede signifikant häufiger sind als bei der dynamischen CT, gibt es aufgrund ihrer geographischen Verteilung nur selten diagnostische Probleme. Für Patienten, bei denen unklar ist, ob ein Hypoperfusionsdefekt oder eine echte fokale Läsion vorliegt, empfiehlt sich die Anfertigung einer späten CT-Darstellung der Leber 4–6 h nach der CTAP. Läsionen in Gebieten, die nicht ausreichend angefärbt sind, können jedoch übersehen werden. Es ist daher wichtig, die CTAP nicht isoliert von der konventionellen CT-Untersuchung und, wenn nötig, von anderen Untersuchungen wie dem US und der MRT zu beurteilen.

Welche Komplikationen haben die oben beschriebenen Methoden?

Alle CT-Methoden, bei denen KM eingesetzt werden, können mit Blutdruckabfällen und Störungen der Nieren- und Herz-Kreislauf-Funktion einhergehen sowie mit Gerinnungsstörungen, Temperaturanstiegen und anderen selteneren Reaktionen, die in Kap. 8.1 beschrieben werden. CTA, CTAP und Lipiodol-CT können auch von den verschiedenen Komplikationen der Arteriographie begleitet sein, die in Kap. 3.1–3.11 beschrieben sind.

Bei selektiver Injektion in die A. hepatica wird die CT-Darstellung der Leber mit i.a. verabreichtem Lipiodol von den Patienten gewöhnlich exzellent vertragen. Gelegentlich wird eine nichtselektive Injektion in den Truncus coeliacus durchgeführt, und dies führt manchmal zu bestimmten Nebenwirkungen sofort nach der Injektion: Etwa 1/3 der Patienten erleben Übelkeit und Erbrechen, die nach 15–20 min spontan abklingen. Bei Patienten mit akzessorischen Leberarterien, die von der A. mesenterica superior abzweigen, kann der Versuch, Lipiodol selektiv in diesen akzessorischen Leberast zu injizieren, zu einem Reflux von Lipiodol in die A. mesenterica superior führen. Bei diesen Patienten kann über etwa 6 h eine Diarrhö auftreten, die aber meist ohne Folgeschäden abklingt. Eine akute Cholezystitis, die eine Cholezystektomie erforderte, wurde nach einer Injektion von Lipiodol in die A. hepatica beschrieben.

Schlußfolgerungen

Bei der Untersuchung von Leber, Milz und Pankreas sollte, wenn die US-Untersuchung keine Diagnose liefern konnte, eine dynamische CT-Darstellung nach iv.-KM-Injektion durchgeführt werden. Bei Patienten, für die eine Leberteilresektion erwogen wird und bei denen die dynamische CT keine Läsionen in dem Leberteil, der erhalten werden soll, dargestellt hat, ist wahrscheinlich die CTAP die beste Untersuchungsmethode. Wenn durch diese Methode Herde nachgewiesen werden, ist die Operation kontraindiziert. Wenn sehr kleine Läsionen mit fraglicher Signifikanz dargestellt werden, ist es besser, die Operation durchzuführen und intraoperativ durch US die Herde zu bestätigen, als dem Patienten eine Heilungschance vorzuenthalten.

9.9 Die Darstellung des Gastrointestinaltrakts

W. Dihlmann und *L. Hering*

Warum?

Hauptziel der röntgenologischen Darstellung des Gastrointestinaltrakts (GI-Trakt) ist die nach Einbringung eines KM (meist Bariumsulfat) möglichst elektive Abbildung des GI-Trakts, namentlich seiner inneren Oberfläche zum Ausschluß oder Nachweis von Läsionen. Dabei überzieht die KM-Suspension als dünne Schicht die Schleimhaut. Sie kann aber auch als Ausguß des Verdauungstrakts morphologische und funktionelle Informationen liefern oder durch ihre Inkompressibilität Detaileinblicke in seine Makromorphologie gestatten. Diese Untersuchungsmöglichkeiten werden einerseits methodologisch unter die Begriffe
1. Reliefdarstellung,
2. Doppelkontrastmethode,
3. Prallfüllungstechnik,
4. dosierte Kompression subsumiert, andererseits kommen sie in Abhängigkeit von der Anatomie, Topographie und klinischen Fragestellung komplementär, alternativ oder imperativ zum Einsatz.

Die röntgenologische Darstellung des GI-Trakts

Sie ist eine nichtinvasive bildgebende Untersuchungsmethode und führt bei Beachtung bestimmter Voraussetzungen (erfahrener Untersucher, zeitgemäße Untersuchungstechnik, geeignetes KM, insbesondere bei Magen-Darm-Passage, in den meisten Fällen zu mit der Endoskopie durchaus vergleichbaren Ergebnissen.

Wann?

Die Darstellung des GI-Trakts ist indiziert zum Nachweis von Läsionen wie Erosionen, Ulzera, Perforationen, Hernien, Varizen und Tumoren sowie zur Abklärung morphologischer und funktioneller Veränderungen. Die Dokumentation des postoperativen Situs, postoperativer Beschwerden wie Übelkeit, Erbrechen und Blutungen sowie anhaltender Durchfall mit Zeichen der Malabsorption und kolikartigen Mittelbauchschmerzen sind weitere Indikationen.

Bei der CT im Bereich des Abdomens und Beckens ist eine verläßliche Abgrenzung des GI-Trakts gegenüber den benachbarten Organen/Geweben aufgrund ihrer vergleichbaren Dichtewerte erst nach Kontrastierung möglich.

Je nach Fragestellung kann der GI-Trakt abschnittweise oder in seiner Gesamtheit dargestellt werden, wobei die Untersuchungsmethode sowie Art, Konzentration und Menge der verwendeten KM in starkem Maße variiert werden.

Kontrastmittel bei der Röntgenuntersuchung von Hypopharynx und Ösophagus

Bariumpasten oder sonstige spezielle KM-Präparationen, denen Vorzüge bei der Ösophaguspassage zugesprochen wurden, haben keine überzeugenden Vorteile beim Sammeln und Dokumentieren der Ösophagusmorphologie und -funktion erbracht. In der Praxis werden zur Röntgendarstellung der Speiseröhre daher diejenigen bariumhaltigen KM verwendet, welche auch bei der Magen-Duodenal-Passage Anwendung finden.

Bei klinisch bekannter Schluckstörung bzw. -lähmung, namentlich auch bei Aspirationsverdacht, sollte ein resorbierbares, wasserlösliches, iodhaltiges KM (möglichst ein niedrigosmolares nichtionisches KM) oder bis zur Isotonie verdünntes Gastrografin oder Peritrastoral-GI anstelle der Bariumsuspension verwendet werden. Entsprechend sind bariumhaltige KM kontraindiziert, wenn klinisch nach einer Ösophagusperforation, z. B. nach Verätzung, Endoskopie oder nach endoskopischem Eingriff, gefragt wird oder Mißbildungen (bei Neugeborenen), vor allem Atresien oder angeborene oder erworbene Fisteln, ausgeschlossen werden sollen.

Beim schluckweisen Trinken des bariumhaltigen KM können Morphologie und Funktion des Hypopharynx und Ösophagus sowie dessen Faltenrelief und Tonus beurteilt werden. Die Röntgenuntersuchung des ösophagogastrischen Übergangs einschließlich Bilddokumentation gehört jedoch in jedem Fall sowohl zur Ösophagusröntgenuntersuchung als auch zur Magen-Duodenal-Passage. Daher sollte auch die alleinige Ösophaguspassage bei nüchternem Patienten durchgeführt werden, um genaue Informationen über das Vestibulum oesophagogastricum zu gewinnen (Fragestellung: Hiatushernie, Reflux, Refluxfolgen).

Die abschnittsweise Doppelkontrastdarstellung der Speiseröhre dient zur Sichtbarmachung kleiner, flach erhabener Wandprozesse, in erster Linie des Frühkarzinoms, von Erosionen und flachen Ulzera. Um diese Untersuchungstechnik für die Praxis nicht allzusehr zu komplizieren, empfiehlt sich die i. v.-Injektion eines Parasympathikolytikums, z. B. Buscopan 20(–40) mg je nach Körpergewicht, zur artifiziellen Ösophagushypotonie und nach kurzem Zuwarten das Trinken einer hochdichten Bariumsuspension. Den Doppelkontrasteindruck vermittelt das unmittelbar anschließende Schlucken von Luft oder Trinken von Leitungswasser – dazu hält der Patient in der einen Hand den Becher mit dem bariumhaltigen KM, in der anderen den Becher mit Leitungswasser und trinkt nach Anweisung des Arztes. Die Doppelkontrastuntersuchung wird bei etwa 45° gekipptem Durchleuchtungsgerät durchgeführt.

Bei der „retrograden" Doppelkontrastdarstellung des Ösophagus steht der Patient im aufgerichteten Durchleuchtungsgerät. Er nimmt das CO_2-freisetzende Additiv in den Mund und spült es mit wenigen Millilitern Wasser oder einem Schluck KM-Suspension hinunter. Erst dann schluckt er unter Durchleuchtungskontrolle weitere Bariumsuspension. Der Untersucher wartet auf die Gasregurgitation und belichtet dann Röntgenfilme entsprechenden Formats.

Nach submukösen Ösophagusvarizen wird am liegenden Patienten – Rückenlage, evtl. geringe Kopftieflage – im tubulären Speiseröhrenabschnitt gefahndet.

Zur Prüfung eines unphysiologischen (vermehrten, regelmäßigen) gastroösophagealen Refluxes empfiehlt sich neben der selbstverständlichen Untersuchung des Patienten im Liegen (Bauchlage, linke Körperseite leicht angehoben) eine intraabdominelle Druckerhöhung durch ein 10–20 cm dikkes Kompressionskissen, das zwischen Tableau und Oberbauchmitte des Patienten plaziert wird.

Die im Schrifttum wiedergegebenen Erfahrungen über den Nachweis der Refluxösophagitis lassen sich dahingehend interpretieren, daß die Röntgenuntersuchung als alleiniges Verfahren angewandt, nicht immer hinreichend empfindlich ist, um eine Refluxösophagitis nachweisen oder ausschließen zu können. Endoskopie bzw. endoskopische Biopsien sind in diesem Fall der Röntgenuntersuchung überlegen. Dies gilt auch für Adoleszenten, Kinder und Säuglinge [11].

Kontrastmittel bei der Röntgenuntersuchung des Magens und Duodenums (Magen-Darm-Passage, MDP)

Bariumsulfat

Im Vergleich zu den thorakalen und abdominalen Weichteilen hat Barium die verhältnismäßig hohe Ordnungszahl von 56 und ist in seiner Nutzungsform Barium sulfuricum purissimum (DAB 9, Europäische Pharmakopoë) schwer wasserlöslich, osmotisch inaktiv und löst im GI-Trakt keine chemischen oder biochemischen Wechselwirkungen aus.Im Verdauungskanal wird Barium also nicht resorbiert und kann daher auch keine systemische Bariumtoxizität entfalten. Die bariumsulfathaltige KM-Suspension muß in hoher Qualität vorliegen und in genügender Menge, etwa 150–250 ml, geschluckt werden.

Aufgrund der hohen Dichte schwächt Barium einen größeren Teil der Röntgenstrahlung als das Körpergewebe und führt als (strahlen-)positives RKM zu einem positiven Kontrasteffekt.

Als physikalische Qualitätskriterien für Bariumsulfatsuspensionen gelten: Der Bariumsulfatgehalt beträgt mindestens 1 g/ml. Bei der Zubereitung von pulverförmigem Bariumsulfat muß daher von den Gewichtsteilen Barium und Wasser ausgegangen werden. Der Durchmesser der Bariumpartikel soll um 1 µm liegen, die Suspensionsviskosität einer sahnigen Konsistenz entsprechen. Von einer bariumhaltigen KM-Aufschwemmung für die MDP ist daher summarisch zu fordern, daß sie bei hohem Bariumsulfatgehalt eine niedrige Viskosität besitzt.

Darüber hinaus wird sie durch organische Kolloidzusätze ohne Klumpen- und Blasenbildung stabilisiert, d. h., Agglomerations- und Sedimentationsneigung werden zurückgedrängt. Außerdem verhüten solche organischen Beigaben ein Abreißen des KM-Films auf der Schleimhautoberfläche. Der Suspensionsgeschmack darf die Magensekretion nicht beeinflussen. Eine KM-Suspension dieser Güte zeichnet sich durch gute Haftfähigkeit an der inneren Oberfläche von Magen und Zwölffingerdarm aus, bildet einen gleichmäßigen Schleimhautbeschlag und trägt auch in dünner Schicht bei Röhrenspannungen um 100 kV zu objektiv (schwärzungsorientiert) und subjektiv (helligkeitsorientiert) starkem Kontrast bei.

KM-Suspensionen haben eine andere Eigenschaft als Newton-Flüssigkeiten [15]. Ihre Viskosität (Zähigkeit) nimmt daher unter Einwirkung von Scherkräften mit zunehmender Scherrate (Drehung) ab. Diese Thixotropie läßt sich im Rotationsviskosimeter in Abhängigkeit von den Umdrehungen per Minute messen und in Centipoise (cP, Poise ist die Einheit der dynamischen Viskosität) ausdrücken.

Die Entwicklung der Doppelkontrastmethode (s. S. 194) hat zu einer Verbesserung der KM-Qualität geführt, bzw. die Philosophie der Doppelkontrastmethode gründet sich auf bestimmte physikalische Prämissen des Barium-KM. Die sog. *High-density-KM* (HD [high density] – KM), z. B.: Micropaque HD, Oral, E-Z-HD, wurden als Voraussetzung, aber auch im Gefolge der Doppelkontrastmethode entwickelt. Sie zeichnen sich durch bestimmte physikalisch-biologische Eigenschaften aus:

Das Gewicht-Volumen-Verhältnis liegt um 2 g/ml, ist also vergleichsweise hoch.

In den handelsüblichen HD-KM finden sich Partikelgemische von 2–20 µm Durchmesser, wobei ein möglichst hoher Anteil an größeren Bariumsulfatpartikeln erwünscht ist.

Die Viskosität übersteigt 100 cP nicht [23].

Wenn ein Barium-KM diese physikalischen Vorbedingungen erfüllt, wird es gemäß Übereinkunft HD-KM genannt und zeigt bei der Doppelkontrastuntersuchung des Magens und Zwölffingerdarms in pharmakologischer Hypotonie (s. S. 194) folgendes physikalisch-biologisches Verhalten: Die Partikelgröße und höhere Dichte der HD-KM gewährleisten einerseits, daß ein etwa 1 mm dünner, nicht abreißender, ausreichend röntgenstrahlenschwächender KM-Film den Erhebungen und Einsenkungen der Schleimhaut folgt und sie plastisch darstellt. (Übliche Barium-KM führen zu einem Schleimhautüberzug von 2–5 mm Dicke, so daß die Möglichkeit besteht, Vorwölbungen und Einziehungen der Magenschleimhaut einzuebnen.) Andererseits sind die HD-KM viskös genug, um an kleinen (pathologischen) Vorwölbungen der Schleimhaut haften zu bleiben.

Die physikalische Charakterisierung der Barium-KM als Präparat mit von der Newton-Lösung differdierender Viskosität (s. S. 191) läßt die Überlegung, aber auch die Schlußfolgerung zu, daß der „Trick" bei der Doppelkontrastuntersuchung des Magens und Zwölffingerdarms die Rotation des Patienten um seine Längsachse ist. Durch das möglichst häufige Drehen des Patienten auf dem horizontal gestellten Untersuchungstisch wird das KM dünnflüssiger als in Ruhelage des Patienten. So gelangt es leichter in die winzigen Schleimhautvertiefungen, die Areae gastricae. In Ruhelage nimmt dagegen die Viskosität zu, und das dann dickflüssigere KM haftet besser an kleinen (pathologischen) Schleimhautvorwölbungen.

HD-KM sedimentieren schneller als (übliche) Nicht-HD-Bariumsulfatsuspensionen. Bei der vergleichsweise schnellen MDP spielt dies keine untersuchungsstörende Rolle. Zur (längerdauernden) Dünndarmröntgenuntersuchung sind KM-Suspensionen mit einem Bariumgehalt von mehr als 1,5 g/ml jedoch nicht mehr geeignet [23].

Gasförmige Kontrastmittel

Gasförmige KM wie Luft oder CO_2 absorbieren und streuen die Röntgenstrahlen schwächer als das Körpergewebe, wodurch ein negativer Kontrasteffekt erzielt wird. Handelsübliche CO_2 freisetzende Additive wie Gastrovison, Zoru-Granulat und CO_2-Granulat Nicholas vermehren nach Einnahme die physiologische Magenluft und werden zusammen mit positiven KM für Doppelkontrastuntersuchungen verwendet. Ein beigegebener organischer Entschäumer wirkt der informationsstörenden Bläschenbildung entgegen.

Iodhaltige Röntgenkonstratmittel

Wasserlösliche iodhaltige KM sind ebenfalls (strahlen-)positive KM und haben bei der Röntgenuntersuchung des Intestinaltrakts anerkannte Indikationen, die sich v. a. aus den Nebenwirkungen der Bariumsulfatsuspension ableiten lassen. Zu den Hauptindikationen ihrer *oralen* Anwendung gehören: Nachweis und Lokalisation einer klinisch vermuteten Wandperforation, Erkennung und Dokumentation postoperativer Nahtinsuffizienzen und schließlich die MDP bei bekannter Kolonstenose bzw. grundsätzlich bei Ileussymptomatik. Wegen ihrer vergleichsweise schlechten Haftfähigkeit an der Magenschleimhaut sind sie zur Darstellung von umschriebenen (flachen) Magenläsionen nicht besonders gut geeignet.

Die derzeit angebotenen oral (und rektal) applizierbaren KM enthalten 300–400 mg Iod/ml. Das schattengebende Molekül liegt als Anion vor und zeigt die Struktur einer triiodierten organischen Säure, beispielsweise Amidotrizoesäure (Gastrografin = Natriummethylglukaminmischsalz der Amidotrizoesäure [Amidotrizoat]; Peritrast-oral-GI = 1-Lysinamidotrizoat). Telebrix Gastro ist das Methylglukaminsalz der Ioxitalaminsäure.

Von diesen KM werden in 24 h nur geringe Mengen, nämlich < 5% der verabreichten Dosis, aus dem GI-Trakt resorbiert und über die Nieren ausgeschieden.

Durch Perforation, Nahtdehiszenzen usw. in extraintestinale Bereiche gelangtes KM wird in seiner gesamten Menge ebenfalls über die Nieren ausgeschieden, so daß die sekundäre Kontrastierung der ableitenden Harnwege auch als indirektes Zeichen eines Kontrastlecks etwa 30–60 min nach Applikation röntgenologisch gewertet werden kann.

Zur abdominellen CT werden zur Kontrastanhebung sowohl verdünnte Bariumsulfatsuspensionen als auch verdünnte Präparationen der wasserlöslichen iodhaltigen Gastrointestinal-KM entweder von den Herstellern fertig angeboten oder bestimmte Verdünnungsverhältnisse der handelsüblichen Präparate vorgeschlagen.

Untersuchungsmethoden

Die Magen-Darm-Passage stützt sich auf die Beobachtung der Prallfüllung und Reliefdarstellung, auf die dosierte Kompression (manuell mit Strahlenschutzhandschuh, mittels Distinktors oder Kompressionstubus) und auf die Doppelkontrastmethode.

Prallfüllung: Bei der Prallfüllung werden die Konturen des Magens und des Bulbus duodeni abgesucht, der Tonus und die motorischen Phänomene beobachtet. Außerdem vermittelt besonders die Prallfüllung ein Bild von der Form des Magens und des Zwölffingerdarms und gibt Auskunft über ihre Lagebeziehungen zu anderen Abdominalorganen. Dies ist ein unbestreitbarer Vorteil gegenüber der Endoskopie.

Reliefdarstellung: Höhe und Breite (normal 4–5 mm) der Schleimhautfalten (Hochrelief) hängen unter anderem vom Flüssigkeitsgehalt der Submukosa und vom Kontraktionszustand der 3schichtigen und 3 Faserrichtungen aufweisenden Tunica muscularis ab. Die Bezeichnung „Schleimhautfalten" ist allerdings nicht korrekt, da sich sowohl Mukosa als auch Submukosa am Aufbau dieser Falten beteiligen. Die Darstellung des von den Falten gebildeten Magenhochreliefs gelingt durch Schwachfüllung des Magens oder von Magenanteilen, bei der sich das KM nur in den Faltentälern ansammelt. Beim Reliefstudium können die Veränderungen der inneren Magenoberfläche erkannt werden, die mindestens das Kaliber einer Falte oder eines Faltentales überschreiten [22].

Dosierte Kompression: Hier tritt im komprimierten Magenanteil zunächst das Hochrelief zutage. In den abnormalen Magenabschnitten und im Bulbus duodeni verstreicht bei weitergehender Kompression das Faltenbild völlig. In der Pars pylorica und im noch komprimierbaren aboralen Korpusanteil ist dann das Feinrelief der Beobachtung zugänglich. Das anatomische Substrat des Feinreliefs bilden die Areae gastricae. Sie geben sich als runde, ovale oder polygonale Netzstrukturen mit Durchmessern bis zu 3 oder 4 mm zu erkennen und sind anatomisch präformiert, werden allerdings nicht in jedem Fall nach Verstreichen des Hochreliefs röntgenologisch sichtbar.

Bei dosierter Kompression offenbaren sich erhabene Läsionen als Aussparung, eingesenkte Läsionen als umschriebene Breiansammlung.

Doppelkontrastmethode: Darunter versteht man ganz allgemein den gleichzeitigen Gebrauch eines „(strahlen-)positiven" und „(strahlen-)negativen" KM zur Darstellung von Hohlorganen, Gelenkhöhlen usw. Nach der Verabreichung eines „positiven" KM wird durch Lagerungsmaßnahmen (Bewegungen) zunächst ein kontrastgebender Wandbeschlag erzielt und durch Zugabe eines Gases oder eines anderen „negativen" KM die Entfaltung des Binnenraumes nach seinen anatomischen Gegebenheiten angestrebt.

Das „(strahlen-)negative" KM läßt sich auf 3 verschiedene Möglichkeiten gewinnen bzw. applizieren:
1. Die physiologische Luftblase im Fundus ventriculi (Fornix) kann durch Umlagerungsmanöver des Patienten in andere Magenabschnitte und in den Bulbus duodeni verlagert werden und dort als „negatives" KM den Doppelkontrast bewirken,
2. dosierte Luftinsufflation über eine gelegte Magensonde,
3. das heute adäquate Vorgehen zielt auf Vermehrung der physiologischen Magenluft durch Gabe eines handelsüblichen CO_2-freisetzenden Additivums.

Die Entfaltung des Magens und des Zwölffingerdarms wird durch die Injektion von Spasmolytika verschiedener pharmakologischer Wirkungsweise begünstigt; die Motorik und damit die Entleerung werden gebremst. Glukagon, das Polypeptidhormon der α-Zellen des Pankreas, und Buscopan (n-Butylscopolaminiumbromid), ein synthetisches Parasympathikolytikum, i. v. 20–40 mg, gehören zu den zur Erzielung einer medikamentösen Hypotonie und Hypomotilität häufig verwendeten Pharmaka.

Die Doppelkontrastmethode bei der MDP stützt sich also auf *3 Prämissen:*
1. definierte KM-Qualität,
2. genügende Menge eines strahlennegativen KM und
3. artifizielle Hypotonie und Hypomotilität.

Die Doppelkontrastmethode beruht auf *2 Prinzipien:*

1. Abbildungsprinzip: Schon geringe Niveauunterschiede der inneren Oberfläche des Magens und des Zwölffingerdarms werden sichtbar gemacht.
2. Methodisches Prinzip: Durch Umlagern (Drehen) des Patienten von Rechtsseitenlage in Linksseitenlage und zurück pendelt das KM zwischen Pars pylorica (Antrum) und Fundus ventriculi (Fornix). Die Luft oder das Luft-CO_2-Gemisch bewegt sich dabei in gegenläufiger Richtung und verursacht mit dem Restbeschlag des Barium-KM auf der Magen- und Bulbus-duodeni-Schleimhaut den erwünschten Doppelkontrast. Der Einfluß häufiger Drehbewegungen des Patienten um die Längsachse auf die KM-Viskosität wurde schon erläutert.

Als *biologische Qualitätskriterien* der Röntgenuntersuchung des Magens und des Zwölffingerdarms gelten die Häufigkeit des Nachweises von Areae gastricae und der kompletten (varioliformen) Magenerosionen im Doppelkontrastverfahren [14].

Die Methodik der ökonomisch standardisierten Röntgenuntersuchung des Magens und des Zwölffingerdarms [4] sowie einige Untersuchungsvarianten der MDP wie die postoperative Röntgenuntersuchung des Magens [3, 14] und die gezielte hypotone Duodenographie [23] werden in der Literatur ausführlich behandelt.

Die Röntgenuntersuchung des Dünndarms

Erkrankungen des Dünndarms zeigen sich am häufigsten im Duodenum und im terminalen Ileum. Der Dünndarm kann aber auch als gesamtes Organ erkranken.

Röntgenuntersuchungen des Magens schließen auch die des Duodenums ein. Magen und Duodenum sind auch der Endoskopie gut zugänglich. Die vollständige Untersuchung des Dünndarms bleibt jedoch eine Domäne der Röntgendiagnostik.

Diese Röntgenuntersuchung wird heute im ökonomisch standardisierten Doppelkontrastverfahren modifiziert nach Sellink als sog. Enteroklysma durchgeführt (Abb. 9.9.1). Als absolute Kontraindikation gelten die Kolonobstruktion und eine gastrointestinale Perforation.

Vorbereitende Abführmaßnahmen sind erforderlich, um eine ungehinderte KM-Passage zu gewährleisten. Stuhlreste im Darm wirken als mechanische Sperren und Hindernisse. Außerdem verfälschen sie die diagnostische Aussagefähigkeit der Röntgenuntersuchung hinsichtlich Darmmotilität, Darmtonus (Lumenweite und Dehnbarkeit) und Passagezeit.

Sondentechnik des Enteroklysmas

Die Doppelkontrasttechnik des Enteroklysmas setzt das Einführen einer (wiederverwendbaren) Dünndarmsonde voraus. Gängige Duodenalson-

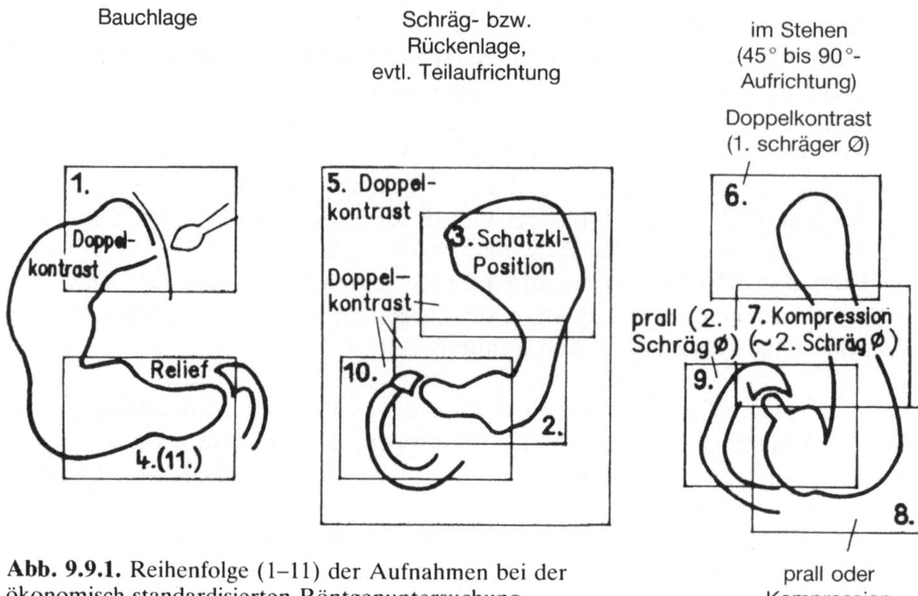

Abb. 9.9.1. Reihenfolge (1–11) der Aufnahmen bei der ökonomisch-standardisierten Röntgenuntersuchung

dentypen sind 130–150 cm lang und haben ein Lumen von 2,5–3 mm. Die Sonden verfügen über einen innenliegenden flexiblen Führungsdraht, um sie auf ihrem Weg in den Dünndarm steuern zu können (z. B. Bilbao-Sonde).

Nach Oberflächenanästhesie wird die Sonde transnasal oder transoral gelegt. Unter kurzzeitiger Röntgendurchleuchtungskontrolle wird die Dünndarmsonde durch Ösophagus und Magen über den Pylorus hinaus bis zur Flexura duodeno jejunalis geführt. Beim Plazieren der Sonde evtl. auftretende Schwierigkeiten lassen sich durch verschiedene Maßnahmen und Manipulationen überwinden, dazu zählen: Umlagerung des Patienten, Aufrichten und Seitenlagerungsmanöver nach rechts und links. Auch Luftinsufflation durch die präpylorisch liegende Sonde zur Aufdehnung des Pylorus bewährt sich. Die zusätzliche Gabe von Paspertin (Metoclopramid) fördert die aboral gerichtete Motilität und den Transport der Sondenspitze. Beim Sondenlegen spielt der wechselnde Einsatz des Sondenführungsdrahts eine wichtige Rolle, beispielsweise um ein Aufrollen der Sonde im Magen zu vermeiden oder um das Zurückschnellen der Sondenspitze aus dem Duodenum zu verhindern. Bei unklarer Lage der Sondenspitze hilft eine KM-Probegabe zur Lokalisation.

Kontrastmittel zur Duodenographie

Für die Doppelkontraströntgenuntersuchung des Dünndarms wird eine gut flüssige Bariumsuspension benötigt [19]. Bewährt hat sich beispielsweise die Mischung von 1 Volumenanteil Micropaque-Flüssigkeit mit 2 Volumenanteilen Wasser in einer Menge von etwa 300 ml Micropaque und 600 ml

Wasser. Zur Untersuchung empfiehlt sich, die KM-Suspension auf annähernd Körpertemperatur zu erwärmen.

Für den Doppelkontrast wird als 2. Medium Methylzellulose in Form einer 0,5%igen wäßrigen Lösung verwendet [2]. Die Lösung läßt sich z. B. aus 10 g Methylzellulose unter langsamer Zugabe von 2 l Wasser unter gleichmäßigem Rühren herstellen. Klumpenbildung muß vermieden werden.

In Analogie zur Röntgenuntersuchung des Magens ist die Bariumsulfatsuspension das „(strahlen-)positive", die Methylzellulose das „(strahlen-)negative" KM bei der Duodenographie. Die Bariumsulfatsuspension sorgt für den gleichmäßig haftenden Wandbeschlag; die Methylzellulose dient sowohl als Distensionsmedium für das Hohlorgan als auch als Doppelkontrastgeber.

Doppelkontrastinstillation

Nach Plazierung der Dünndarmsonde in Höhe der Flexura duodenojejunalis wird das KM durch die Sonde zugeführt. Eine gleichmäßige Flußrate des KM von 75 ml/min hat sich bewährt. Durchschnittlich werden 500 ml KM-Suspension durch die Sonde verabreicht.

Im Anschluß daran erfolgt die Instillation der Methylzelluloselösung. Sie schiebt den KM-Bolus vor sich her und sorgt für den gewünschten Doppelkontrast. Die Einlaufgeschwindigkeit der Methylzellulose liegt üblicherweise zwischen 100 und 200 ml/min. Für ein Einteroklysma sind etwa 800 ml (500–150 ml) erforderlich.

Um eine konstante Einlaufgeschwindigkeit des KM und der Methylzellulose zu erreichen, verwendet man zweckmäßigerweise eine handelsübliche Pumpe. Alternativ kann auch eine manuelle Infusion über großvolumige Spritzen oder über einen am Stativ aufgehängten Infusionsbehälter erfolgen.

Die gewählte Instillationsgeschwindigkeit für beide Medien sollte der individuellen Dünndarmmotalität Rechnung tragen. Eine geringere Geschwindigkeit (etwa 50 ml/min) ist z. B. bei Refluxgefahr (in den Magen) und verminderter Motorik im oberen Jejunum zu wählen. Bei beschleunigter Darmpassage und Motorik wäre eine erhöhte Einlaufgeschwindigkeit der Bariumsuspension angeraten, um eine gleichmäßige und ausreichende Kontrastierung aller Dünndarmabschnitte zu gewährleisten, beispielsweise etwa 100 ml/min.

Die Röntgenuntersuchung des Kolons

Die zeitgemäße radiologische Untersuchungsmethode des Kolons ist die *Röntgenuntersuchung im Doppelkontrastverfahren.* Sie bietet als Routineuntersuchung einen diagnostischen Überblick über das gesamte Kolon (Abb. 9.9.2).

Indikationen zur Kolonröntgenuntersuchung reichen vom Ausschluß eines stenosierenden oder pelottierenden Prozesses im Abdomen bis zum Nach-

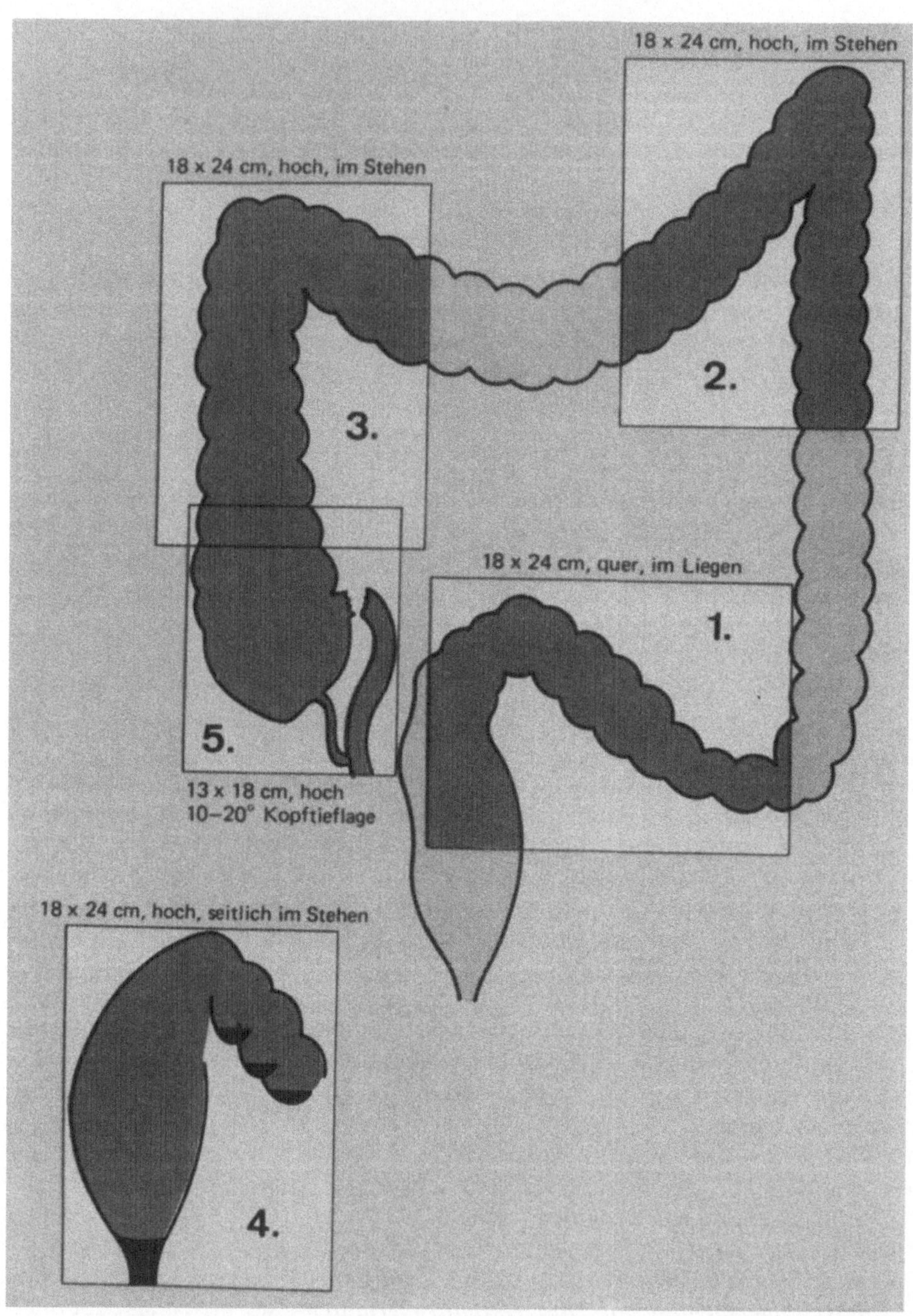

Abb. 9.9.2. Kolonkontrasteinlauf in Doppelkontrastmethodik. Minimalprogramm der angefertigten Röntgenaufnahmen unter Durchleuchtung (Nr. 1–5), [5]

weis maligner oder benigner Kolon- und Rektumtumoren, einer Divertiku-
lose und entzündlicher Kolonerkrankungen.

Als *Kontraindikationen* zum Kolondoppelkontrasteinlauf gelten Darm-
perforationen und toxisches Megakolon.

Zu den relativen Kontraindikationen der Doppelkontrastuntersuchung
gehören ein schlechter Allgemeinzustand des Patienten (einschließlich kardialer und respiratorischer Insuffizienz), Colitis ulcerosa im akuten Stadium,
stenosierende bzw. perforierende Divertikulitis, der Status nach kürzlich
vorausgegangener Operation, Biopsie oder Polypenabtragung und Inkonti-
nenz der Analschließmuskulatur.

Vor Beginn der Röntgenuntersuchung sollte der Untersucher folgende
Vorsichtsmaßnahmen berücksichtigen:

1. Die Untersuchung beginnt mit einer orientierenden digitalen Exploration
   des Rektum bzw. des Anus praeter.
2. Zur Vermeidung von Perforationen ist auf rektale Ballonkatheter zu
   verzichten.
3. Ein Sicherheitsabstand von 2–3 Wochen sollte nach Biopsie oder Polypenabtragung eingehalten werden.
4. Der KM-Einlauf erfolgt unter Durchleuchtungskontrolle.
5. Bei Passagehindernissen und Klagen des Patienten über Dehnungs-
   schmerz darf kein forcierter Einlauf versucht werden.

Eine vollständige Säuberung des Kolons ist die imperative Voraussetzung
für eine erfolgreiche Röntgenuntersuchung. Stuhlreste behindern den KM-
Einlauf und schränken die diagnostische Auswertbarkeit ein.

Vorschläge zur vorbereitenden Kolonreinigung sollten an ihrer Praktika-
bilität, ihrem Zeitaufwand, der Zumutbarkeit für den Patienten und ihrem
vollständigen Reinigungserfolg gemessen werden.

Zur Kolonentspannung und besseren Wandhaftung der Bariumsulfatsuspension an der Darmschleimhautoberfläche wird ein Anticholinergikum
(1 mg Atropinsulfat p.o.) 30 min vor der Untersuchung verabreicht. Glau-
kompatienten erhalten alternativ 1 mg Glukagon i.v. vor dem Kontrasteinlauf.

Kontrastmittel zur Kolonröntgenuntersuchung

Das KM für die Kolondoppelkontraströntgenuntersuchung ist eine handelsübliche stabilisierte Bariumsulfatsuspension, die über eine gute Wandhaf-
tungsfähigkeit an der Darmmukosa verfügt, wie z.B. Barotrast und Micropaque Colon. Es sollte etwa 50–65 mg Bariumsulfat/ml Suspension enthalten, ist also dünnflüssiger als die Aufschwemmungen für Magen-Duodenal-
Röntgenuntersuchungen.

Die präoperative Lokalisationsdiagnostik eines mechanischen Kolonhin-
dernisses bei akutem Dickdarmileus oder der Invaginationsverdacht verbie-
ten eine Doppelkontrastuntersuchung des Kolons mit Bariumsulfatsuspen-

sion. In diesen Fällen ist ein wasserlösliches iodhaltiges KM z. B. Peritrast-RE-36% indiziert.

Untersuchungsmethode

Zum Einführen des Darmrohrs für den Kontrasteinlauf befindet sich der Patient in Linksseitenlage. Die auf Körpertemperatur erwärmte Barium-KM-Suspension wird luftblasenfrei instilliert. Der Patient dreht sich nun in Bauchlage. Der Untersucher kontrolliert den Kontrasteinlauf unter kurzzeitiger Durchleuchtung. Dabei bringt er den Patienten in leichte Kopftieflage. Abwechselnde Seitenlagerungen nach rechts und links entsprechend den Darmwindungen fördern den KM-Einlauf. Wenn das KM bis zur Flexura coli dextra vorgedrungen ist, wird der Einlauf abgebrochen. Nach Entfernung des Darmrohres entleert der Patient den KM-gefüllten Darm auf der Toilette. Bei der Defäkation wird das KM durch die Bauchpresse in den Zökumpol getrieben – in den meisten Fällen ohne KM-Übertritt in das terminale Ileum. Sollte ein solcher KM-Übertritt jedoch erwünscht sein, wie z. B. bei der Frage nach einer Enteritis regionalis (Morbus Crohn) im terminalen Ileum oder Colitis ulcerosa mit Verdacht auf Rückflußileitis, wird der Kontrasteinlauf bis in das Colon ascendens fortgesetzt.

Nach der Darmentleerung führt der Untersucher das Darmrohr wieder ein. Zur Erzielung des Doppelkontrasts wird eine genügende Menge Luft als röntgennegatives KM insuffliert (1800–2000 ml).

Nach Luftinsufflation ins Rektum und Colon sigmoideum werden erste Röntgenaufnahmen des Sigmas angefertigt, bevor eventuelle Überlagerungen mit dem retrograd kontrastierten (terminalen) Ileum den diagnostischen Überblick beeinträchtigen. Nach reichlicher Luftfüllung und Aufdehnung des Darms sollte sich der Patient zur gleichmäßigen Kontrastierung aller Darmabschnitte mindestens 2mal um die Körperlängenachse drehen.

Mit mindestens 8 Standardröntgenaufnahmen gelingt ein vollständiger Überblick über das gesamte Kolon. Einige Autoren fertigen als „Dickdarmstatus" nur 6 Übersichtsröntgenaufnahmen an [1], wieder andere Autoren benötigen 10–14 Aufnahmen [17, 24].

Als bewährter Mittelweg aus einerseits vollständiger Untersuchung und Abbildung aller Kolonabschnitte und ökonomisch vertretbarem Aufwand bei möglichst geringer Strahlenexposition für Patient und Untersucher bietet der Röntgenstandard nach Dihlmann [5] das Optimum (Abb. 9.9.3).

Nebenwirkungen der Bariumsulfatsuspension

Bei Patienten mit Obstipationsneigung kann die Passagezeit von oral verabreichtem KM verlängert sein. Dann besteht im Dickdarm die Möglichkeit einer Verklumpung des Bariumsulfats durch vermehrte Flüssigkeitsresor-

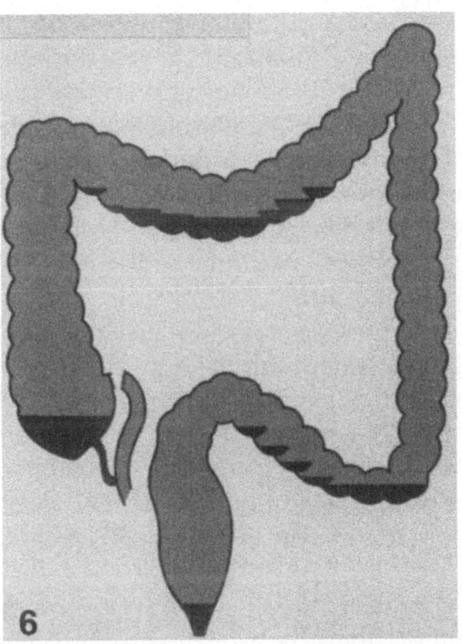

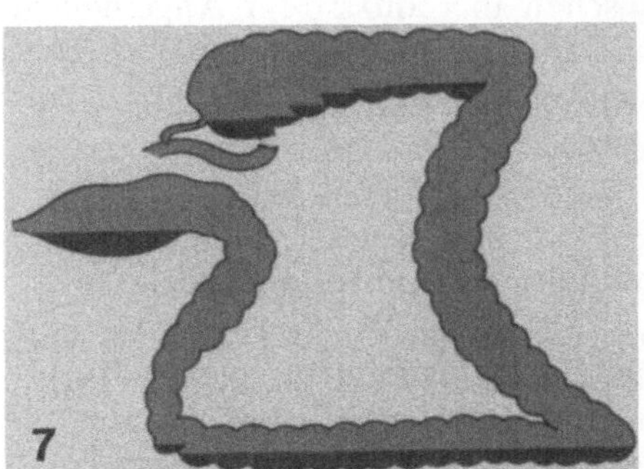

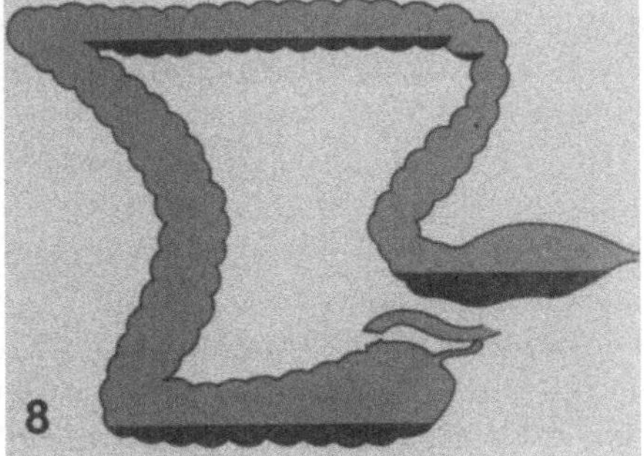

Abb. 9.9.3. Kolonkontrasteinlauf in Doppelkontrastmethodik. 3 Kolonübersichtsröntgenaufnahmen am Rasterwandstativ (Nr. 6–8, Filmformat 35 × 43 cm, Hochformat im Stehen, Querformat in Links- und Rechtsseitenlage)

ption. In diesen Fällen empfiehlt sich Laxanziengabe nach Beendigung der Magen-Duodenal-Röntgenuntersuchung.

Eigentliche Nebenwirkungen mit Bedrohung der Gesundheit des Patienten sind jedoch erst dann zu erwarten, wenn Bariumsulfat durch Perforationen der Hohlorgane des Verdauungstrakts, welcher Ursache auch immer, in die Hals-, Mediastinal- oder Bauchhöhlenweichteile oder auch in den Retroperitonealraum eindringt. Das Bariumsulfatmolekül löst extraintestinal eine stereotype feingewebliche Reaktion aus. Initial tritt eine Entzündung auf, bei der Exsudation und Leukozytenphagozytose der Bariumpartikel dominieren. Bariumsulfat wird innerhalb weniger Stunden durch Fibrinniederschläge so umhüllt, daß es nicht mehr ausgewaschen werden kann. In der proliferativen Entzündungsphase entstehen Fremdkörpergranulome, und im

Narbenstadium der Entzündung kommt es zu einer starken Fibrosierung. Sie führt einerseits zu einer Einkapselung des Bariumsulfats, andererseits begünstigen solche massiven Bindegewebsvermehrungen die Entstehung von Verwachsungen in der Peritonealhöhle ebenso wie Verklebungen der beiden Pleurablätter. Noch Jahre nach dem Eindringen von Barium-KM in extraintestinale Räume können durch Narbenschrumpfung Ileuszustände oder auch Ureterobstruktionen auftreten. Im Mediastinum sind als Spätkomplikationen Ösophagusobstruktionen oder auch Verlegung und Verschluß venöser Blutleiter möglich.

Ungünstig ist die Frühprognose nach Austritt des Bariumsulfats, wenn durch orale Inokulation oder durch ein Leck im Kolon pathogene Mikroorganismen das KM begleiten. Besonders gefürchtet wird in diesem Zusammenhang die fäkale Kontamination. Der äußerst seltene Übertritt und die embolische Verschleppung von Bariumsulfat in Venen des Pfortaderkreislaufs dürften ohne „Rißbildung" in der Darmwandung und ohne verlängerte Passagezeit, z.B. vor einer organischen Stenose, kaum vorkommen.

Schluckstörungen können zu einer Aspiration von Bariumsulfat führen, das in den meisten Fällen über die bronchoziliare Reaktion und Aushusten wieder entfernt wird. Bei (alten) Menschen in reduziertem Allgemeinzustand wurden jedoch Todesfälle nach Bariumsulfataspiration beobachtet, die mit septischen Temperaturen und pneumonischen Infiltrationen einhergingen.

Nebenwirkungen der wasserlöslichen iodhaltigen Kontrastmittel

Die wasserlöslichen iodhaltigen KM für die Röntgenuntersuchung des GI-Trakts sind gut verträglich. Trotzdem kommen Nebenwirkungen vor, die der anwendende Arzt kennen muß: Bei länger *lokalisierter* Verweildauer, beispielsweise vor Stenosen und Obstruktionen, kann das KM eine Schleimhautirritation, Erosionen und Nekrosen (Ulzera) mit Blutungsgefahr hervorrufen.

Die wasserlöslichen ionischen iodhaltigen KM zur Darstellung des GI-Trakts sind osmotisch stark wirksam. Ihre Osmolalität kann 6mal stärker sein als diejenige des Blutserums. Damit hängt ihre laxierende Wirkung zusammen. Die osmotisch bedingte Flüssigkeitsverschiebung aus dem Blut in den Darmlumen stimuliert Dehnungsrezeptoren der Darmwand und regt dadurch die Motorik an. Aus Tierversuchen wurde darüber hinaus auf eine KM-induzierte Freisetzung des biogenem Amins Serotonin geschlossen, das zu einer direkten Stimulation der glatten Darmwandmuskulatur führe [18].

In der Regel geben die KM-Hersteller Maximaldosen für die einmalige Inkorporation der Präparate an. Auf diese Weise soll (möglichst) vermieden werden, daß bei dehydratisierten (exsikkotischen) Patienten Hypovolämen und Elektrolytstörungen mit u.U. deletären Kreislaufwirkungen auftreten.

Besonders bei alten, schwerkranken Patienten in reduziertem Allgemeinzustand, aber auch bei Neugeborenen, Säuglingen und Kleinkindern muß an die Möglichkeit solcher Nebenwirkungen der iodhaltigen gastrointestinalen KM gedacht werden.

Bei Patienten mit Schluckstörungen kann die Aspiration größerer KM-Mengen ebenfalls über die osmotische Wirksamkeit zum (intraalveolären) Lungenödem und zur Pneumonie führen.

Trotz der geringen Resorptionsrate wasserlöslicher iodhaltiger KM können anaphylaktoide Reaktionen nicht ausgeschlossen werden. Allerdings sind schwere Reaktionen sehr selten.

Die Iodsubstitution des Trägermoleküls rät bei Patienten mit latenter und manifester Hyperthyreose zur Vorsicht.

Um die osmotisch bedingten Komplikationen bei den geschilderten Risikopatienten zu vermeiden, bietet sich der Gebrauch wasserlöslicher iodhaltiger, nichtionischer und daher niedrigosmolarer KM an: Iopamidol, Iohexol oder dimere nichtionische, blutisotonische KM-Zubereitungen (Iotrolan). Bei diesen speziellen Fällen sollten ökonomische Rücksichten in den Hintergrund treten. Die fehlenden Geschmackskorrigenzien können bei diesen KM allerdings ein subjektiver Ablehnungsgrund aus der Sicht des Patienten sein.

Angiographie des Gastrointestinaltraktes

Zur Abklärung akuter oder chronischer Blutungen aus Ösophagus, Magen, Zwölffingerdarm, Dünndarm und Kolon werden neben der Endoskopie nuklearmedizinische Untersuchungsverfahren und die Angiographie eingesetzt.

Die Angiographie zum Nachweis und zur Lokalisation einer Blutungsquelle im GI-Trakt, besonders im Dünndarm, ist aber nach wie vor die Methode der Wahl unter der Voraussetzung, daß pro Minute etwa 2 ml Blut in das Darmlumen übertreten.

Die Dünndarmdarstellung gelingt in der Regel über die selektive Angiographie der A. mesenterica superior. Bei Gefäßvarianten müssen manchmal zusätzlich selektiv oder superselektiv der Truncus coeliacus bzw. seine Äste mituntersucht werden.

Weitere Indikationen zur (selektiven) Angiographie der 3 großen Abdominalarterien sind klinische Fragestellungen nach der Blutversorgung oder dem evtl. diagnostisch verwertbaren Blutleitermuster von Darmwand- und Mesenterialtumoren.

Vor größeren Eingriffen, z. B. Pankreatektomie, will der Chirurg oft über die Blutversorgung und ihre Zuordnung zur Zöliakal- und /oder Mesenterialarterie informiert werden. Auch dann ist eine selektive Angiographie angezeigt.

Literatur

1. Altaras J (1982) Kolon Rektum – Atlas. Urban und Schwarzenberg, München
2. Antes G, Eggemann F (1986) Dünndarmradiologie – Einführung und Atlas. Springer, Berlin, Heidelberg, New York
3. Cen M, Dihlmann W (1969) Röntgenbefunde am operierten Magen in Abhängigkeit zum postoperativen Intervall. Radiologe 9:187–195
4. Dihlmann W (1976) Die ökonomisch-standardisierte Röntgenuntersuchung des Magens. Dtsch Med Wochenschr 101:900–904
5. Dihlmann W (1980) Die ökonomisch-standardisierte Kontraströntgenuntersuchung des Kolons beim Erwachsenen. Dtsch Med Wochenschr 105:1138–1141
6. Dodds W, Stewart ET, Vlymen WJ (1982) Appropriate contrast media for evaluation of esophageal disruption. Radiology 144:439–441
7. Donner M (1973) Der Schluckvorgang mit saurem Barium. Ein neuartiger Röntgentest bei Patienten mit Refluxbeschwerden. Radiologe 13:372–376
8. Fernholz HJ, Dihlmann W (1979) Die Bedeutung einer standardisierten Röntgenuntersuchungstechnik des Magens. Radiologe 190:1–7
9. Frik W (1958) Röntgenuntersuchungen des Magenfeinreliefs. 2. Mitteilung (Untersuchungstechnik, Kontrastmittelfragen, Diagnostik der chronischen Gastritis, Feinrelieftechnik bei der Suche nach Antrumkarzinomen). RoFo 88:546–557
10. Frik W, Persigehl M (1990) Ösophagus einschließlich Hypopharynx. In: Radiologische Diagnostik in Klinik und Praxis, 7th edn, vol III/1. Frommhold W, Dihlman W, Stender HS, Thurn P (eds) Thieme, Stuttgart, pp 1–97
11. Holthusen W (1990) Gastrointestinalerkrankungen beim Neugeborenen und beim Kind. In: Radiologische Diagnostik in Klinik und Praxis. 7th edn, vol III/1. Frommhold W, Dihlmann W, Stender HS, Thurn P (eds) Thieme, Stuttgart, pp 707–746
12. Hüpscher DN (1988) Radiology of the esophagus. Thieme, Stuttgart
13. Lotz W, Liebenow S (1979) Erweiterte diagnostische Möglichkeiten der röntgenologischen Magenuntersuchung mit verbessertem Kontrastmittel. RoFo 131:157–165
14. Lotz W, Liebenow S (1980) Areae gastricae und varioliforme Erosionen – Qualitätskriterien der röntgenologischen Magenuntersuchung. RoFo 132:491–495
15. Lotz W (1982) Verbesserte röntgenologische Magendiagnostik durch weiterentwikkelte Kontrastmittel und Untersuchungstechnik. Rontgenblatter 35:171–176
16. Miller RE (1978) Die vollständige Colonuntersuchung. Radiologe 15:–410–420
17. Ponette E, Pringot J (1990) Magen. In: Radiologische Diagnostik in Klinik und Praxis. 7th edn, vol III/1. Frommhold W, Dihlmann W, Stender HS, Thurn P (eds) Thieme, Stuttgart, pp 295–476
18. Rubin DL, Caroll BA, Snow HD (1981) The harmful effects of aqueous contrast agents on the gastrointestinal tract: a study of mechanism and means of counteraction. Invest Radiol 16:50–58
19. Schneider V, Maxeiner H (1983) Tödliche Kontrastmittel-Aspiration bei der Röntgenuntersuchung der oberen Speisewege. Munchen Med Wochenschr 125:239–240
20. Sellink JL, Rosenbusch G (1981) Moderne Untersuchungstechnik des Dünndarms oder die 10 Gebote des Enteroklysmas. Radiologe 21:366–376
21. Treichel J (1990) Doppelkontrastuntersuchung des Magens. Untersuchungstechnik und systematische Morphologie der Magenerkrankungen, 2nd edn. Thieme, Stuttgart
22. Treichel J, Oeser H (1975) Die Doppelkontrastmethode: optimale Technik der röntgenologischen Magenuntersuchung. Dtsch Med Wochenschr 100:2226–2229
23. Welin S, Welin G (1980) Die Doppelkontrastuntersuchung des Dickdarms (Erfahrungen mit der Welin-Methode). Thieme, Stuttgart

9.10 Cholegraphie

V. Taenzer

Wann? Warum?

Noch vor einigen Jahren war bei Beschwerden im Oberbauch die Röntgenuntersuchung des biliären Systems obligat. Neue bildgebende und interventionelle Techniken haben die Bedeutung der Cholegraphie stark reduziert.

Die orale Cholezystographie als Screening-Test bei unklaren Oberbauchbeschwerden ist von der Sonographie abgelöst worden. Die orale Cholegraphie besitzt bezüglich der Gallenblasendarstellung eine etwa gleich hohe Treffsicherheit wie die US-Untersuchung. Wiederholungsuntersuchungen bei negativer Cholegraphie entfallen. Das Verfahren kann im Einzelfall eine sehr begrenzte Bedeutung bei der Dokumentation von Gallenblasensteingröße und -zahl vor und nach Litholyse besitzen.

Auch die intravenöse Cholangio-/Cholezystographie hat an Bedeutung verloren und wird bei Erkrankung des rechten Oberbauchs mit Ikterus nicht mehr eingesetzt. ERC, PTC und nuklearmedizinische Untersuchungen sind hier in den Vordergrund gerückt. Bei regulären Bilirubinwerten im Serum und normaler Leberfunktion gelingt mittels i. v.-Cholangiographie, insbesondere in Kombination mit Cholangiotomographie, die Gallenwegsdarstellung in guter Qualität und erlaubt eine Differenzierung von Gallenwegskonkrementen mit hoher Treffsicherheit. Die Treffsicherheit der röntgenologischen Gallengangsteinerkennung, insbesondere bei normaler oder grenzwertiger Weite der Gallenwege, wird von der Gallengangsonographie nicht erreicht.

Die i. v.-Cholegraphie ermöglicht insbesondere eine korrekte, reproduzierbare Größenbestimmung von Gallensteinen. Dieses hat bei der heutigen Gallensteintherapie große Bedeutung, da bei der Chemolitholyse von Gallenblasenkonkrementen Verlaufskontrollen unter reproduzierbaren Bedingungen zur Beurteilung eines Therapieerfolges nötig werden. Auch bei der Anwendung des neuen Verfahrens der Gallensteinlithotripsie ist präoperativ eine exakte Größen- und Anzahlbestimmung von Gallensteinen erforderlich. In Kliniken, die über die technischen Voraussetzungen zur Gallensteinlithotripsie verfügen, hat die Frequenz cholegraphischer Untersuchungen, nachdem dieses Verfahren zuvor kaum noch Bedeutung hatte, wieder erheblich zugenommen. Auch die Klärung unklarer sonographischer Befunde stellt eine Indikation zur Cholegraphie dar, zumal das konkurrierende Verfahren der ERC auch in der Hand eines geübten Endoskopikers ein vergleichsweise höheres Risiko beinhaltet.

Voraussetzungen

Dem Radiologen sind Hinweise auf Überempfindlichkeitsreaktionen wie bei jeder KM-Applikation zu übermitteln. Wesentlich ist auch die Mitteilung des Ergebnisses der Sonographie, evtl. der CT. Ferner muß der Leistungsanforderung zur Cholegraphie zu entnehmen sein, ob eine Leberfunktionseinschränkung oder ein Ikterus vorliegt. Spezielle Risiken wie Schilddrüsenüberfunktion oder die Unverträglichkeit vorausgegangener i. v.-KM-Applikationen, müssen vor der i. v.-Cholegraphie ermittelt werden.

Methoden und Vorgehen

1. *Orale Cholegraphie:* 3–6 g KM werden peroral 12 h vor der Untersuchung zur Cholegraphie oder fraktioniert 12 und 3 h vor der Untersuchung zur Cholangio-/Cholezystogrpahie appliziert. Die radiologische Dokumentation erfolgt durch Aufnahmen im Liegen und durchleuchtungsassistiert im Stehen, ferner 30 m nach Applikation einer Reizmahlzeit zur Beurteilung der kontraktilen Gallenblasenfunktion.
2. *Intravenöse Cholegraphie:* 30–120 m nach i. v.-Infusion von 20–30 ml Cholegraphikum werden in halbstündigen Abständen in der frühen Phase unter Einschluß einer Cholangiotomographie Röntgenaufnahmen dokumentiert. Der übrige Ablauf gestaltet sich wie bei der oralen Cholegraphie.
3. *Endoskopische retrograde Cholangiographie:* Sie wird bei ungenügender Information durch vorausgegangene nichtinvasive Verfahren, bei hepatozellulärem und Verschlußikterus eingesetzt. In Kooperation mit einem endoskopisch versierten internistischen Kollegen wird duodenoskopisch die Papilla vateria sondiert und 20–40 ml nichtionisches nierengängiges KM appliziert. Die ERC erlaubt die endoskopische Gallengangsteinextraktion und -zertrümmerung, ferner die Papillotomie bei Papillenstenose und die Einführung innerer Drainagen bei tumorös oder nichtumorös verursachten Gallengangsstenosen. Die Möglichkeit einer unmittelbaren therapeutischen Maßnahmen führt insbesondere bei Patienten mit Ikterus dazu, die ERC ohne vorausgehende Cholegraphie einzusetzen.
4. *PTC (perkutane transhepatische Cholangiographie):* Bei nicht durchführbarer ERC wird dieses Verfahren auch zur temporären äußeren biliären Drainage eingesetzt, z. B. bei kompletter Stein- oder Tumorobstruktion. Bei der PTC wird nach Oberflächenanästhesie und Stichinzision der Kutis durchleuchtungsassistiert eine feine Nadel von der vorderen lateralen Bauchwand auf den Leberhilus vorgeschoben (Chiba-Nadel). Das Zurückziehen der Nadel erfolgt nach Entfernung des Drains unter gleichzeitiger langsamer KM-Applikation. Sobald sich die Nadelspitze in einem Gallengang befindet, wird dieser kontrastiert und das komplette Gallengangsystem mit nichtionischem KM aufgefüllt.

Komplikationen

1. *Methodisch:* Bei den konventionellen nichtinvasiven Verfahren gibt es keine methodischen speziellen Komplikationen. Das Verfahren der ERC ist durch das Risiko der Pankreatitis bei teilweise anatomisch bedingter gleichzeitiger Pankreasausführungsgangdarstellung belastet. Darüber hinaus existiert das seltene Risiko einer Papillenfehlsondierung mit Duodenalperforation und konsekutiver retroperitonealer Abszedierung.
   Die PTC beinhaltet das Risiko einer Leberläsion mit Blutung und auch der galligen Peritonitis; sie wird in einigen Kliniken daher nur in Operationsbereitschaft durchgeführt.
2. *Kontrastmittelbedingt:* Bei der i.v.-KM-Applikation bestehen die anderenorts beschriebenen allgemeinen oder organspezifischen Risiken. Das allgemeine Risiko einer hyperergischen Reaktion mit anaphylaktoidem Schock ist im Vergleich mit den i.v. applizierten nierengängigen ionischen KM nach Injektion gallengängiger KM etwa doppelt so hoch.

Schlußfolgerungen

US-Diagnostik und ERC haben die Bedeutung konventioneller cholegraphischer Verfahren stark eingeschränkt. Die i.v.-Cholegraphie hat ein beschränktes Indikationsgebiet im Rahmen der Chemolitholyse, Gallensteinlithotripsie und bei unklaren sonographischen Befunden behalten. Im Rahmen der laparoskopischen Cholezystographie wird die i.v.-Cholegraphie in der letzten Zeit wieder häufiger durchgeführt.

9.11 Intravenöse Urographie

D. Rickards

Trotz des Aufkommens neuer bildgebender Diagnosetechniken ist das i.v.-Urogramm (IUV) noch immer die Grundtechnik zur Untersuchung der Harnwege. Es hat den Vorteil, daß die gesamten Harnwege von oben bis unten dargestellt werden können.

Indikationen

Symptome und Beschwerden deuten auf den Bereich des Harntraktes hin.

Kontraindikationen und Vorsichtsmaßnahmen

Eine Kontraindikation zur intravasalen Gabe von KM stellt ebenfalls eine Kontraindikation zur IVU dar.

Als relative Kontraindikation ist die Untersuchung von dehydratisierten Patienten anzusehen, bei denen ein Risiko für eine KM-Nephrotoxizität besteht.

Bestehende Nierenfunktionsstörungen sind eine relative Kontraindikation, da man annimmt, daß sie einen Risikofaktor für eine KM-bedingte Nierenschädigung darstellen. In schweren Fällen von Nierenversagen ist es ohnehin unwahrscheinlich, daß die IVU genügend Informationen liefern kann.

Myelome und ähnliche Erkrankungen hält man für Kontraindikationen, da angeblich die Gefahr einer Präzipation von abnormen Proteinen und KM-Molekülen in den Nierentubuli besteht.

Eine Dehydratisierung sollte bei diesen Erkrankungen sicher vermieden werden, wenn eine IVU durchgeführt wird. Das gleiche gilt für Kleinkinder, bei denen eine Dehydratisierung gefährlich ist und bei denen sie außerdem zu Unwohlsein und Weinen, Bewegungen usw. führen kann, die bei der Untersuchung stören können.

Die Wahl des Kontrastmittels

Jedes iodierte wasserlösliche KM kann im Prinzip zur Erstellung eines i. v.-Urogramms benutzt werden. Eine Ioddosis von etwa 300 mg Iod/kg KG des Patienten wird allgemein als geeignete Dosis angesehen.

Einige relevante Unterschiede zwischen den verschiedenen KM-Arten sollten beachtet werden:
1. Bei den konventionellen ionischen KM verursachen die Natriumsalze tendenziell eine geringere osmotische Diurese als die Megluminsalze, daher werden höhere KM-Konzentrationen im Urin erreicht.
2. Auch die nichtionischen und niederosmolalen KM erzeugen eine bedeutend geringere osmotische Diurese. Sie erreichen daher sehr viel höhere Urinkonzentrationen und pyelographische Dichten als alle konventionellen hochosmolalen KM.

Dosierung

Wie oben erwähnt, liegt die typische empfohlene Dosis für einen Erwachsenen bei 300 mg Iod/kg/KG. Man sollte bei Herzinsuffizienz, Nierenfunktionsstörungen, bei alten Patienten und Kindern besonders vorsichtig sein. Viele Radiologen bevorzugen in diesen Fällen nichtionische KM.

Es ist schwierig, Dosierungen für Kinder festzulegen. Man kann aber die gleiche auf das KG bezogene Dosierung wie für Erwachsene anwenden. Die Dosen müssen in jeder Situation dem klinischen Zustand des Patienten angepaßt werden.

Die Vorbereitung der Patienten

1. 4–6 h vor der Untersuchung sollte der Patient nüchtern bleiben. Das Ziel ist nicht, den Patienten zu dehydratisieren, sondern für den Fall einer KM-Reaktion einen leeren Magen zu erreichen.
2. In manchen Abteilungen müssen die Patienten vorher abführen. Dies bedeutet ein Dehydrationsrisiko, und man kann auch argumentieren, daß es nicht mehr so notwendig wie in der Vergangenheit ist, wenn man eine einfache Tomographie durchführen will.
3. Wenn man annimmt, daß für den Patienten ein besonderes Risiko für eine KM-Reaktion besteht, die Untersuchung aber dennoch durchgeführt werden muß, sollte die Verwendung eines nichtionischen KM möglicherweise nach einer Kortikosteroid- oder Antihistaminikaprophylaxe, in Erwägung gezogen werden (s. Kap. 5.5, 5.6).

Nativaufnahmen

1. Eine Abdomenübersichtsaufnahme im Liegen sollte angefertigt werden. Der Unterrand des Bildes sollte in Höhe der Symphyse liegen mit dem Strahlenzentrum in Höhe des Beckenkamms.
2. Wenn erforderlich, können Aufnahmen der Nieren im Liegen bei In- und Expiration angefertigt werden, um festzustellen, ob auf der Übersichtsaufnahme vorhandene Verkalkungen wahrscheinlich innerhalb der Nieren liegen.

Verschattungen, die anscheinend innerhalb in den Nieren liegen oder diese überlagern, können weiter abgeklärt werden durch:
1. seitliche Aufnahmen oder
2. einfache Tomographie durch die Nieren.

Kontrastmittelgabe

Eine Unterarmvene wird ausgewählt, und bei Erwachsenen wird meist über eine 19-GG.-Braunüle, bei Kindern aber über eine dünnere Nadel eine schnelle KM-Bolusinjektion (< 1 min) gespritzt. Man sollte sehr vorsichtig vorgehen, um das KM nicht extravasal zu spritzen.

Aufnahmen

Sofort-Nephrogramm. Sofort nach Ende der Injektion wird eine a.-p.-Aufnahme der Nierengegend angefertigt und man erhält das Nephrogramm, das im Prinzip aus KM besteht, das in die proximalen Nierentubuli gefiltert ist.

5-min-Aufnahme. Nach 5 min wird wieder eine a.-p.-Aufnahme der Nierengegend gemacht. Zu diesem Zeitpunkt sollte bei normaler Nierenexkretion das Kelchsystem dargestellt sein.

Jetzt wird normalerweise eine Kompression des Bauchraums durchgeführt, um eine Erweiterung des Kelchsystems zu erreichen. Eine Kompression ist jedoch kontraindiziert bei:
- frischen Bauch- oder Nierenverletzungen,
- abdominellen Raumforderungen,
- frischen Baucheingriffen,
- wenn die 5-min-Aufnahme ein erweitertes Sammelsystem gezeigt hat.

10-min-Aufnahme. Es wird erneut eine a.-p.-Aufnahme angefertigt, um das Sammelsystem der Niere in voller Ausdehnung zu zeigen.

Entlassungsaufnahme. Etwa 20 min nach der KM-Injektion wird die Abdomenübersichtsaufnahme im Liegen wiederholt. Sie sollte die gesamten Harnwege und eine gewisse Blasenfüllung zeigen.

Andere Aufnahmen. Spezifische Blasenaufnahmen können vor und nach Miktion angefertigt werden, um Blasenfüllung und Restharn zu schätzen.

Zusätzliche Aufnahmen

Wie alle radiologischen Untersuchungen muß die IVU dem Patienten angepaßt werden, und Modifikationen der Standardtechnik müssen je nach der Untersuchungsentwicklung vorgenommen werden. Folgende Ergänzungen müssen bei manchen Patienten vielleicht erwogen werden:
- Schrägaufnahmen von Nieren oder Blase,
- Tomographie,
- eine Aufnahme in Bauchlage ist vielleicht zur Darstellung der Ureteren besser geeignet, besonders wenn eine PUJ-Verlegung besteht,
- wenn eine PUJ-Verlegung angenommen wird, kann man ein Diuretikum wie Fuoresmid i.v. injizieren, um eine solche Obstruktion darzustellen,
- in Fällen mit obstruktiver Nephropathie können spätere Aufnahmen gemacht werden, um zu versuchen, eine gewisse KM-Ausscheidung zu sehen und das Ausmaß der Obstruktion darzustellen.

Besondere Fälle

1. *Patienten mit signifikanten Nierenfunktionsstörungen:* dürfen nie dehydratisiert sein. Tomographische Voraufnahmen können nötig sein, um die optimalen Tomographieebenen für die Darstellung der Nieren zu bestimmen. Man sollte eine höhere KM-Dosis als üblich geben, obwohl man bedenken muß, daß dies möglicherweise die Nierenfunktion weiter negativ beeinflußt.
   In der frühen Nephrographiephase sollte eine Tomographie durchgeführt werden. Meist sind auch Spätaufnahmen erforderlich.
2. Bei *Hypertonikern* geben manche Radiologen gern sehr schnelle i. v.-Bolusinjektionen, gefolgt von einer schnellen Folge von Aufnahmen der Nieren, um unterschiedlich schnelle Anfärbungen im Nephrogramm zu entdecken, die auf eine Nirenarterienstenose hinweisen können. Man sollte jedoch beachten, daß diese Methode keineswegs zuverlässig zur Entdeckung einer Nierenarterienstenose führt.
3. *Kleinkindern* kann ein kohlensäurehaltiges Getränk verabreicht werden, um einen geweiteten gasgefüllten Magen zu erzielen, der als Fenster für die Darstellung der Nieren dienen kann. Die RPO-Lagerung kann zur Darstellung der rechten Niere nützlich sein. Eine Tomographie kann nötig sein, obwohl dadurch die Strahlenbelastung steigt.
   Abdominelle Druckkompression wird normalerweise bei sehr jungen Kindern vermieden.
   In den ersten Lebensmonaten kann die Ausscheidung des KM verzögert sein, und eine optimale Darstellung der Harnwege tritt erst nach bis zu 3 h auf, was natürlich eine Modifikation der üblichen Untersuchungstechnik erfordert.

Zystographie

Ein Zystogramm wird bei einer IVU regelmäßig angefertigt, wenn die Nieren arbeiten. Man sollte beachten, daß mit niederosmolaren KM die osmotische Diurese vermindert ist und die Blasenfüllung verzögert wird. Dies kann die Untersuchungsdauer verlängern. Schrägaufnahmen der Blase, Tomographie und sogar der Versuch einer „Doppelkontrast"-Zystographie mit Hilfe eines Bleihandschuhs und manueller Kompression der Blase unter Durchleuchtungskontrolle wurden alle herangezogen, um Blasenveränderungen sichtbar zu machen. Man sollte jedoch wissen, daß dies alles normalerweise nicht ausreicht, um pathologische Blasenveränderungen völlig auszuschließen. Wenn ein ernster Verdacht besteht, muß daher eine Zystoskopie durchgeführt werden.

9.12 Urethrographie und Miktionszystourethrographie, Kavernographie, Vasographie und Darstellung der Samenbläschen

D. Rickards

Urethrographie und Miktionszystourethrographie

Einleitung

Urethrographie und Miktionszystourethrographie werden zusammen betrachtet, da sie untrennbar miteinander verwoben sind.

Jeder Verdacht auf eine Erkrankung der unteren Harnwege oder einen vesikoureteralen Reflux bildet eine Indikation für diese Untersuchung. Seit dem ersten durch Cunningham 1910 [1] durchgeführten Urogramm wurden viele KM einschließlich Barium und Lipiodol benutzt. Was man braucht, ist nach Kaufmann und Russell [2] ein KM, das
1. eine ausreichende Strahlenabsorption aufweist,
2. eine ausreichende Viskosität besitzt,
3. mit Urin und Wasser mischbar ist,
4. in der Blutbahn ungefährlich ist und
5. steril ist.

Nachdem sich ölige KM wegen Lungenembolien [1] als gefährlich herausgestellt hatten, versuchten die Hersteller die obigen Kriterien zu erfüllen und stellten spezielle KM für die Urographie her, z. B. Umbradil viscous (Astra) und Thixokon (Mallinckrodt). Diese beiden Mittel waren viskös genug, um die Urethra zu erweitern, und wurden bis 1970 benutzt. Dann wurden sie wegen der möglicherweise unzureichenden Sterilität zurückgezogen und durch ionische KM wie z. B. Conray 280 (May und Baker) und Urografin 310 M (Schering) ersetzt. Um die Viskosität dieser KM zu steigern, können sie mit sterilem KY-Gelee, Akaziengummi oder Lubafax (Burroughs Wellcome) gemischt werden. Lubafax ist das Mittel der Wahl. Aber solche Andickungsmittel werden selten benötigt und sollten am besten vermieden werden.

Die Miktionszystographie erfordert ein KM, das
1. Volumen hat (häufig werden über 500 ml benötigt),
2. steril ist und
3. eine ausreichende Dichte hat.

In Großbritannien ist das einzige KM, das diese Bedingungen erfüllt, Urografin (Schering AG), das in 250-ml- und 500-ml-Flaschen geliefert wird.

Methode

Die vollständige Beurteilung der Harnröhre erfordert sowohl ein aufsteigendes als auch ein absteigendes Urogramm. Der Patient sollte nach seinen Arzneimitteleinnahmen, Allergien und früheren KM-Untersuchungen befragt werden. Es wird keine Vorbereitung benötigt, außer wenn der Patient sehr nervös ist oder in der Anamnese vegetative Störungen aufweist. Unter diesen Umständen ist es ratsam, Atropin vor Beginn der Untersuchung zu geben.

Aufsteigende Urethrographie. Es gibt viele kommerziell vertriebene Penisklemmen, die benutzt werden, um KM in den Meatus zu instillieren, z. B. Cunningham-, Knutson-. Man wählt im Einzelfall die passende aus. Die Verwendung eines Foley-Katheters, dessen Ballon in der Fossa navicularis urethrae der vorderen Urethra teilweise gefüllt wird, um einen wasserdichten Abschluß zu erreichen, sollte vermieden werden, da es
1. wahrscheinlicher ist, daß der Ballon in den vorderen Teil der Urethra aufgeblasen wird als in der Fossa navicularis urethrae,
2. es schmerzhaft ist und
3. der Ballon eine Verletzung der Harnröhre verursacht.

Vor der Untersuchung sollte der Patient versuchen, seine Blase zu entleeren, am besten unter Urinflußmessung. Nach der Lagerung wird dem auf dem Rücken liegenden Patienten langsam unter Durchleuchtung das KM instilliert und Aufnahmen des vorderen Teils der Urethra werden angefertigt. Eine ausreichende Dehnung des vorderen Teils der Urethra kann ohne Verdickungsmittel erreicht werden, indem man das KM schneller instilliert. Bei der retrograden Urethrographie kommt ein Widerstand gegen die retrograde Instillation durch den distalen Sphinkter oder einengende pathologische Veränderungen des vorderen Teils der Urethra wie z. B. Strikturen zustande. Eine Überdehnung sollte wegen der Schmerzen und der Möglichkeit eines KM-Austritts vermieden werden. Im Idealfall sollte das KM proximal zum distalen Sphinkter laufen und den hinteren Teil der Urethra darstellen. Das KM tritt vielleicht nicht nach proximal in die Blase über wegen:
a) einer obstruktiven pathologischen Veränderung der vorderen Harnröhre,
b) einem Spasmus des distalen Sphinktermechanismus,
c) einer obstruktiven pathologischen Veränderung der hinteren Harnröhre,
d) einem Blasenhalskrampf oder einer Stenose.
   Wenn kein suprapubischer Katheter liegt, durch den die Blase gefüllt werden kann, ist die Untersuchung vorbei. Distale Sphinkterkrämpfe lösen sich mit der Zeit, aber die Gabe eines Muskelrelaxans ist nutzlos.

Absteigende Miktionszystourethrographie. Das KM muß in die Blase instilliert werden, entweder über

a) eine retrograde Füllung mit Hilfe der Penisklemme bei Männern,
b) einen suprapubischen Katheter,
c) einen Harnröhrenkatheter.

Suprapubische und Harnröhrenkatheter haben den Vorteil, daß man vor der Füllung die Blase entleeren, den Restharn bestimmen und eine Verdünnung des in die Blase instillierten KM vermeiden kann, was die Darstellung anatomischer Details verschlechtern würde. Damit der Patient die Blasenentleerung beginnen kann, muß die Blase ausreichend gefüllt sein. Das hierzu benötigte Volumen hängt vom urodynamischen Zustand des Patienten ab. Die normale Blase eines Erwachsenen kann problemlos 500 ml halten, aber ein Patient, der über mehr als 7 Tage über einen suprapubischen Katheter abgeleitet wurde oder der eine Detrusorinstabilität hat, wird wahrscheinlich nur ein viel kleineres Volumen halten können. Während der Füllung wird die Blasenanatomie auf einem Bildwandler betrachtet und Aufnahmen werden angefertigt. Männer mit voller, aber nicht übervoller Blase (eine solche Situation kann das Wasserlassen hemmen), sollen entweder in Rückenlage oder vorgebeugt im Stehen wasserlassen und Zielaufnahmen des hinteren Urethrateils werden angefertigt. Frauen urinieren in ein dafür speziell entworfenes Gefäß, das im Stehen zwischen den Oberschenkeln gehalten wird, und die Aufnahmen werden anterior-posterior aufgenommen. Unter Durchleuchtung wird der Patient gebeten, die Miktion bewußt an einem Punkt vor kompletter Blasenentleerung zu unterbrechen. Bei Männern und unter normalen Bedingungen sollte sich der distale Sphinkter sofort schließen und kleine KM-Mengen in der hinteren Urethra werden durch den Blasenhals zurück in die Blase gepreßt. Außerdem sollte sich die vordere Harnröhre vollständig leeren. Es ist nicht normal, daß KM entweder während der Unterbrechung oder nach Abschluß der Miktion in der Harnröhre verbleibt. Bei Frauen sollte sich der distale Sphinkter schließen, aber eine Entleerung der Urethra mit Zurückpressen in die Blase ist eher die Ausnahme als die Regel. Bei jungen Nullipara ist der Blasenhals häufig inkompetent und spielt für die Urinkontinenz keine wichtige Rolle.

Die Kombination von aufsteigender und absteigender Miktionsurographie liefert die folgenden Informationen:
1. Anatomie der Urethra,
2. Blasenkapazität,
3. Blasenanatomie,
4. Vorliegen oder Fehlen eines Refluxes in die Ureteren,
5. Funktion des Blasenhalses,
6. Funktion des distalen Sphinkters,
7. Vorliegen eines intrapostatischen Refluxes,
8. Restharnvolumen.

Komplikationen

Schmerzen. Die ausreichende Dehnung der vorderen Urethra ist schmerzhaft. Dies kann durch die Gabe von Lidocaingel vor der Untersuchung
vermieden werden. Lidocaingel ist jedoch sehr viskös und verursacht nach
Injektion in die Urethra eine deutliche Überdehnung und als Folge Schmerzen. Lidocaingel vermindert durch Füllungsdefekte in der Harnröhre auch
die Qualität der Röntgenbilder.

Blutungen. Bei manchen Patienten, besonders solchen mit Veränderungen
der Harnröhre, kann die Dehnung zum Riß kleiner Mukosakapillaren führen und in der Folge zu Blutungen. Dies stört nicht die Qualität der Untersuchung.

Intravasation als Folge von:
a) einer Verletzung der Mukosa der distalen vorderen Harnröhre durch den
   intraurethralen Teil des Einführungssystems. Dies ist eine fehlerhafte
   Technik,
b) einer Überdehnung bei vorliegender pathologischer Veränderung.

In beiden Fällen muß man die Untersuchung abbrechen und dem Patienten
prophylaktisch Antibiotika verabreichen. Eine Instillation in ein Gefäß geht
mit einer schweren Blutung nach der Untersuchung einher, die aber
gewöhnlich von selbst aufhört.

KM-Reaktionen. Diese treten seltener auf als bei i.v.-KM-Gabe und sind
nach Intravasation wahrscheinlicher. Aus Kostengründen werden für die
Lumenuntersuchungen meist ionische KM benutzt. Wenn der Patient eine
Allergieanamnese hat, sollten aber nichtionische KM in Erwägung gezogen
werden. Die Blase mit 500 ml nichtionischem KM aufzufüllen ist aber teuer.
In der klinischen Praxis des Autors wurden nichtionische KM für Harnröh-
renuntersuchungen nicht benutzt.

Infektion. Jeder Eingriff an den unteren Harnwegen kann durch eine Infektion kompliziert werden, besonders wenn eine urodynamische Anomalie,
z. B. eine unvollständige Blasenentleerung vorliegt. Antibiotika sollten bei
Patienten erwogen werden, die hohe Restharnvolumina haben, bekannter-
maßen eine Harnwegsinfektion haben oder bei denen es im Laufe der
Untersuchung zu einer Blutung kam.

Kavernographie

Diese Untersuchung erfordert die direkte Gabe von KM in den Corpus
cavernosus. Die Indikationen sind:
1. Impotenz,

2. schmerzhafte oder ungewöhnliche Erektionen,
3. der Verdacht auf Penisfraktur.

Die KM müssen für diese Untersuchung, die man als eine intravasale Methode ansehen muß, verschiedene Voraussetzungen erfüllen. Für die anatomische Darstellung der Corpora cavernosa (Indikationen 1 und 2) sind die KM-Erfordernisse:
1. ausreichende Strahlenabsorption,
2. Sterilität,
3. Atoxizität in subkutanem Gewebe.

Diese Voraussetzungen werden von einem nichtionischen KM erfüllt, das 250–300 mg Iod/ml enthält. In unserer Praxis wird Omnipaque 300 benutzt.

Bei der Untersuchung der Impotenz wird die Kavernographie als Teil der Penisdruckuntersuchung durchgeführt, um die Reaktion des erektilen Penisgewebes auf Muskelrelaxanzien wie Papaverin und auf die Perfusion mit KM mit bekannter Geschwindigkeit abzuschätzen. Die Anforderungen an das KM sind: ausreichende Strahlenabsorption, ausreichende Viskosität, ausreichendes Volumen, Sterilität, Atoxizität in subkutanem Gewebe.

Bis zu 500 ml können benutzt werden, aber 90 % der Untersuchungen können mit 200 ml durchgeführt werden. Das KM wird über einen Perfusor mit einer Geschwindigkeit zwischen 15 und 240 ml/min injiziert und darf daher nicht zu viskös sein. In unserer Praxis ist das optimale Mittel Omnipaque 300 (Nycomed) verdünnt 50:50 mit isotoner Kochsalzlösung. Niopam 300 (Bracco) und Ultravist 300 (Schering AG) sind entsprechende nichtionische KM.

Methoden

Kavernographie. Eine einzelne 21-gg.-Nadel wird so distal wie möglich in einen der Corpora cavernosa gesetzt, vorzugsweise gerade proximal der Glans penis. Unter Durchleuchtungskontrolle wird langsam KM injiziert und beide Korpora werden verdichtet. Bis zu 40 ml KM werden benötigt, um beide Korpora zu kontrastieren, die frei kommunizieren. Bei relevanten Graden der Aufrichtung werden Zielaufnahmen angefertigt.

Die Nadel wird herausgezogen und die Punktionsstelle wird komprimiert, bis keine Blutung mehr zu sehen ist. Die folgenden Informationen können gesammelt werden:
1. Anatomie der Korpora,
2. normaler venöser Abfluß.

Pharmakokarvernometrographie. Hierzu werden beide Korpora so distal wie möglich mit 21-gg.-Butterflynadeln punktiert. Durch eine Nadel werden kontinuierliche Druckmessungen aufgezeichnet, indem sie an einen Druckwandler angeschlossen wird. Durch die andere werden Muskelrelaxanzien und KM injiziert. Während das KM gespritzt wird, sollte sich der Patient in schräger Rückenlage befinden, damit die ganze Länge der Korpora unter Durchleuchtung gesehen werden kann, und die ableitenden Venen an der Basis der Corpora cavernosa identifiziert werden können. Momentaufnahmen der relevanten Anatomie werden aufgenommen. Die gesammelte Information betrifft

1. die korporale Dynamik,
2. die korporale Anatomie,
3. die Anatomie der ableitenden Venen.

Komplikationen

Extravasation: KM, das ins perikorporale Gewebe injiziert wird, führt zu sofortigen lokalen Schmerzen. Die Lage der Nadel muß korrigiert werden. Extravasate sind unter Durchleuchtung leicht zu identifizieren, da das KM bei der Injektion nicht von der Nadelspitze fortfließt.

Kontrastmittelreaktionen: Eine vollständige Allergieanamnese muß aufgenommen werden. Ionische KM sollten jedoch vermieden werden, da sie im Extravasalraum toxischer sind.

Priapismus: Dies ist eine Komplikation der Muskelrelaxanzien, die zur Erreichung der Erektion gegeben werden, und nicht des KM.

Korpusruptur: Hier handelt es sich um eine Komplikation durch schlechte Technik. Wenn die Korpora durch eine zu schnelle Injektion überdehnt werden, ist eine Ruptur möglich und ernst, denn sie führt selbst zu einer Impotenz.

Infektion: Sie ist sehr selten, solange auf aseptisches Vorgehen geachtet wird.

Vasovesikulographie

Diese Untersuchungen sind ein Teil der Untersuchung einer obstruktiven männlichen Infertilität und umfassen die direkte KM-Gabe in das Vas deferens und/oder die Samenbläschen. Die transrektale US-Untersuchung hat z. T. diese Methoden abgelöst, wenn durch diese die Höhe der Obstruktion aber nicht festgestellt werden kann, sind KM-Untersuchungen indiziert. Die KM sollten ausreichende Strahlenabsorption aufweisen, nicht irritierend für die Mukosa des Vas deferens sein, eine geringe Viskosität haben und steril sein.

Viele KM erfüllen diese Kriterien. In unserer Praxis wird Omnipaque 240 (Nycomed) benutzt.

Methode

Die Vasographie wird gewöhnlich im Operationssaal unmittelbar vor einem Eingriff zur Beseitigung dargestellter Obstruktionen durchgeführt. Der Gang wird im Skrotum chirurgisch freigelegt und kanüliert. Das KM wird unter Durchleuchtungskontrolle injiziert bis entweder ein Abfluß von KM in die hintere Harnröhre gesehen wird, der eine Obstruktion ausschließt oder ein KM-Stop trotz ausreichenden Injektionsdruckes dargestellt wird, der die Höhe der Obstruktion zeigt.

Bei der Darstellung der Samenbläschen soll die Durchgängigkeit der Samenbläschengänge geprüft werden. Dies kann folgendermaßen geschehen: Die Samenleiter bei der Urethroskopie werden kanüliert. Dies führt auch zur Darstellung des Vas deferens, oder die Samenbläschen werden über einen perinealen Zugang unter transrektaler US-Kontrolle punktiert. Dies erbringt wahrscheinlich nur Informationen über die Samenbläschen und die Samenleiter.

Bei beiden Methoden wird ausreichend KM injiziert, bis die relevanten Strukturen dargestellt und Zielaufnahmen belichtet sind.

Komplikationen

Infektion: Wie bei jedem operativen Eingriff kann eine Infektion auftreten. Dies ist aber selten, da ein steriles Vorgehen leicht zu erreichen ist.

Hämospermie: Diese ist für den Patienten alarmierend und ein wichtiger Befund, da sie die Durchgängigkeit der Samenleiter aufzeigt.

Schmerzen: Eine Überdehnung der Samenbläschen erzeugt Schmerzen im Dammbereich.

Literatur

1. Cunningham JR (1990) The diagnosis of stricture of the urethra by the roentgen rays. Trans Amer Assoc Genitourinary Surgeons 5: 369
2. Kaufmann JJ, Russell M (1959) Cystourethrography: clinical experience with newer contrast agents. Am J Roentgenol 75:884

9.13 Nieren und Nebennieren

G. P. Krestin

Computertomographie der Nieren und der Nebennieren

Warum?

Kurz nach der Einführung der CT als nichtinvasive bildgebende Methode wurde ihre Bedeutung für die routinemäßige Diagnostik pathologischer Veränderungen im Retroperitoneum deutlich. Bereits 1980 konnte gegenüber 1973 durch den Einsatz der CT für die Abklärung renaler Raumforderungen eine Kostensenkung um mehr als 30 % erzielt werden. Für diese Fragestellung konkurriert die CT heute nur mit der Sonographie, während konventionelle Röntgenverfahren v. a. für die Beurteilung der ableitenden Harnwege eingesetzt werden.

Im Nachweis raumfordernder Nebennierenprozesse stellt die CT eindeutig die Methode der ersten Wahl dar. An dieser herausragenden Bedeutung des Verfahrens wurde auch in den letzten Jahren durch Verwendung der Kernspintomographie (MRT) nichts geändert: Im Bereich der Nieren ist die MRT allenfalls als ergänzende Methode einzusetzen, v. a. bei den Patienten, die eine unbekannte Unverträglichkeit gegenüber iodierten KM aufweisen. In der Nebennierendiagnostik ist mit der MRT eine zuverlässigere Differenzierung pathologischer Prozesse möglich, die CT bleibt aber durch die bessere räumliche Auflösung die zu empfehlende Nachweismethode.

Ein Vorteil der CT gegenüber der Sonographie besteht in der Möglichkeit der Verwendung von KM. Hierdurch wird nicht nur die Durchblutung der Organe und jeglicher pathologischer Veränderungen sichtbar, sondern anhand des zeitlichen Kontrastverhaltens auch die Ausscheidung durch die Nieren. Dynamische Sequenzen erlauben hierbei eine semiquantitative Abschätzung der Nierenfunktion.

Wann?

Die CT wird heute meist als ergänzende Methode zur Sonographie eingesetzt. Dabei gilt es oft, einen bereits nachgewiesenen oder pathologischen Prozeß zu bestätigen oder zu charakterisieren bzw. vermutete Veränderung nachzuweisen oder auszuschließen.

Selten wird die CT zur Klärung entzündlicher Erkrankungen der Nieren verwendet: Hierzu zählen allenfalls Abszesse oder die xantogranulomatöse Pyelonephritis. Zysten werden meist sonographisch identifiziert; bestehen Unklarheiten, kann die CT weiteren Aufschluß bringen und besser zwischen „einfachen" oder „komplizierten" Zysten differenzieren. Alle unklaren Zysten, zystische und solide Raumforderungen werden computertomographisch abgeklärt. Hierbei gelingt in einigen Fällen eine ätiologische Zuord-

Tabelle 9.13.1. Indikationen zur KM-Gabe für die CT-Diagnostik im Nieren- und Nebennierenbereich

Nieren:	
KM nicht erforderlich:	Konkrementnachweis, Angiomyolipome, Hydronephrose, große Zysten
KM hilfreich:	Tumornachweis, Tumordifferenzierung
KM diagnostisch:	Abszesse, Funktionsbeurteilung, Infarkte
Nebennieren:	
KM nicht erforderlich:	Hyperplasie, Tumorausschluß
KM hilfreich:	zur besseren Abgrenzung, Nachweis der Tumorbeschaffenheit (Nekrosen, zystische Anteile)
KM diagnostisch:	Differenzierung hypervaskularisierter Prozesse (Phäochromozytome, Karzinome)

nung (Angiomyolipome) und nach KM-Gabe eine meist exakte Lokalisation und Ausdehnungsbestimmung der krankhaften Veränderung. Für die präoperative Stadieneinteilung der Nierenzellkarzinome ist die CT die Methode der Wahl.

Im Bereich der Nebennieren gilt es, pathologische Veränderungen zu erfassen: Die CT ist hier das beste Screening-Verfahren für den Nachweis oder Ausschluß von Nebennierenmetastasen und auch von benignen Nebennierenvergrößerungen (Hyperplasie, Adenome). Die KM-Gabe ermöglicht die Differenzierung zwischen gut und weniger ausgeprägt vaskularisierten Prozessen.

Wie?

Voraussetzung für eine diagnostisch aussagekräftige Untersuchung ist die Darstellung der Nieren-/Nebennierenregion sowohl vor, als auch nach i.v.-KM-Gabe. Für die Nativdarstellung sollten lückenlos Schichten mit einer Dicke von 8–10 mm angefertigt werden. Nur für die Suche nach kleinen Verkalkungen ist die Untersuchung auch vor KM-Applikation in Dünnschichttechnik (2–5 mm Schichtdicke) erforderlich.

Für die Klärung peri- und pararenaler Raumforderungen, einer evtl. ausgedehnteren Entzündung oder für den Ausschluß eines Lokalrezidivs nach Tumornephrektomie ist die perorale Kontrastierung des oberen Magen-Darm-Traktes erforderlich. Hierfür werden z. B. 500–800 ml 4 %ige Gastrografinlösung verwendet.

CT-Angiographie. 60–100 ml KM werden mit einer Flußrate von 8–10 ml/s verabreicht 20–25 s nach Beginn des KM-Bolus werden Aufnahme der

Nieren in schneller Abfolge angefertigt. Die Schichtdicke sollte dabei 5–8 mm betragen. Die Methode ist für die Darstellung der Mark-Rinden-Grenze gut geeignet; dies gelingt etwa 20–100 ms nach Verabreichung des KM am besten. Da hierbei nicht die gesamte Niere dargestellt werden kann, sollte die interessierende Region vorher eingestellt werden.

Es bestehen nur wenige Indikationen zur CT-Angiographie der Nieren: So kann hiermit die Nierenperfusion und ein eventueller Niereninfarkt besser und früher erfaßt werden. Auch in der Diagnostik einer Nierentransplantatdysfunktion kann weiterer Aufschluß gewonnen werden. Für den Nachweis oder die Differenzierung pathologischer Nebennierenprozesse ist die Angio-CT nicht geeignet.

Kontrastmittelaufnahmen nach Infusion. Gewöhnlich ist die Darstellung der Nieren und Nebennieren 5–10 min nach zügiger Gabe von 100 ml KM ausreichend. Die Nieren können dabei mit 8–10 mm dicken kontinuierlichen Schichten die Nebennieren mit 5 mm dicken Schichten untersucht werden. Im pathologischen Befund, insbesondere wenn der Durchmesser unter 1,5 cm beträgt, sollten zur exakten Erfassung des Dichteanstiegs Dünnschichtaufnahmen (2–4 mm Schichtdicke) durchgeführt werden. Hierdurch können meist Verfälschungen der Dichtemessung durch Partialvolumeneffekte vermieden werden. Wenn die Patienten wenig kooperationsfähig sind und durch unterschiedliche Inspirationstiefe die darzustellenden Veränderungen schlecht oder überhaupt nicht erfaßt werden können, ist die Untersuchung mit 5 mm Schichtdicke und 3 mm Tischverschiebung zu empfehlen. Dabei muß beachtet werden, daß die CT oft die letzte diagnostische Maßnahme vor einer operativen Freilegung darstellt und daher eine möglichst sorgfältige Untersuchung erforderlich ist.

Komplikationen

Komplikationen bei der CT der Nieren können durch systemische Wirkungen des KM selbst (s. Kap. 8.1), durch die Art (Geschwindigkeit) der KM-Applikation und durch eine eventuelle Erkrankung des Zielorgans (Nierenfunktionsstörung) hervorgerufen werden.

Leichte Nebenwirkungen der KM-Verabreichung wie Hitzegefühl, Übelkeit und Brechreiz treten gehäuft bei höherer Applikationsgeschwindigkeit auf. Nicht selten muß daher nach bolusartiger Gabe die Untersuchung kurzzeitig unterbrochen werden, so daß die Anreicherung schlußendlich suboptimal ist. Daher sollte eine bolusartige KM-Gabe nicht grundsätzlich, sondern nur bei klarer Indikation durchgeführt werden.

Die nephrotoxische Wirkung iodierter KM beruht einerseits auf einer akuten tubulären Nekrose und ist höher bei Patienten mit vorgeschädigter Nierenfunktion (z. B. bei chronischer Glomerulonephritis, diabetischer Nephropathie). Eine vorbestehende Dehydratation verstärkt die Nephrotoxizität. Eine andere Form der Nephrotoxizität wird durch pathologische

Eiweiß- (Tamm-Horsfall- und Bence-Jones-Proteine) oder Harnsäurepräzipitate hervorgerufen. In allen Risikogruppen kann die Inzidenz einer schwerwiegenden Nierenfunktionsstörung nach i.v.-KM-Gabe durch eine ausreichende Hydratation der Patienten vor der Untersuchung erheblich gesenkt werden. Aus diesem Grunde sollte ein längeres Fasten vor einer indizierten CT-Untersuchung der Nieren grundsätzlich bei allen Patienten vermieden werden.

Schlußfolgerung

Bei der CT-Untersuchung von Nieren und Nebennieren kommt der Anwendung von KM eine wesentliche Bedeutung zu.

Neben der Unterscheidung zwischen nicht, gering und stark vaskularisierten Prozessen besteht im Bereich der Nieren die Möglichkeit einer semiquantitativen Funktionsabschätzung. Sowohl die Bolusinjektion als auch die Infusion rufen eine kräftige Anreicherung des regelrecht funktionierenden Nierenparenchyms hervor, wobei die Angio-CT nur wenige klinische Indikationen besitzt und vom Patienten oft schlechter tolertiert wird. Eine zügige KM-Infusion ist daher für die meisten Fragestellungen ausreichend.

Gefäßdarstellungen der Nieren und Nebennieren

Warum?

Die Gefäße der Nieren können durch direkte arterielle Katheterisierung (selektive Angiographie) oder indirekt durch venöse KM-Applikation (indirekte transvenöse Angiographie in digitaler Subtraktionstechnik) dargestellt werden. Die Nierenvenen können indirekt nach i.a.-KM-Applikation oder retrograd durch direkte KM-Injektion sichtbar gemacht werden. Für die Darstellung der Nebennierenarterien ist die selektive i.a.-KM-Applikation erforderlich.

Alle sog. nichtinvasiven Verfahren erlauben nur indirekte Aussagen zur Gefäßanatomie und zu eventuellen intraluminalen Läsionen. Wenn auch CT, Real-time-Sonographie oder MRT mitunter eine vaskuläre Läsion vermuten lassen, kann eine Gefäßstenose letztendlich nur angiographisch nachgewiesen oder ausgeschlossen werden. Allein die Dopplersonographie erlaubt auf nichtinvasivem Wege einige Hinweise zur Hämodynamik. Eventuelle Mehrfachversorgungen, pathologische Gefäßstrukturen oder Intimaschädigungen nach Traumata können allerdings nur im Angiogramm erfaßt werden.

Wann?

Gefäßdarstellungen sind grundsätzlich invasive Untersuchungen und belasten die Patienten daher nicht unerheblich. Die Durchführung ist nur bei klarer Indikation gerechtfertigt, d. h. wenn sich aus dem Ergebnis mit hoher Wahrscheinlichkeit eine therapeutische Konsequenz ableitet. Absolute Indikationen zur Gefäßdarstellung sind der Verdacht auf eine Nierenarterienstenose und die Abklärung einer eventuellen Nierengefäßverletzung. Die Diagnose von Nieren- und Nebennierentumoren ist heute allenfalls nur noch eine relative Indikation zur Angiographie, die dann vor allem zur präoperativen Darstellung des Gefäßstatus erfolgt. Nieren- und Nebennierenvenendarstellungen werden nur noch in Ausnahmefällen durchgeführt.

Wie?

Für die meisten Fragestellungen hat heute die DSA die konventionelle Blattfilmangiographie abgelöst. Die DSA-Technik hat auch den Vorteil der Möglichkeit der indirekten Gefäßdarstellung nach i.v.-KM-Applikation. Die Indikationen zur i.v.-DSA der Nierenarterien müssen klar von den Fragestellungen, die nur mit der i.a.-DSA beantwortet werden können, getrennt werden.

I.v.-DSA der Nierenarterien. Die Abklärung einer renovaskulären Hypertonie, der Verdacht auf eine Nierenarterienembolie, Kontrolluntersuchungen nach Operation oder perkutaner Angioplastie und die Diagnosesicherung einer Einzelniere sind Indikationen für die i.v.-KM-Darstellung.

Die Untersuchung wird nach Einführung eines zentralvenösen Hochdruckkatheters über die V. basilica in Darmhypotonie (40 mg Buscopan i. v.) möglichst unter Verwendung der EKG-Triggerung durchgeführt. Im Durchschnitt erfolgen 2–3 Bildserien in sagittalem Strahlengang sowie 20° links- bzw. 30–45° rechts angehobener Position. Verabreicht werden 35–40 ml eines 60%igen KM pro Serie mit einer Flußrate von 20 ml/s. Bei dieser Technik ist die Untersuchung in etwa 95% der Fälle diagnostisch (Treffsicherheit 90%, Sensitivität 86%, Spezifität 92%).

I.a.-DSA der Nierenarterien. Wenn die i.v.-DSA nicht diagnostisch oder unklar ist, während perkutaner Angioplastie, für die Transplantatnierendiagnostik (Abstoßung oder Stenose), präoperativ zur Abklärung der Gefäßversorgung, der Venenbeteiligung oder beim Nierenspender, bei Verdacht auf Nierenvenenthrombose und bei Verdacht auf traumatische Gefäßläsionen, ist eine Gefäßdarstellung mit i.a.-KM-Gabe indiziert.

Für die Untersuchung der Nierenarterien wird in Seldinger-Technik vorerst in der Regel ein Pigtailkatheter über die A. femoralis eingeführt. Damit erfolgt die Übersichtsdarstellung der Aorta abdominalis mit Verabreichung von 25 ml eines 60%igen KM (Flußrate = 15–20 ml/min). Für die selektive

Angiographie wird ein spezieller Katheter (Renalis-, Kobra- oder Sidewinderkatheter) eingewechselt. Ein oder mehrere Serien im sagittalen oder schrägen Strahlengang werden nach Verabreichung von 20 ml KM mit einer Flußrate von 8 ml/s pro Serie verabreicht.

Blattfilmangiographie der Nierenarterien: Heute bestehen noch Indikationen für diese Technik bei nicht kooperativen Patienten, bei extrem adipösen Patienten und vor transluminaler Angioplastie zur Bestimmung des exakten Gefäßdurchmessers.

Die Untersuchungstechnik ist die gleiche wie bei der i.a.-DSA-Methode. Verabreicht werden jedoch etwa 35–40 ml KM pro Serie. Die Detailerkennbarkeit kann durch Anwendung der Vergrößerungstechnik gesteigert werden. Die i.a.-Gabe von Vasodilatanzien oder konstriktiv wirkender Medikamente (Pharmakoangiographie) erleichtert die Tumordiagnostik.

Nierenphlebographie: Sie wird nur in Ausnahmefällen durchgeführt und kann mit einer venösen Blutentnahme gekoppelt werden. Für die Tumorthrombusdiagnostik besteht allerdings keine Indikation mehr. Die Untersuchung erfolgt in DSA-Technik nach Punktion der V. femoralis.

Nebennierenangiographie: Indikationen zur Darstellung der Nebennierengefäße bestehen bei nachgewiesener Raumforderung präoperativ. Die Untersuchung wird heute überwiegend in i.a.-DSA-Technik durchgeführt, lediglich bei unkooperativen oder sehr adipösen Patienten als Blattfilmangiographie. Die Übersichtsangiographie der Aorta abdominalis wird zur Darstellung der Gefäßversorgung großer adrenaler oder extraadrenaler Tumoren vorgeschaltet. Eine selektive Angiographie erfolgt durch Sondierung der Nierengefäße oder selektiver Sondierung der Nebennierenarterien. Die Feindiagnostik kann durch die Vergrößerungstechnik verbessert werden. Superselektiv werden 5–10 ml KM manuell verabreicht.

Nebennierenphlebographie: Die selektive Venographie der Nebennieren erfolgt durch Sondierung der Venenstämme mit Spezialkathetern. Eine retrograde Darstellung der gesamten Nebenniere kann durch manuelle KM-Gabe erzielt werden. Die Phlebographie der Nebennierenvenen wird heute meist nur noch im Rahmen der selektiven venösen Blutentnahme bei hormoneller Überproduktion durchgeführt.

Komplikationen

Neben den allgemeinen bereits beschriebenen Komplikationen durch die KM-Applikation selbst (siehe CT der Nieren und Nebennieren) ist insbesondere die Arteriographie mit möglichen Komplikationen behaftet. Lokale Komplikationen an der Punktionsstelle treten bei Verwendung von kaliberstärkeren Kathetern oder gehäuftem Katheterwechsel öfters auf. Bei der selektiven Sondierung von Nierengefäßen können selten Intimadissektionen oder Thromboembolien auftreten. Dies kann eine akute Blutdrucksteigerung nach sich ziehen. Vasokonstriktion und Gefäßspasmen werden bei der selektiven Nierenangiographie vor allem im Segmentarterienbereich im Vergleich zu anderen Gefäßgebieten gehäuft beobachtet. Sie bilden sich meist spontan zurück oder können medikamentös gelöst werden. Die Häufigkeit der Komplikationen ist naturgemäß im Laufe von Interventionen an den Nierenarterien größer.

Im Rahmen der Gefäßdarstellung der Nebennieren können beim Vorliegen eines Phäochromozytoms Blutdruckkrisen ausgelöst werden. Bei bekanntem Phäochromozytom sollte deshalb vor geplanter Angiographie eine Langzeitprophylaxe mit α-Rezeptorenblockern erfolgen. Bei der selektiven Nebennierenphlebographie kann die KM-Gabe mit erhöhtem Druck leicht zu Paravasaten, Hämatomen oder Infarkten führen.

Schlußfolgerungen

Die Hauptindikation zur Gefäßdarstellung der Nieren besteht heute in der Abklärung einer renovaskulären Hypertonie. Die diagnostische Angiographie zur Differenzierung renaler Raumforderungen hat demgegenüber nur noch selten Berechtigung, während die Gefäßdarstellung der Nebennieren praktisch verlassen wurde. Die korrekte Durchführung, die adäquate Wahl des Verfahrens und das sparsame Umgehen mit dem KM führt dazu, daß auch diese invasive bildgebende Methode nur selten mit Komplikationen behaftet ist.

9.14 Kontrastmittel in der Gynäkologie

H. J. Maurer und *J. G. Heep*

Hysterosalpingographie

Warum?

Die Indikationen zur Hysterosalpingographie (HSG) sind nur z. T. durch US zurückgedrängt worden, dessen Einsatz ionisierende Strahlen vermeidet.

Inwieweit die MRT auch die HSG noch weiter einschränken wird, hängt von deren räumlichem Auflösungsvermögen ab. Uterus und Ovarien können mittels US in der Regel hinreichend genau dargestellt werden, während das räumliche Auflösungsvermögen zur Darstellung der Tuben (noch) nicht ausreicht. Die Einführung von US-KM in der US-Diagnostik könnte allerdings auch hier zu einer Erweiterung der Indikation führen.

1. Die HSG wird heute im wesentlichen zur Untersuchung von Varianten und Fehlbildungen des inneren weiblichen Genitales eingesetzt, besonders im Hinblick auf Tubenabgang, -verlauf und mögliche -obstruktion; krankhafte Veränderungen der Fimbrien sind mittels HSG ebenfalls besser erfaßbar hinsichtlich Form und Ausdehnung als durch US.
2. Eine weitere Indikation stellt die Untersuchung der Tuben vor und nach ihrer Unterbindung dar, bzw. vor und nach Refertilisierungsoperationen.
3. Einzelne Kliniken lassen bei Zervix- bzw. Korpuskarzinomen eine HSG zur exakten Darstellung von Lokalisation und Ausdehnung des Karzinoms vor einer intrakavitären Strahlenbehandlung vornehmen. Dieses Vorgehen wird jedoch weitgehend durch US und Hysteroskopie ersetzt.

Wann?

Da die HSG ein invasiver Eingriff unter Anwendung ionisierender Strahlen ist, sollte sie am Ende aller nichtinvasiven Untersuchungsverfahren stehen; bei Fertilitätsuntersuchungen erst dann, wenn endokrinologische und andrologische Untersuchungen abgeschlossen sind. Es sei denn, klinisch oder durch US ist bereits eine Fehlbildung oder pathologische Veränderung, wie z. B. Saktosalpinx, diagnostiziert worden, die weiter abgeklärt werden muß. Eine HSG sollte im Anschluß an eine klinische und US-Untersuchung möglichst innerhalb der ersten 14 Tage nach der Menstruation durchgeführt werden.

Wie?

Die HSG wird mittels des bekannten Instrumentariums vorgenommen. In zunehmendem Maß wird vom Saugglockenverfahren Gebrauch gemacht, das die Portio nicht verletzt. Nur in einzelnen, sehr seltenen Fällen muß der Zervikalkanal dilatiert werden. Ob die HSG in Lokalanästhesie durchgeführt wird, ob beide Muttermundlippen gefaßt werden sollen/müssen, hängt vom Untersucher bzw. der anatomischen Situation ab. Eine Narkose mit ihrem besonderen Risiko ist nur bei atypischer psychischer Situation der Patientin erforderlich. Eine Genitalinfektion muß zuvor ausgeschlossen oder saniert sein.

Die HSG muß unter lokal-sterilen Kautelen vorgenommen werden, um die Einschleppung von Keimen in Zervix und Corpus uteri zu vermeiden. Das nichtionische iodierte KM (20 ml, 30 mg I/ml) wird unter Durchleuchtungskontrolle appliziert. Die notwendigen Aufnahmen müssen im Mittelformat (100 mm) mit dem Bildverstärker direkt angefertigt werden, um mit einer möglichst geringen Strahlendosis, etwa 20% einer konventionellen Aufnahme, auszukommen.

Komplikationen

Methodenbedingt. Beim Einführen des Instruments können, wenn auch sehr selten, Verletzungen oder noch seltener, Perforationen der Zervixwand vorkommen. Dies ist vor allem dann möglich, wenn die Wand durch entzündliche oder, sehr selten, durch tumoröse Veränderungen aufgelockert ist.

Während bzw. nach einer HSG kann es zu Blutungen durch Erfassen eines Muttermundgefäßes zu einem submukösen kleinen, nicht sichtbaren Hämangiom bzw. zur Verletzung der Zervixschleimhaut kommen – oder wenn eine (bis dahin unbekannte) Blutgerinnungsstörung vorliegen sollte. Durch lokale Blutstillung sind diese Blutungen in der Regel beherrschbar.

Kontrastmittelbedingt. Auch bei lege artis durchgeführter HSG kann eine geringe RKM-Menge von der Schleimhaut resorbiert werden. Trotz Durchleuchtungskontrolle kommt es gelegentlich zu einer Überspritzung, vor allem bei vollständig geschlossenem Zervixkanal oder ein- bzw. beidseitig verschlossener Tube. Schon bei normalem Injektionsdruck kann es zum Übertritt des RKM in die Uteruswand, die Uterusvenen und/oder -lymphgefäße kommen.

Bei durchgängigen Tuben gelangt eine größere oder kleinere RKM-Menge in die freie Bauchhöhle und wird dort rasch resorbiert. Peritoneale Reizungen sowie allgemeine Nebenwirkungen durch das nach Resorption systemisch wirksame RKM sind selten. Nichtionische niederosmolare RKM sowie das isotone RKM Iotrolan haben sich als besonders verträglich erwiesen.

Lymphographie der Leisten und des Beckens, paravertebral

Warum?

Die Darstellung der Lymphgefäße und der Lymphknoten dient in erster Linie der Metastasensuche. Durch die bildgebenden, sensiblen Methoden US, CT und MRI, ist die Indikation zur Lymphographie weitgehend zurückgedrängt worden, zumal auch ihre Spezifität nicht alle Erwartungen erfüllen kann. Hinzu kommt, daß durch Weiterentwicklung von Hochbestrahlungs- und Chemotherapie eine früher oft geforderte Genauigkeit in der Lymphknotendiagnostik überflüssig geworden ist.

Wann?

Wenn bei Verdacht auf Lymphknotenmetastasen die genannten bildgebenden Verfahren zu keinem Ergebnis geführt haben, kann eine Lymphographie metastasencharakteristische Veränderungen in den normalgroßen Lymphknoten selbst oder den Lymphgefäßen im Becken oder paravertebral darstellen.

Wie?

s. Kap. 9.5

Komplikationen?

s. Kap. 9.5

Lymphographie der Mamma

Warum?

Trotz vieler Versuche ist es bisher nicht gelungen, eine befriedigende Methode zur Lymphographie der Mamma zu entwickeln, die vor allem auch axilläre, supraklavikuläre und parasternale Lymphknoten hinreichend darzustellen erlaubt.

Wann?

Wenn überhaupt, dann am Ende der Diagnostik, um Hilfe bei der Therapieentscheidung zu geben.

Phlebographie

Warum?

Bei Zeichen einer Schwellung einer oder beider unteren Extremitäten sollte eine Phlebographie zur Abklärung der Diagnose: Thrombose der Vv. iliacae externae und/oder communes und ihrer Ausdehnung kranial (V. cava inferior) oder bei Kompression durch Tumor bzw. Lymphknoten herangezogen werden.

Die Darstellung der uterinen Plexus sowie der tiefen Beckenvenen zum Ausschluß einer Thrombose post partum sine operationem ist weder durch die persymphysäre oder Trochanteri-Injektion, noch durch die peruterine KM-Injektion in beide Cornu uterinum möglich. Diese Frage kann u. U. durch US oder MRI gelöst werden, sofern deren räumliches Auflösungsvermögen ausreicht.

Wann?

Die Indikation zur Phlebographie der Beckenvenen ist gegeben, wenn klinische Untersuchung, CT, Doppler-Sonographie und/oder MRI keine eindeutige Klärung der Ursache der Schwellung einer oder beider unteren Extre-

mitäten ergeben haben und ein Lymphödem ausgeschlossen worden ist. Die
Technik der Phlebographie sowie die Komplikationen und deren Behandlung werden in Kap. 9.4 besprochen.

Arteriographie des inneren Genitales

Warum?

Obwohl es nicht an Versuchen gefehlt hat, mit Hilfe der Arteriographie das
diagnostische Spektrum zu erweitern, hat sie sich nicht durchsetzen können.
Die arteriographischen Befunde waren zu uncharakteristisch, um zur differen-
tialdiagnostischen Klärung beitragen zu können. Lediglich bei Blasenmole/
Chorionepitheliom bzw. -karzinom kann aufgrund der Gefäßstruktur eine für
die Therapieentscheidung wesentliche Stadieneinteilung getroffen werden.

Wann?

Die Arteriographie des inneren Genitales steht am Ende der bildgebenden
diagnostischen Verfahren, wenn nicht besondere Gründe im Einzelfall eine
andere Reihenfolge erforderlich machen (US → CT/MRI → Arteriographie).

Wie?

In jedem Fall erfolgt die Untersuchung nach Seldinger. Für die Aortographie wird ein Pigtailkatheter benutzt, für die selektiven Untersuchungen
entsprechend vorgeformte Katheter.

Arteriographie der Mamma

Warum?

Grundsätzlich gilt hier das gleiche wie für das innere Genitale, denn die
erhobenen Befunde sind weitgehend uncharakteristisch und sind daher diagnostisch und differentialdiagnostisch nur vereinzelt von entscheidender
Bedeutung.

Wann?

Die Arteriographie der Mammagefäße wird i. allg. als letztes der bildgebenden Verfahren durchgeführt (US → Mammographie → MRI → Arteriographie).

Wie?

Nach Seldinger wird ein entsprechend vorgeformter Katheter transfemoral in die A. mammaria interna eingeführt.

9.15 Arthrographie

V. Papassotiriou

Warum?

Die Arthrographie ist trotz der Einführung und Verbreitung der Endoskopie und der modernen bildgebenden Verfahren wie US, CT und MRT weiterhin eine wertvolle Untersuchungsmethode der Gelenkdiagnostik.

Sie liefert umfassende Informationen über den Zustand der Menisken bzw. der Disken, über die Dicke und die Veränderungen des Gelenkknorpels, über Läsionen des Bandapparates sowie über Größe, Form, Inhalt und Wandkonturen der Gelenkkapsel und deren Bursae bzw. deren Recessus.

Als nichtinvasive und risikoarme Methode führt die Arthrographie zu keinerlei körperlichen Beeinträchtigungen und kann deswegen in der Regel ambulant durchgeführt werden. Sie kann sowohl bei Kindern als auch bei alten Patienten ohne Bedenken vorgenommen werden. Die Arthrographie ist in der Durchführung eine sehr einfache Methode, die keine besondere apparative Ausstattung erfordert. Sie kann in jeder Praxis mit Standardausrüstung vorgenommen werden. Daher ist sie gegenüber der CT und MRT wenig kostspielig.

Ein sehr wichtiger Vorteil der Methode ist jedoch ihre hohe Aussagekraft und Treffsicherheit. Die Arthrographie erreicht in den Händen des erfahrenen Untersuchers bei sorgfältiger Technik und kompetenter Interpretation eine diagnostische Genauigkeit von 90–95 % [1, 9].

Der Einsatz der konventionellen Flächentomographie und der CT nach RKM-Applikationen oder RKM und Luft bzw. Gas (Sauerstoff, Kohlendioxid) erweitert bei bestimmten Fragestellungen der Gelenkdiagnostik die Möglichkeiten der Methode erheblich.

Wann?

Vor der Durchführung der Arthrographie sollte stets eine sorgfältige gelenkbezogene funktionelle klinische Untersuchung stehen. Sie ist zur korrekten Indikationsstellung für weitere diagnostische Maßnahmen unerläßlich.

Unbedingt erforderlich ist auch die vorherige Anfertigung von Nativ-aufnahmen der Gelenke. Diese können knöcherne Läsionen nach Trauma, entzündliche Knochen- und Gelenkveränderungen, degenerative Prozesse, aseptische Nekrosen, schattengebende freie Gelenkkörper, Verkalkungen der Menisken und des Gelenkknorpels und Tumoren als Ursachen der klinischen Symptomatik aufdecken.

Die Arthrographie sollte demnach zur weitgehenden Klärung bzw. zum Ausschluß oder zur Bestätigung der klinisch gestellten Verdachtsdiagnose sowie zur Sicherung der Indikation für weitere therapeutische Maßnahmen eingesetzt werden.

Die Indikationen zur Arthrographie sind bei den verschiedenen Gelenken in manchen Punkten unterschiedlich:

Die Arthrographie des Kniegelenks wird am häufigsten durchgeführt. Die Angaben über ihre Häufigkeit variieren allerdings erheblich. Nach Hall [4] macht sie 55%, nach Dalinka [2] und eigener Statistik 80–90% aller arthrographischen Untersuchungen aus.

Akutes Trauma, Sport- und Arbeitsunfälle mit Gelenkdistorsion (Abb. 9.15.1), unklare rezidivierende Ergüsse ohne und nach Trauma, chronische unklare Gelenkbeschwerden, bleibende Symptome nach endoskopischem Eingriff oder Arthrotomie, Gelenkeinklemmungen durch Meniskusläsionen oder durch freie Gelenkkörper, meist bei der Osteochondrosis dissecans, unklare Schwellungszustände im hinteren Gelenkraum und entlang der Wadenmuskulatur, Gelenkinstabilität und das positive Meniskuszeichen bei Sportlern und beruflich belasteten Patienten (z. B.: Fliesenlegern, Gärtnern etc.) sind die Indikationen zur Kniegelenkarthrographie. Erwähnenswert als eine weitere wichtige Indikation zur Arthrographie des Kniegelenks ist die Begutachtung in Zweifelsfällen, vor allem nach Arbeitsunfällen und vorausgegangenen Eingriffen.

Als die wichtigsten Untersuchungsindikationen zur *Schulterarthrographie* gelten das Anpralltrauma und die Armdistorsion mit verzögerter Mobilisa-

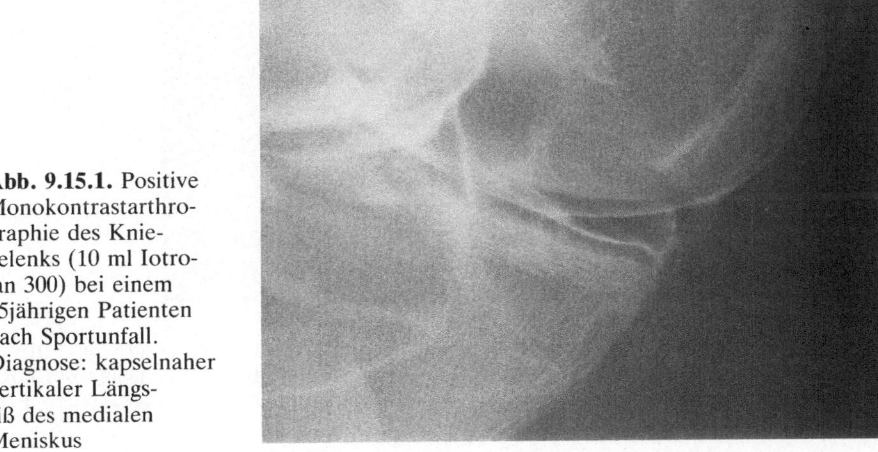

Abb. 9.15.1. Positive Monokontrastarthro-graphie des Knie-gelenks (10 ml Iotro-lan 300) bei einem 25jährigen Patienten nach Sportunfall. Diagnose: kapselnaher vertikaler Längs-riß des medialen Meniskus

tion sowie Schulterbeschwerden mit Funktionseinschränkung, die durch die
Klinik oder durch Röntgennativaufnahmen nicht weiter geklärt werden können. Die Kranken bieten meist das klinische Bild des sog. Impinge-
mentsyndroms mit chronischem Schulterschmerz (painful arc), welcher
meist auf Rotatorenmanschettenruptur (Abb. 9.15.2) oder auf chronisch-
entzündliche bzw. degenerative Vorgänge der Gelenkweichteile beruht.
Inkomplette Risse der Rotatorenplatte entgehen leider oft der üblichen
arthrographischen Kontrolle. Freie Gelenkkörper und die adhäsive Kapsuli-
tis können jedoch sicher arthrographisch dargestellt werden.

Chronischer Schmerz und Bewegungseinschränkung bei posttraumatischen Zuständen im Wachstumsalter, aber auch bei Erwachsenen, können
durch die *Arthrographie des Ellenbogengelenks* weitgehend geklärt werden.
Eine weitere Indikation zur Untersuchung dieses Gelenks ist der Nachweis
von Gelenkkörpern meist bei der Osteochondrosis dissecans mit entsprechender Einklemmungssymptomatik.

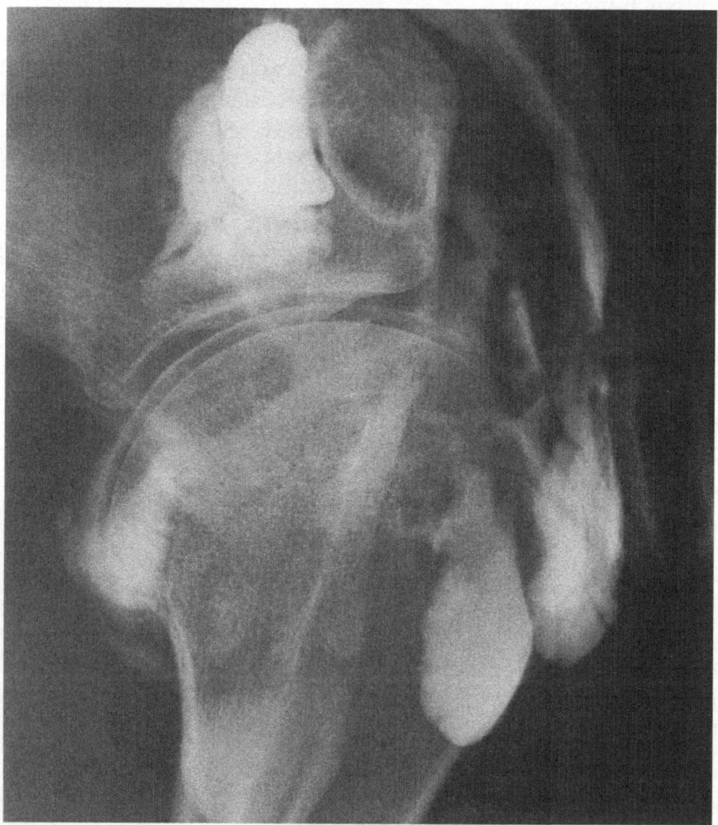

Abb. 9.15.2. Positive Monokontrastarthrographie des Schultergelenks (15 ml Iotrolan
300) bei einem 50jährigen Patienten nach körperlicher Überbelastung. Diagnose: komplette Rotatorenmanschettenruptur und Kontrastdarstellung der Bursa subacromialis
sowie der Bursa subdeltoidea

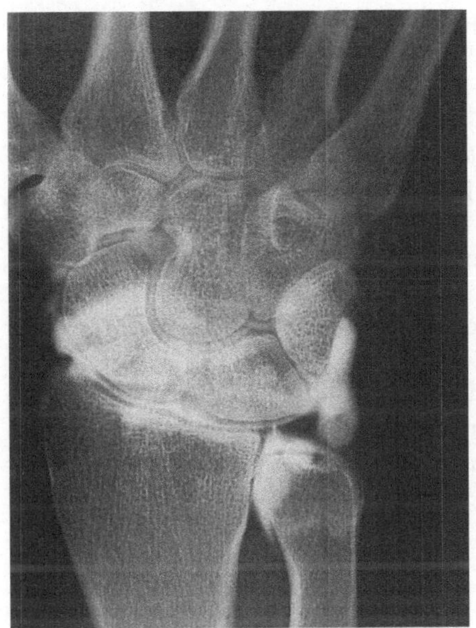

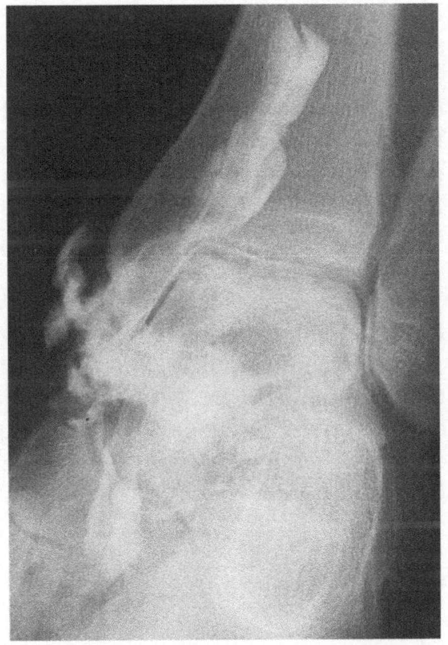

Abb. 9.15.3. Positive Monokontrastarthrographie des Handgelenks (5 ml
Iotrolan 300) bei einer 26jährigen Patientin nach Gymnastik. Diagnose: Riß des
Discus triangularis mit Kontrastierung
des distalen Radioulnargelenks

Abb. 9.15.4. Positive Monokontrastarthrographie des linken oberen Sprunggelenks (5 ml Iotrolan 300) bei einem
33jährigen Patienten nach Sportunfall.
Diagnose: Ruptur des Lig. deltoideum,
Ausbreitung des KM nach medial

Verletzungen des Discus triangularis bei Radiusfrakturen, aber auch nach
Sturz auf das Gelenk mit überstreckter Hand, führen oft nach Immobilisation zu schmerzhaften Zuständen, vor allem bei Drehbewegungen des
Handgelenks. *Mit der Handgelenkarthrographie* können Risse des Diskus
hervorragend nachgewiesen werden (Abb. 9.15.3). Auch bei unklarer Symptomatik, nach chronischer Überbeanspruchung der Handgelenke und zur
Lokalisation von kalkdichten Elementen gegenüber der Gelenkkapsel wie
auch bei Ganglien, ist die Arthrographie sehr gut indiziert.

Hauptindikation zur *Arthrographie des oberen Sprunggelenks* (in fast
90 % der Fälle) ist das akute Trauma mit Gelenkdistorsion (Abb. 9.15.4).
Kapselbandrupturen ohne knöchernes Trauma können im Akutstadium fast
immer nachgewiesen werden. Die gehaltenen Aufnahmen sind oft unergie-
big, und wegen der erheblichen Schmerzsymptomatik nicht immer lege artis
durchführbar. Das Risiko der Komplettierung einer vorhandenen Teilläsion
des Bandapparates darf dabei nicht außer acht gelassen werden.

Bei rezidivierenden Schwellungszuständen, zur Klärung der Knochen-
und Knorpelverhältnisse bei der Osteochondrosis dissecans, bei entzünd-

lich-degenerativen und posttraumatischen Gelenkveränderungen kann die Arthrographie hilfreich sein.

In vielen kinderradiologischen und kinderorthopädischen Zentren wird die *Arthrographie des Hüftgelenkes* bei der Hüftdysplasie und bei Morbus Perthes in Anspruch genommen. Die Methode wird jedoch bei Erwachsenen seltener durchgeführt, allerdings wird sie in letzter Zeit zunehmend zur Klärung der Prothesenlockerung nach Endoprothesenoperation mit Erfolg eingesetzt. Weitere wichtige Indikationen sind die Koxitis und die Osteochondrosis dissecans.

Die Arthrographie kleinerer Gelenke wird seltener und nur bei gezielter Fragestellung durchgeführt.

Zusammenfassend ist die Arthrographie die Methode der Wahl bei akutem Trauma bzw. bei posttraumatischen Zuständen, bei entzündlichen oder degenerativen Prozessen der Gelenkweichteile, bei der Osteochondrosis dissecans mit oder ohne freie Gelenkkörper und in der Diagnostik der Gelenktumore.

Welches Kontrastmittel?

Die Arthrographie stellt unerläßliche Anforderungen nicht nur an den Untersucher, an seine Erfahrung, seine Kompetenz und Technik, sondern auch an die Qualität des KM.

Das ideale RKM sollte wichtige Bedingungen erfüllen: Artefaktfreie und gute Kontrastgebung, optimale Konturschärfe der unterschiedlichen Gelenkstrukturen, ausgezeichnete lokale Gewebefreundlichkeit und allgemeine Verträglichkeit sowie langsame Resorption sind die wichtigsten Kriterien bei der Beurteilung der KM-Qualität.

Geschichtlich gesehen hängt die Entwicklung der Methode seit 1905 mit der Forschung und Weiterentwicklung der KM eng zusammen.

Im Laufe der Zeit wurden als Arthrographika negative KM wie Sauerstoff, Kohlendioxid und Luft und positive ölige und wasserlösliche iodhaltige RKM in Mono- und Doppelkontrasttechnik eingesetzt.

Die Chemotoxizität der RKM und die aufgetretenen Komplikationen durch negative oder positive RKM bzw. bei nicht korrekter und nicht sorgfältiger Technik belasteten die Methode erheblich und verhinderten ihren breiten diagnostischen Einsatz.

Erst in den 30er Jahren standen dem Radiologen die wasserlöslichen, ionischen, triiodierten und besser verträglichen RKM zur Verfügung, die sich über 1/2 Jahrhundert ausreichend gut bewährten.

Die in den 70er Jahren entwickelten nichtionischen monomeren RKM kamen auch der Arthrographie bei zunehmender Popularität dieser Methode zugute. Einen bedeutenden Erfolg der KM-Forschung stellt die Entwicklung eines dimeren hexaiodierten nichtionischen und wasserlöslichen KM des Iotrolan 300, dar, welches seit über 2 Jahren von vielen Radiologen als Arthrographikum bevorzugt wird. Dieses RKM erlaubt eine deutlich bessere und länger anhaltende Detailerkennbarkeit sowie eine sehr gute Kontrastdichte mit ausgezeichneter Zeichnungsschärfe; es erfüllt somit in hohem Maße die vorgenannten Qualitätskriterien bei ausgezeichneter lokaler und systemischer Verträglichkeit [8]. Die vorzüglichen Eigenschaften dieses RKM beruhen nicht zuletzt auf der Blut- und Liquorisotonie. Eine Volumenbelastung mit entsprechenden Qualitätseinbußen in der Kontrastgebung durch osmotisch bedingten Flüssigkeitseinstrom in den Gelenkraum wird nunmehr vermieden.

Welche Methode?

Die Pneumoarthrographie, die Monokontrastmethode mit negativen KM wie Luft, Kohlendioxid oder Sauerstoff wird sehr selten bzw. kaum noch praktiziert, da ihre diagnostische Qualität gegenüber den anderen Methoden mangelhaft ist. Sie wird, wenn überhaupt, bei Patienten mit bekannter allergischer Diathese durchgeführt [2].

Bei der ausgezeichneten Qualität und Verträglichkeit der heute verfügbaren nichtionischen RKM und bei der Wirksamkeit prophylaktischer Maßnahmen gegen unerwünschte Nebenwirkungen durch H_1- und H_2-Rezeptorenblocker steht der Anwendung von positiven RKM zur Arthrographie in Monokontrast- oder Doppelkontrasttechnik auch bei Risikopatienten nichts mehr im Wege.

Ca. 20 % der Arthrographien werden mit der *Monokontrasttechnik* mit positiven RKM durchgeführt. Bei dieser Methode wird die je nach Gelenk erforderliche KM-Menge in der Regel unter Durchleuchtungskontrolle luftblasenfrei intraartikulär appliziert. Bei der Arthrographie kleinerer Gelenke wird eine KM-Menge von 2–5 ml verabreicht, bei der Schulter- und Kniegelenkarthrographie werden ca. 10 ml und in Einzelfällen mehr RKM benötigt.

Bei Anwendung des RKM Iotrolan als Arthrographikum sind länger andauernde Gelenkbewegungen zur optimalen Verteilung der applizierten KM-Menge unbedingt notwendig, um Fehldiagnosen zu vermeiden (Abb. 9.15.5). Das Iotrolan weist eine höhere Viskosität als die übrigen RKM auf und erfordert entsprechend längere Zeit, um natürliche oder pathologische Falten, Spalten und Risse zu kontrastieren.

Als die wichtigsten Vorteile der positiven Monokontrastmethode gelten die sehr gute artefaktfreie Detailerkennbarkeit und die hohe Treffsicherheit bei praktisch völlig fehlender Beeinträchtigung der Gelenkfunktion.

Die *Doppelkontrastarthrographie:* Sie ist für die meisten Untersucher die Methode der Wahl. Sie hat sich vor allem in der Diagnostik des Schulter- und Kniegelenks ausgezeichnet bewährt und wird nach durchleuchtungsgezielter Applikation von positiven RKM und anschließender Gas-Luft-Insufflation durchgeführt. RKM- und Gasmengen variieren je nach Gelenk und Untersucher erheblich. 4–8 ml RKM und 40–60 cm^3 Luft, Kohlendioxid oder Sauerstoff werden zur Untersuchung des Kniegelenks benötigt. 3–5 ml

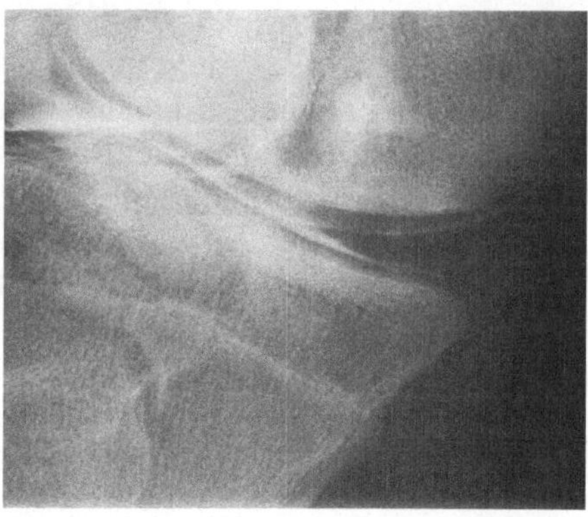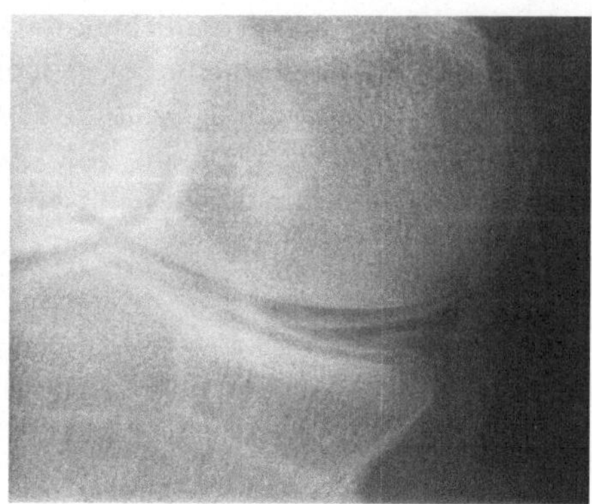

Abb. 9.15.5. Positive Monokontrastarthrographie des rechten Kniegelenks (10 ml Iotrolan 300) bei einem 46jährigen Patienten mit Gelenkerguß nach starker Belastung. Diagnose: unmittelbar nach KM-Gabe ohne Bewegungsübungen, keine Läsion sichtbar (Abb. 9.15.5a). 10–15 min nach KM-Verabreichung und Bewegungsübungen läßt sich deutlich ein Riß des Meniskus darstellen

RKM und 10–15 cm^3 Luft oder Gas reichen bei der Schulterarthrographie völlig aus.

Die Beliebtheit der Doppelkontrastmethode beruht auf der ausgezeichneten Konturschärfe und auf der „plastischen" Abbildung der einzelnen Gelenkstrukturen.

Nachteilig erscheinen allerdings bei dieser Technik eine Erhöhung des Infektionsrisikos, die stärkere Reizung der Gelenkkapsel, störende Überlagerungseffekte durch Schaumbildung und eine gewisse Beeinträchtigung der Gelenkfunktionen nach der Untersuchung.

Allgemeine Regeln, die bei allen Arthrographiemethoden gelten

– Gründliche Desinfektion, am besten im Sprühverfahren mit reichlicher Benetzung der das Gelenk umgebenden Haut,
– störende Behaarung der Punktionsstelle mit Schere kürzen, Rasur kann zu Hautverletzungen führen,
– Abdeckung des Gelenks mit einem sterilen Schlitztuch,
– Benutzung von sterilen Handschuhen,
– Verwendung von sterilen Einmalspritzen und -kanülen,
– Aufziehen des KM und des Lokalanästhetikums unmittelbar vor der Injektion,
– Punktionen an Stellen mit Hautabschürfungen oder entzündlichen Hautveränderungen sind zu vermeiden,
– Infiltrationsanästhesie ist bei der Gelenkpunktion nicht obligat. Die örtliche Betäubung wird jedoch oft von ängstlichen Patienten ausdrücklich gewünscht,

– weitgehende Punktion vorhandener Gelenkergüsse vor der KM-Applikation sollte möglichst erfolgen,
– die intraartikuläre Verabreichung des RKM und der Luft sollte stets unter Durchleuchtungskontrolle erfolgen. Störende KM-Infiltrationen der Gelenkweichteile und Überlagerungseffekte werden dadurch vermieden,
– Anlage eines Wundschnellverbandes bzw. eines Kompressionsverbandes zum Schutz der Einstichstelle ist erforderlich,
– gründliche Verteilung des RKM im Gelenkraum durch passive und aktive Gelenkbewegungen,
– gehaltene Aufnahmen und Funktionsaufnahmen stets unter Durchleuchtungskontrolle anfertigen,
– Anfertigung abschließender Übersichtsaufnahmen des gesamten Gelenks, falls erforderlich auch Schichtaufnahmen und CT.

Komplikationen

Die Arthrographie ist eine recht risikoarme Untersuchungsmethode in der Gelenkdiagnostik.

Lokale Reizungen der Haut durch das Desinfektionsmittel und Unverträglichkeitsreaktionen auf das Lokalanästhetikum können auch bei der Arthrographie auftreten, sind jedoch verhältnismäßig selten und nicht untersuchungsspezifisch.

Ein unangenehmes „glucksendes" Gefühl im Kniegelenk kommt nur bei der Doppelkontrastmethode vor, wird von den Patienten mehr oder minder als störend empfunden und kann bis zu 36 h andauern [3].

Weichteilemphysem nach fehlerhafter Gasinsufflation kann schmerzhaft sein und bis zu 2 d anhalten. Sehr seltene Komplikationen wie Pneumomediastinum und Luftembolien werden in der Literatur beschrieben. Sie dürfen als kasuistische Einzelfälle betrachtet werden, die mit der mangelhaften Technik des jeweiligen Untersuchers zusammenhängen.

Kleine Reizergüsse mit entsprechendem Spannungsgefühl im Gelenk oder die Verschlechterung der bestehenden Symptomatik und Synovialreizung sind ätiologisch schwer zu klären. Sie können einerseits als Reaktion auf das RKM aufgefaßt werden, was bei der guten lokalen Verträglichkeit der modernen nichtionischen RKM unwahrscheinlich erscheint, andererseits können diese lokalen Reizerscheinungen durch die intensiven Streßmanöver während der Untersuchung bedingt sein.

Die gefürchtete lokale Infektion und die bakterielle Arthritis dürften bei strenger Einhaltung der Regeln der Sauberkeit und Asepsis nicht vorkommen. Lindblom [5] erwähnt 2 Fälle einer Arthritis unter 4000 Fällen, Wirth et al. [10] eine einzige Staphylokokkenarthritis bei einem Diabetiker, während wir in unserem Krankengut bei 14000 Arthrographien keinen Fall einer Gelenkinfektion erlebten.

Anaphylaktoide Unverträglichkeitserscheinungen wie urtikarielles Exanthem mit Juckreiz, Lidödem und Unwohlsein bei Kreislauflabilität können bei Anwendung sowohl ionischer als auch nichtionischer RKM auftreten. Bei ca. 2000 Arthrographien mit dem dimeren hexaiodierten nichtionischen RKM Iotrolan 300 meldeten sich 8 Patienten, die ca. 8 h nach der Untersuchung über ähnliche Symptome klagten. Mit oralen Antihistaminika kam es zu einer raschen Rückbildung der Symptomatik. Nur in 1 Fall wurden zusätzlich Kortikosteroide verabreicht. Erwähnenswert ist, daß bei einem Teil dieser Fälle eine bekannte KM-Überempfindlichkeit bestand.

Letale Komplikationen sind in der Literatur bisher nicht beschrieben worden. Newberg et al. [6] erwähnen in einer Sammelstatistik von 126 000 Fällen 317 lokale und systemische Komplikationen, aber keinen einzigen Todesfall nach Arthrographie.

Zukunftsperspektiven

Die Arthrographie gilt weiterhin wegen ihrer Aussagekraft und ihrer hohen Treffsicherheit bei beachtlich geringer Invasivität als eine der wichtigsten Methoden der Gelenkdiagnostik. Unverständlicherweise führte die Arthroskopie vielerorts, vor allem in den USA, zu einem einschneidenden Rückgang der arthrographischen Untersuchungen. Verantwortungsvolle Orthopäden und Traumatologen, die die Grenzen der Arthroskopie als diagnostische Methode jedoch kennen, führen die endoskopischen Eingriffe fast ausschließlich zu therapeutischen Zwecken durch. Nach unserer Erfahrung werden die meisten Patienten, die zur Arthrographie kommen, ausgerechnet von Ärzten überwiesen, die selbst arthroskopische Operationen durchführen. Auch unklare postoperative Zustände werden vorrangig arthrographisch kontrolliert.

Gefährlich für die Zukunft der Arthrographie in Deutschland sind m. E. nicht medizinische Konkurrenzverfahren, sondern ideologisch motivierte administrative Maßnahmen durch die Kassenärztliche Vereinigung bzw. der Ausschluß erfahrener Krankenhausärzte von der ambulanten Krankenversorgung.

Weder die Arthroskopie (Abb. 19.15.6), noch die CT (Abb. 19.15.7) und die Sonographie können objektiv und kritisch betrachtet die Arthrographie voll ersetzen und sie aus der Gelenkdiagnostik verdrängen. Nur die MRT kann als eine echte Konkurrenzmethode angesehen werden. Sie ist jedoch zeitaufwendig und kostspielig. Sie kann nicht als Routineuntersuchung in jedem diagnostischen Institut eingesetzt werden [4].

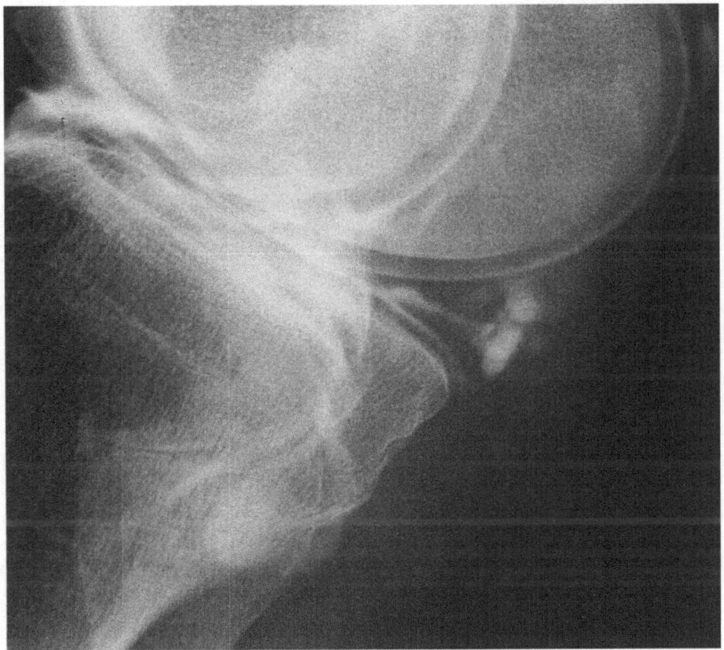

Abb. 9.15.6. Positive Monokontrastarthrographie des linken Kniegelenks (10 ml Iotrolan 300) bei einem 52jährigen Patienten mit seit längerem bestehenden Beschwerden und befundloser Arthroskopie. Diagnose: alter Horizontalriß des medialen Hinterhorns mit intrakapsulärem Ganglion

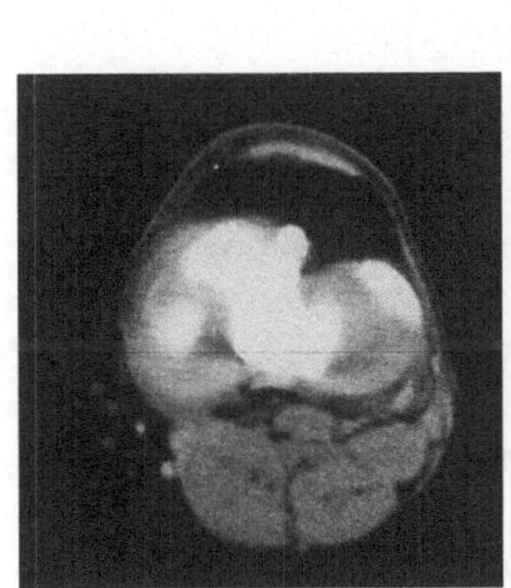

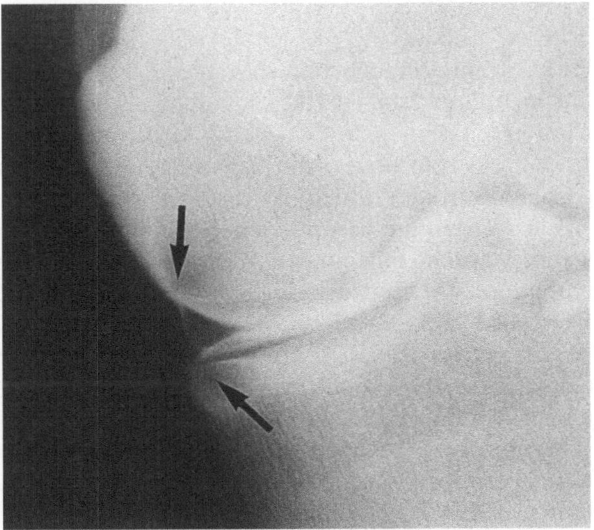

Abb. 9.15.7. Positive Monokontrastarthrographie des linken Kniegelenks (10 ml Iotrolan 300) bei einem 41jährigen Patienten nach Sportunfall und befundloser CT (Abb. 9.15.7a). Diagnose: vertikaler Längsriß des medialen Hinterhorns (Abb. 9.15.7b)

Literatur

1. Annewanter G (1984) Die Meniscusläsion dargestellt im Arthrogramm und ihre Korrelation zum Operationspräparat. Inaugural dissertation, Free University of Berlin
2. Dalinka MK (1980) Arthrography. Springer, Berlin Heidelberg New York
3. Freiberger RH, Killoran PJ, Gardona G (1966) Arthrography of the knee by double contrast method. Am J Roentgenol 97:736–747
4. Hall FM (1987) Arthrography, past, present and future. AJR 149:561–562
5. Lindblom K (1948) Arthrography of the knee, a roentgenpgraphic and anatomical study. Acta Radiol Suppl 74 (Stockh)
6. Newberg AH, Munn CS, Robbins AH (1985) Complications of arthrography. Radiology 155:605–606
7. Richlin P, Rüttimann A, Del Buono MS (1971) Meniscus laesions. Practical Problems of clinical diagnosis – Arthrographie and Therapy. Grune and Stratton, New York
8. Schmidt M, Papassotiriou V (1989) Arthrography with iotrolan. In: Taenzer V, Wende S (eds) Recent developements in nonionic contrast media. Thieme, Stuttgart, pp 182–189
9. Scholz J, Weyrauch U (1981) Korrelation zwischen Arthrographie und Operationsbefund bei Meniscusläsionen. Z Orthop 119:177–181
10. Wirth W, Mihicic J (1989) Arthrographie. In: Schinz (ed) Radiologische Diagnostik in Klinik und Praxis, VI/1. Thieme, Stuttgart, p 293

9.16 Pädiatrische Patienten: Welche Vorteile haben nichtionische Kontrastmittel?

H. J. Kaufmann und *C. Bassir*

Es wird ein Versuch unternommen, die bisher gesammelten Erfahrungen mit nichtionischen KM bei Kindern zu bewerten. Die ersten Erfahrungen wurden mit dem nichtionischen KM Amipaque gesammelt. Jetzt liegen etwa 10 Jahre Erfahrungen mit den neueren KM vor, so daß einige Schlüsse gezogen werden können.

Wir werden die verschiedenen Gebiete analysieren, auf denen KM angewandt werden, mit einigen Kommentaren über merkliche Vorteile für die Patienten. Wir sind uns der Kosten-/Nutzen-Problematik natürlich bewußt. Dies wird hier jedoch nicht von großer Bedeutung sein, da ein weiteres Argument für den Einsatz dieser neuen KM bei pädiatrischen Patienten neben ihrer besseren Verträglichkeit aus der Tatsache resultiert, daß „je jünger der Patient, desto geringer die benötigte Menge" ist.

Wir möchten betonen, daß ionische KM noch immer ihren zwar begrenzten, aber doch vorhandenen Stellenwert haben. *MCU:* Bei dieser noch immer relativ häufig angeforderten Untersuchung gibt es, wie auch bei der Darstellung des Genitaltrakts, gegenwärtig keine Rechtfertigung für den Einsatz der teureren nichtionischen Mittel.

Welche Hauptvorteile können jetzt gesehen werden?

Intravenöse Urographie

Die beeindruckendste Verbesserung nach der Einführung der monomeren nichtionischen KM in gebrauchsfertiger Form ist die völlig veränderte Atmosphäre und Stimmung im Untersuchungszimmer bei der i.v.-Urographie, Angiographie und/oder CT. Während in früheren Zeiten Unruhe der Patienten, Ausschlag, Jucken bei urtikariellem Ausschlag und sehr häufig Erbrechen mit einer signifikant hohen Inzidenz auftraten, sind solche Phänomene heute auffallend selten. Dies impliziert, daß vor, während und nach der Applikation ionischer KM eine gewisse Spannung herrschte, die von einer angst- und sorgenfreien Atmosphäre abgelöst wurde. Eine Untersuchung der über 10 000 i.v.-Urographien, die von pädiatrischen Radiologen bei Kindern in Deutschland durchgeführt wurden, zeigte keinen einzigen Fall mit einer schweren Komplikation.

CT-Untersuchungen

Eine andere signifikante Verbesserung kam in Form der KM-unterstützten CT-Untersuchungen. Bessere Darstellungen mit weniger Bewegungsartefakten sind die Folge von kaum auftretender Unruhe und Bewegung während der Injektion. Die i.v.-Kanüle, die benutzt werden soll, muß gelegt werden, bevor der Patient in den Untersuchungsraum gebracht wird.

Kontrastmittelextravasate

Ein Nebenargument für den Einsatz nichtionischer KM, das aber sicher nicht übersehen wird, ist die Beobachtung, daß Extravasate ionischer KM zu lokalem Gewebezerfall und Nekrosen führen können. Bei kleinen Kindern können Venen leicht perforieren mit bedeutendem KM-Leck, in die angrenzenden Weichteile. Während einer Bolusinjektion mit oder ohne Perfusor kann es zu erheblicher Extravasation kommen. Während in den Tagen der ionischen KM ein operatives Eingreifen empfohlen wurde, ist dies nicht länger der Fall.

Der Gastrointestinaltrakt

Für die Untersuchung des Magen-Darm-Traktes bei Neugeborenen und Säuglingen wurden durch den Einsatz nichtionischer KM bedeutende Fortschritte erzielt (Cohen 1980). Wir selbst haben eine Erfahrung von weit über 600 solcher Untersuchungen mit jeweils den aktuellsten Neuentwicklungen von KM gesammelt. In einer früheren Untersuchung konnten wir bereits die bedeutenden Vorteile erkennen und dokumentieren, und diese wurden jetzt durch die weiteren Erfahrungen bestätigt.

In unserer neuesten Untersuchung bestimmten wir die Akzeptanz und Verträglichkeit einer neuen isotonen nichtionischen Substanz – Iotrolan (Isovist 300) bei Neugeborenen und Säuglingen und die Qualität der durchgeführten Untersuchungen.

Von Mai 1988 bis August 1990 führten wir 133 Untersuchungen, darunter 6 bei Frühgeborenen und 10 bei Kindern < 1 Woche Lebensalter, durch. Bisher standen folgende KM für Untersuchungen des Verdauungstraktes zur Verfügung:
1. Bariumsulfatsuspension,
2. ionische iodierte wasserlösliche KM,
3. nichtionische monomere iodierte wasserlösliche KM,
4. nichtionische dimere iodierte wasserlösliche KM.

Die Bariumsuspension ist kontraindiziert, wenn Aspiration, Perforation oder eine intestinale Obstruktion befürchtet werden. Eine Aspiration stark hyperosmolarer ionischer iodierter KM (Osmolalität etwa 1500–2150 mosm/kg bei 37°C) kann ein potentiell lebensbedrohliches Lungenödem erzeugen. Es besteht heute kaum noch eine Gefahr beim Gebrauch nichtionischer iodierter KM (Osmolalität etwa 630 mosm/kg bei 37°C), aber wenn Isoosmolalität erforderlich ist – Aspiration/Perforation – können sie nur bei Verdünnung auf 150 mg Iod/ml angewandt werden. Der Hauptvorteil von Iotrolan ist seine Isoosmolalität mit dem Blut (320 mosm/kg), so daß bei Blutosmolalität eine Iodkonzentration von 300 mg Iod/ml zur Verfügung steht.

Es scheint, daß der einzige Nachteil von Iotrolan in seinem hohen Preis liegt, aber in Anbetracht seiner Vorteile und der kleinen Volumina, die für Neugeborene und Säuglinge benötigt werden, sollte dies kein großes Hindernis darstellen.

Schlußfolgerung

Dieses neue KM bietet die folgenden Vorteile:
1. Da es isoosmolar ist, muß es nicht verdünnt werden.
2. Wegen seines süßen Geschmacks ist seine Akzeptanz hervorragend, und es werden keine Zusätze benötigt.
3. Aufgrund seiner 6 Iodatome pro Molekül können in niederosmolaren Lösungen hohe Iodkonzentrationen erreicht werden.
4. Wenn es in die Trachea, die Pleura oder ins Peritoneum gelangt, sind bisher keine negativen Wirkungen bemerkt worden.
5. Der distale Dünndarm und der Dickdarm werden aufgrund der fehlenden Verdünnung gut dargestellt. Wasser und Elektrolyte werden nicht ins Lumen gezogen.
6. Im Gegensatz zu Barium bereitet es dem Chirurgen keine Schwierigkeiten, wenn nach einer KM-Untersuchunge im Rahmen eines Eingriffs der Gastrointestinaltrakt eröffnet werden muß.

Mit der Möglichkeit, jetzt KM-Untersuchungen fast aller Arten auch bei Neugeborenen und Frühgeborenen unabhängig von der Schwere ihres klinischen Zustands durchzuführen, könnte das Spektrum der Indikationen deutlich verbreitert werden. Dies ist das Ergebnis der weit besseren Verträglichkeit der nichtionischen KM für den noch nicht ausgereiften Organismus. Pädiater, Neonatologen und insbesondere auch pädiatrische Chirurgen könnten überzeugt werden, daß mit diesem Vorgehen eine bessere diagnostische und therapeutische Versorgung auch des jüngsten, kleinsten und schwerstkranken pädiatrischen Patienten erreicht werden könnte.

Die Schilddrüse und iodierte Kontrastmittel

Im Gegensatz zu Beobachtungen bei Erwachsenen wurden auch nach hohen KM-Dosen keine Fälle von Thyreotoxikose bei Kindern festgestellt. Kleine Säuglinge, besonders Neugeborene nach Angiokardiographie, sollten wegen der Möglichkeit eines Hypothyreoidismus überwacht werden. Diese Reaktion könnte die Folge von kleinen Mengen freien Iods im KM sein oder (Spekulation) einer metabolischen Wirkung der körpereigenen Deiodasen. Auch nach kleinen KM-Mengen (1–2 ml zur Kontrolle der Durchgängigkeit und Lage von zentralen Venenkathetern) wurden Schilddrüsenunterfunktionen beobachtet. Die Bestimmung von TSH, T_3 und T_4 1 Woche nach einer KM-Untersuchung wird von Grüters et al. empfohlen.

Schlußfolgerungen

In einer Diskussionsrunde auf dem Treffen der Europäischen Vereinigung für pädiatrische Radiologie in Florenz wurde entschieden, daß Patienten im Kindesalter die Vorzüge der nichtionischen KM für intravasale Untersuchungen zugute kommen sollten. Die großen Vorteile dieser KM bei Untersuchungen des Gastrointestinaltraktes bei Säuglingen und Kleinkindern wurde erkannt und ähnlich betont. Ein sehr starkes Argument ist die bewußte Beachtung der subjektiven Reaktion von Säuglingen und Kindern, die sich einer KM-Untersuchung unterziehen müssen. Wo es um das Wohl unserer Kinder geht, können Kostenüberlegungen keine Argumente gegen diese Erwägungen sein.

Literatur

1. Cohen M, Smith WL, Smith JA, Gresham EL, Schreiner R, Lemons J (1980) The use of Metrizamide (Amipaque) to visualize the gastrointestinal tract in children: a preliminary report. Clin Radiol 31:635–641
2. Grüters A, L'Allemand D, Klett M, Helge H (1985) Zum Problem des Einflusses moderner jodhaltiger Kontrastmittel auf den Stoffwechsel der Thyreoidea im Säuglingsalter. In: Kaufmann HJ (Hg) Kontrastmittel in der Kinderradiologie. Workshop Berlin, 22.–24. August 1985, Berlin

9.17 Interventionelle Radiologie: Welche Rolle spielen die neueren Kontrastmittel?

P. Dawson

Bei den meisten Eingriffen unter Durchleuchtungskontrolle werden KM benutzt. Solche Eingriffe können unter 2 Überschriften zusammengefaßt werden: vaskuläre und nichtvaskuläre. Obwohl bei nichtvaskulären Eingriffen wie hepatobiliären, urogenitalen usw. große KM-Mengen benutzt werden können, erfolgt der Übergang in die Blutbahn langsam, und der größte Teil des KM wird über den Darm oder die Blase ausgeschieden. Eine Toxizität durch Hochdosierung ist daher ein sehr seltenes Problem. Es ist wahr, daß anaphylaktoide Reaktionen bei solchen Eingriffen auftreten, sie sind aber sehr selten. Dennoch ist dies ein Argument für den Einsatz nichtionischer KM, um das Risiko bei Patienten mit signifikant erhöhten Risikofaktoren weiter zu senken, aber dieses Argument ist schwächer als bei intravasaler KM-Gabe.

Angiographische Eingriffe sind ein anderer Fall, weil das KM sofort in die Blutbahn übertritt. Bei Patienten mit bestimmbaren Risikofaktoren sollten wie bei jeder diagnostischen Maßnahme nichtionische KM benutzt werden. Bei komplexen angiographischen Eingriffen können beträchtliche Gesamtdosen benötigt werden. In diesem Zusammenhang sind nichtionische KM angebracht. Niedrige Osmolalitäten, geringe Chemotoxizitäten und ein Natriumgehalt von Null machen sie am geeignetsten für Eingriffe, bei denen man mit einer hohen Gesamtdosis rechnen muß [1].

Es gab eine gewisse Uneinigkeit über das ideale KM für den Einsatz im besonderen Fall der Angioplastie. Niederosmolale (ionische und nichtionische) KM wurden allgemein benutzt, um die Schmerzen der gleichzeitigen Angiographie so gering wie möglich zu halten und, so wurde auch argumentiert, um die Endothelschäden zu minimieren. Dieser letzte Punkt scheint nicht überzeugend, da die durch ein *beliebiges* KM verursachte Endothelschädigung wahrscheinlich durch die starke mechanische und thermische Verletzung durch die Operation selbst überlagert wird.

Einige argumentieren jetzt, daß nichtionische niederosmolale KM nicht benutzt werden sollten, weil sie im Vergleich mit den ionischen Präparaten nur schwache gerinnungshemmende und thrombozytenhemmende Eigenschaften haben [2]. Auch dies scheint in diesem Zusammenhang ein recht schwaches Argument zu sein, weil jedes lokal injizierte „Antikoagulans" nur eine sehr vorübergehende Wirkung haben wird. Bedeutend wichtiger wird wahrscheinlich der Zustand der systemischen Antikoagulation des Patienten sein. Der Einsatz einer ausreichenden systemischen Heparinisierung scheint daher wohl sehr viel wichtiger zu sein [2]. Zur Koronarangioplastie insbesondere wäre es doch schade, auf den Vorteil einer bewiesenen deutlich geringeren Kardiotoxizität, den die nichtionischen KM bieten, zu verzichten, um einem hochgradig theoretischen Vorteil bei der Gerinnungshemmung nachzujagen.

Nach alledem bleibt festzustellen, daß noch keine klinische Studie publiziert wurde, in der die Kurz- oder Langzeitergebnisse von Angioplastien unter verschiedenen KM verglichen wurden – das Urteil steht also noch aus.

Literatur

1. Dawson P, Hemingway AP – Contrast agent doses in interventional radiology. J Interrent Radiol
2. Dawson P – Thromboembolic phenomena in clinical angiography. Role of materials and technique. J Vasc Intervent Radiol

Kontrastmittel für die Magnetresonanztomographie (MRT) und für Ultraschalluntersuchungen

10.1 Kontrastmittel für die klinische Magnetresonanztomographie

H. P. Niendorf und *J. C. Dinger*

Als KM für die MRT sind am ehesten Substanzen geeignet, die die Relaxationszeiten der darzustellenden anatomischen Strukturen verändern. Für diesen Zweck sind sowohl paramagnetische als auch superparamagnetische Stoffe geeignet. Die im feldfreien Raum ungeordneten magnetischen Momente der einzelnen Atome bzw. Moleküle paramagnetischer Substanzen richten sich in einem äußeren Magnetfeld dergestalt aus, daß in der Summe ein zum äußeren Magnetfeld paralleles, linear mit der Felstärke wachsendes, „induziertes" Magnetfeld entsteht. Superparamagnetische Substanzen sind mikroskopisch kleine (Durchmesser für $Fe_eO_4 < 0,035$ μm), feste Partikel, in denen auch im feldfreien Raum die magnetischen Momente der einzelnen Atome bzw. Moleküle durch Kräfte zwischen diesen Teilchen parallel ausgerichtet sind. Die resultierenden magnetischen Momente der einzelnen Partikel sind im feldfreien Raum unabhängig voneinander ausgerichtet. Da sich diese magnetischen Momente in einem externen Magnetfeld parallel ausrichten, entsteht ein starkes induziertes Magnetfeld, das zunächst linear mit der Feldstärke wächst und bei höheren Feldstärken eine Sättigungscharakteristik aufweist.

Aufgrund des starken induzierten Magnetfeldes beeinflussen superparamagnetische Stoffe die Signalintensität schon in geringsten Stoffmengen, jedoch können paramagnetische Substanzen flexibler eingesetzt werden, da sie als wäßrige Lösungen in den Körper eingebracht werden können. Superparamagnetische Substanzen werden als Suspensionen appliziert, deren Partikel bei intravasaler Gabe vom RES phagozytiert werden. Andere, z.B. ferromagnetische Stoffe sind nicht oder nur bedingt als KM geeignet.

Von den experimentell geprüften paramagnetischen KM sind gadoliniumhaltige Verbindungen am besten untersucht, wobei Gadolinium-DTPA (Magnevist), das als erstes paramagnetisches KM für die kraniale und spinale KST in der BRD, USA und Japan 1988 zugelassen wurde, heute als einzige Substanz weltweit verfügbar ist.

Gadolinium-DTPA

Die Wirkung des extrem hydrophilen und niedrigviskösen Komplexes auf
die Signalintensität wird weitgehend von dem paramagnetischen Metall
Gadolinium (Gd) bestimmt, während das aus der Nuklearmedizin bekannte
DTPA die pharmakokinetischen Eigenschaften des Komplexes determi-
niert. Wie bei jedem Chelatkomplex dissoziiert in wäßriger Lösung ein
bestimmter Anteil des Komplexes in Metallion (Gd) und Ligand (DTPA).
Für Gd-DTPA liegt die Dissoziationskonstante zwischen 10^{-22} und 10^{-23};
das Gleichgewicht der Dissoziationsreaktion ist also extrem in Richtung des
undissoziierten Komplexes verschoben. Diese hohe Stabilität garantiert, daß
freie Metallionen nicht in für die Verträglichkeit relevanten Mengen entstehen.

Gd-DTPA verteilt sich fast im gesamten Extrazellulärraum. Hinweise auf
einen nennenswerten Übertritt in den Intrazellulärraum liegen nicht vor.
Aufgrund seiner Molekülgröße und starken Hydrophilie kann der Komplex
auch die intakte Blut-Hirn-Schranke nicht passieren. Eine geschädigte Blut-
Hirn-Schranke ist jedoch für Gd-DTPA durchgängig und kann so mit hoher
Sensitivität nachgewiesen werden. Da mit der nativen MRT eine Schädi-
gung der Blut-Hirn-Schranke nicht direkt nachweisbar ist, bietet die
Anwendung von Gd-DTPA häufig die Möglichkeit, relevante diagnostische
Informationen zu einem Krankheitsbild zu gewinnen. Geschwindigkeit und
Grad der Signalintensitätszunahme hängen dabei vom Ausmaß der Schädi-
gung ab. Auch der Vaskularisationsgrad der untersuchten Region und die
Größe des interstitiellen Raumes – d. h. die Anzahl der Wassermoleküle,
deren Relaxationszeiten durch Gd-DTPA beeinflußbar sind – spielen eine
Rolle. Der Signalintensitätsunterschied bzw. Kontrast zwischen einem be-
stimmten Areal und seiner Umgebung hängt darüber hinaus vom Meßzeit-
punkt, den gewählten Aufnahmeparametern und der Signalintensität der
Umgebung ab.

In der klinisch üblichen Dosierung (0,1 mmol/kg KG) wird dem Körper
trotz des ionischen Charakters von Gd-DTPA nur eine geringe Menge
osmotisch-wirksamer Teilchen (ca. 20 mosm) zugeführt. Dies ist deutlich
weniger als bei einer Röntgenuntersuchung mit nichtionischen iodierten
RKM (z. B. 58 mosm/100 ml Iohexol, das 350 mg Iod/ml enthält). Die
Halbwertszeit der durch glomeruläre Filtration unverändert ausgeschiedenen Substanz beträgt ca. 90 min [10].

Trotz seiner ausgezeichneten Verträglichkeit (s. S. 249) sollte Gd-DTPA
nicht undifferenziert eingesetzt werden. Es ist immer dann indiziert, wenn
ZNS-Läsionen (z. B. Tumoren, Metastasen, Infektionen, leptomeningeale
Läsionen, aktive MS-Läsionen) durch Gd-DTPA erst entdeckt bzw. ausgeschlossen, besser abgegrenzt oder genauer charakterisiert werden sollen.
Darüber hinaus kann sein Einsatz bei Patienten indiziert sein, bei denen
man aufgrund ihres Allgemeinzustandes auf lange Aufnahmezeiten mit T-2-
gewichteten Sequenzen verzichten will. Sind jedoch aus den Nativaufnahmen schon zahlreiche Metastasen bekannt, so ist es i. allg. nur von geringem

klinischen Nutzen, weitere Metastasen nachzuweisen. Häufig wird auch zum Tumorausschluß bei unauffälligen T-2-gewichteten Aufnahmen auf eine kontrastverstärkte KST verzichtet, wenn klinisch kein dringender Tumorverdacht besteht. Es ist allerdings eine Reihe von Fällen bekannt geworden, bei denen erst nach Gabe von Gd-DTPA eine Läsion nachweisbar war.

0,1 mmol Gd-DTPA/kg KG können als optimale Dosis gelten, mit der eine ausreichende Kontrastierung darstellbarer Läsionen möglich ist [7]. In Zweifelsfällen können innerhalb von 30 min nach Erstapplikation weitere 0,1 mmol/kg KG nachinjiziert werden. Die Aufnahmen können in der Regel im Zeitraum zwischen 0 und 45 min nach Injektion angefertigt werden. Zur Darstellung von hypophysären Mikroadenomen ist ein sofortiger Start der Aufnahmen notwendig, weil sich nach KM-Gabe die hypointense Läsion nur kurze Zeit von dem stark hyperintensen, gesunden Hypophysengewebe zuverlässig abgrenzen läßt.

Die im Einzelfall geeignetste Pulssequenz ist von der verfügbaren technischen Ausstattung abhängig, jedoch ist Gd-DTPA bei entsprechender Indikationsstellung prinzipiell für alle klinisch verwendeten Magnet- und Gerätetypen einsetzbar. Für eine optimale morphologische Darstellung sind stark T-1-gewichtete Spinechosequenzen zu empfehlen. Unter dem Gesichtspunkt einer minimalen Untersuchungszeit (z. B. bei dynamischen Untersuchungen) sind jedoch eher stark T-1-gewichtete Gradientenechosequenzen geeignet [5].

Verträglichkeit

Daten von insgesamt 15 593 Probanden und Patienten aus klinischen Prüfungen der Phase I–IV, in denen nach einem standardisierten Protokoll unerwünschte Ereignisse erfaßt wurden, liegen vor [6]. Läßt man lokale Wärmeempfindungen an der Injektionsstelle unberücksichtigt, so wurden unerwünschte Reaktionen bei etwa 1 % der Patienten beobachtet. Patienten mit einer Allergieanamnese wiesen eine Inzidenz von 2,6 % auf. Keine der in diesen Studien beobachteten KM-Nebenwirkungen war für den jeweiligen Patienten vital gefährdend. Das Spektrum der aufgetretenen unerwünschten Reaktionen ist qualitativ gut mit dem iodierter nichtionischer KM vergleichbar. Die Gesamtinzidenz unerwünschter Ereignisse nach der i.v.-Injektion von 0,1 bzw. 0,2 mmol Gd-DTPA/kg KG liegt jedoch um den Faktor 2–3 niedriger.

Eine Korrelation zwischen Lebensalter (einschließlich der Altersgruppe 2–18 Jahre) und Häufigkeit von unerwünschten Reaktionen wurde nicht beobachtet. Dementsprechend ist das Präparat in den ZNS-Indikationen für alle Altersgruppen ab 2 Jahre zugelassen. Nach Abschluß jetzt laufender klinischer Prüfungen wird vom Hersteller eine Erweiterung auf Neugeborene und Säuglinge angestrebt.

In den frühen klinischen Studien wurde die Injektionsgeschwindigkeit aus Sicherheitsgründen auf 10 ml/min begrenzt. Nach den mittlerweile vorliegenden umfangreichen Erfahrungen mit Bolusinjektionen [3] und Dosierungen bis zu 0,2 mmol/kg KG ist eine solche Begrenzung nicht mehr gerechtfertigt.

Das ausgesprochen günstige KM-Reaktionsprofil kommt auch in der sehr geringen Zahl von spontanen Nebenwirkungsmeldungen nach der Zulassung zum Ausdruck. Bei weit über 1,4 Mio. Anwendungen wurden unerwünschte Ereignisse in weniger als 0,04 % gemeldet. Auch wenn man davon ausgeht, daß die Gesamtzahl in Wirklichkeit um 1 Größenordnung höher liegt, spiegeln diese Zahlen doch die sehr guten Verträglichkeitsdaten aus den klinischen Prüfungen wider. Die Erfassung lebensgefährlicher Zwischenfälle ist darüber hinaus sicher sehr viel vollständiger. Von diesen wurden im zeitlichen Zusammenhang mit der Gd-DTPA-Applikation 2 Fälle von Glottisödem, 6 anaphylaktoide Schockzustände, 1 intrazerebrale Blutung und 4 Todesfälle gemeldet (Stand 31. 10. 1990). Die intrazerebrale Blutung und die 4 Todesfälle resultierten nicht aus anaphylaktoiden Reaktionen und können nach Einschätzung der Untersucher nicht ursächlich mit der KM-Gabe in Zusammenhang gebracht werden. Allerdings wird doch deutlich, daß Gd-DTPA – wenn auch extrem selten – anaphylaktoide Reaktionen hervorrufen kann. Deshalb sollten auch kontrastverstärkte MR-Untersuchungen prinzipiell nur dann durchgeführt werden, wenn in personeller und apparativer Hinsicht eine Notfallbereitschaft gewährleistet ist.

Gd-DTPA zeigt – unabhängig von einer vorbestehenden Funktionseinschränkung – in diagnostischen Dosen keinen Effekt auf das Serumkreatinin und andere Indikatoren der Nierenfunktion. Lediglich die Ausscheidungsphase kann in Abhängigkeit vom Grad der Funktionseinschränkung geringfügig verlängert sein. Darüber hinaus kann bei Patienten mit Nierenversagen Gd-DTPA leicht durch Dialyse aus dem Körper entfernt werden. Die Halbwertszeit liegt z. B. bei Verwendung einer Fresenius-F-60-Membran in der gleichen Größenordnung (1,87 ± 0,71) wie bei Nierengesunden ohne Hämodialyse [4].

Kürzlich zugelassene weitere Indikationen für Gd-DTPA

Gd-DTPA wurde in Indikationen außerhalb des ZNS erst Anfang 1993 zugelassen. Auch hier hat sich Gd-DTPA in einer Reihe von klinischen Situationen als nützlich erwiesen. So ist z. B. in der Thoraxdiagnostik vor allem der Ausschluß maligner Erkrankungen der weiblichen Brust in diagnostisch-schwierigen Fällen zu nennen, da nach den bisherigen Erfahrungen alle Karzinome einen Signalintensitätsanstieg nach Gd-DTPA zeigen [2]. Dementsprechend ist ein fehlender Signalintensitätsanstieg als Karzinomausschluß zu interpretieren. Auch die Darstellung von Myokardinfarkten bzw. deren Reperfusion nach Fibrinolyse sowie der Infiltrationstiefe von Pancoast-Tumoren scheint durch dieses KM verbessert zu werden.

Die Differentialdiagnostik fokaler Läsionen in Leber und Milz sowie Nachweis, Abgrenzbarkeit und Differentialdiagnose von Läsionen im

Bereich der Nieren und Nebennieren kann mit Gd-DTPA verbessert werden. Auch eine semiquantitative, seitengetrennte Bestimmung der Nierenfunktion und ein Nachweis der Abstoßungsreaktionen von Nierentransplantaten bei schlechter Nierenfunktion erscheint möglich. Bei gynäkologischen Tumoren des kleinen Beckens sind kontrastverstärkte Aufnahmen besonders zur Diagnostik von Endometriumkarzinomen des Uterus geeignet, weil Läsionen leichter entdeckt, die Tumorausdehnung besser abgeschätzt, Flüssigkeit im Cavum uteri und Nekrosen abgegrenzt werden können und ein genaueres Tumorstaging möglich ist [1]. Im Bereich der Bewegungsorgane können mit kontrastverstärkten Aufnahmen u. a. Nekrosen und Ödeme von lebendem Tumorgewebe besser abgegrenzt und der Nachweis postoperativer Tumorrezidive wesentlich verbessert werden.

Das derbe Bindegewebe von Gelenkkapseln, Bändern und Menisken stellt sich mangels mobiler Wasserstoffatome signallos dar. Die Darstellung dieser Strukturen mit der MRT erfolgt indirekt über die umgebenden Strukturen wie Gelenkflüssigkeit oder Fett. Auch der Gelenkknorpel stellt sich relativ signalarm dar. Durch die geringen Kontrastunterschiede zwischen den artikulären Strukturen sind diese in Nativaufnahmen nicht immer ausreichend zu differenzieren, chronische Veränderungen der Gelenkknorpel bei rheumatischen Erkrankungen stellen sich unzureichend dar. Ein positives KM wie Gd-DTPA, das bei intraartikulärer Injektion die indirekte Darstellung über eine Erhöhung der Signalintensität der Gelenkflüssigkeit verbessert, kann zu einer besseren Differenzierung beitragen. Klinische Prüfungen haben gezeigt, daß mit Gd-DTPA in einer Konzentration von 2 mmol/l auch kleine Knorpeldefekte nachweisbar sind. Gradientenechosequenzen scheinen in Verbindung mit Gd-DTPA am geeignetsten zur Darstellung dieser Veränderungen zu sein.

Intraabdominelle Organe und pathologische Läsionen können mit der KST nicht immer ausreichend von Darmschlingen differenziert werden. Deshalb wird eine spezielle Formulierung von Gd-DTPA entwickelt, die 1 mmol Gd-DTPA und 15 g des 6wertigen Zuckeralkohols Mannitol pro Liter enthält. Das KM wird oral oder rektal appliziert. Für den oberen Gastrointestinaltrakt beträgt die Dosis mindestens 300 ml; soll der gesamte Gastrointestinaltrakt dargestellt werden, so kann die Dosis bis auf 1000 ml erhöht werden. Rektal werden zwischen 20 und 500 ml verabreicht. Begleiterscheinungen wurden in einer klinischen Prüfung bei 11 von 183 Patienten (= 6 %) beobachtet. Dabei handelte es sich in 10 Fällen um leichte gastrointestinale Symptome wie Blähungen und wäßrige Stühle, die auf den bakteriellen Abbau von Mannitol bzw. auf die hohe Flüssigkeitsgabe zurückzuführen sind. Keiner der insgesamt 11 Patienten bedurfte einer Therapie.

Gd-DTPA zeigte in der genannten Formulierung auch bei Verwendung T-2-gewichteter Sequenzen immer einen positiven Kontrasteffekt. Das normale, aber auch das entzündlich oder tumorös veränderte Pankreas läßt sich besser von Magen und Duodenum abgrenzen, und Darmschlingen sind besser von Tumoren der Umgebung (z. B. Lymphomen) zu differenzieren. Bildartefakte und erhöhtes Bildrauschen, die durch Bewegungen des mit positivem KM gefüllten Darms entstehen, lassen sich ausreichend durch Glukagon oder N-Butylscopolamin unterdrücken. Spinechosequenzen mit kurzen Repetitions- und Echozeiten können die bildqualitätsmindernden Einflüsse von Atmung und Herzaktion reduzieren. Gegenüber negativen KM (s. S. 254) erzeugt Gd-DTPA zwar hohe Darm-Tumor-Kontraste, jedoch geringere Kontraste zwischen Darm und dem abdominellen Fettgewebe. Andererseits ist auch hier mit T-2-gewichteten Sequenzen ein ausreichender Kontrast möglich [1].

Andere paramagnetische Extrazellulärraummarker

Bei einer Reihe anderer Gd-Chelate ist die klinische Entwicklung z. Z. noch nicht abgeschlossen. Eine gesicherte Beurteilung ist daher nicht möglich. Sie verteilen sich im Extrazellulärraum (EZR) und klinisch relevante Unterschiede in den Halbwertszeiten bzw. Plasmakonzentrationen bestehen im Vergleich zu Gd-DTPA nicht. Nach Zulassung weiterer Gd-Chelate wird in erster Linie die Verträglichkeit den Ausschlag für die Wahl eines KM geben. Hierbei kann bei den elektrisch neutralen Präparaten Gd-DTPA-BMA, Gd-DO3A-HP und Gd-DTPA-Bismorpholid nicht in direkter Analogie zu den ionischen bzw. nichtionischen RKM von vornherein auf eine bessere Verträglichkeit geschlossen werden. Zum einen sind diese Substanzen zwar nach außen elektrisch neutral, die Koordinationsbindungen des Zentralatoms Gadolinium mit den Liganden sind jedoch eher ionischer Natur. Zum anderen ist die Belastung des Organismus mit osmotisch-wirksamen Teilchen schon bei den ionischen Präparaten sehr gering. Die EZR-Marker Gd-DOTA, Gd-DO3A-HP, Gd-DTPA-Bismorpholid und Gd-DTPA-BMA besitzen ähnlich wie Gd-DTPA eine hohe Stabilität. Bestehende Stabilitätsunterschiede sind eher theoretischer Natur, weil bei allen Substanzen, in diagnostischen Dosen verabreicht, nur geringste Mengen freier Metallionen entstehen.

Paramagnetische Kontrastmittel zur Darstellung des Intravasalraumes und der Leber

Für bestimmte klinische Fragestellungen wird kein EZR-Marker, sondern ein Marker des Intravasalraumes benötigt. Dieser könnte z. B. zur quantitativen Bestimmung der Myokardperfusion eingesetzt werden und so die Funktionsdiagnostik nuklearmedizinischer Methoden mit dem hohen Auflösungsvermögen der MRT verbinden. Damit ein paramagnetisches KM aus normalen Blutgefäßen ohne Barrieren wie die Blut-Hirn-Schranke bei Hirngefäßen nicht ins Interstitium übertreten kann, sind Moleküle notwendig, die einen größeren Durchmesser besitzen als die vorbeschriebenen Gd-Chelate. Dies kann z. B. durch Bindung von Gd-DTPA an Albumin, Dextran oder Polylysin geschehen. Tierexperimentell konnten mit solchen Substanzen Arterien und Venen mit Durchmessern von < 1 mm in guter Qualität dargestellt werden [11]. Auch zur direkten und indirekten Lymphographie erscheint dieser Substanztyp geeignet. Es ist auch vorstellbar, Substanzen mit bestimmten Moleküldurchmessern zu entwickeln, die – von Blutungen abgesehen – nur bei erhöhter Kapillarpermeabilität, z. B. bei Entzündungen und Tumoren, in den Extrazellulärraum übertreten und so den Nachweis dieser Läsionen ermöglichen.

Zur spezifischen kontrastverstärkten Darstellung der Leber werden im wesentlichen 2 Strategien verfolgt: 1. Anreicherung der KM im RES oder 2. in den Hepatozyten. Die 1. Methode beruht auf der Phagozytose von kleinen Partikeln, während bei der 2. hepatobiliäre KM durch Diffusion oder Transportproteine in die Hepatozyten aufgenommen und anschließend biliär (evtl. ist auch eine Kontrastdarstellung der Gallenwege möglich) in den Darm ausgeschieden werden. Paramagnetische KM wie Mn-DTPA oder Gd-BOPTA sind potentielle Kandidaten für ein hepatobiliäres KM. Zu einer genauen Beurteilung bleibt die weitere klinische Entwicklung dieser Substanzen abzuwarten.

Damit paramagnetische Chelate, wie z. B. Gd-DTPA, vom RES phagozytiert werden, kann man sie in sog. Liposomen einkapseln. Liposomen bestehen aus bimolekularen Lipidlamellen, die spontan die Kügelchen bilden. Die Größe und Wanddicke der Liposomen beeinflußt Kontrastverhalten und Pharmakokinetik dieser Vesikel. Tierexperimentell können mit Gd-chelathaltigen Liposomen hohe Parenchym-Läsion-Kontraste in Leber und Milz erreicht werden, und aufgrund ihrer relativ langen Halbwertszeit im Blut sind sie partiell auch als Blutpoolmarker geeignet. Die Ergebnisse erster humanpharmakologischer Studien sind in Kürze zu erwarten.

Superparamagnetische Kontrastmittel

Superparamagnetische Substanzen sind immer feste Stoffe, die, anders als paramagnetische Stoffe, nicht in wäßriger Lösung, sondern als Suspension in den Körper eingebracht werden. Für die MRT werden verschiedene Eisenoxidverbindungen (Ferrite und Magnetite) entwickelt, die meistens noch mit Dextran oder einem Dextranderivat beschichtet werden. Nach i.v.-Injektion werden sie vom RES phagozytiert und führen aufgrund einer starken Verkürzung der T-2-Relaxationszeit zur Signalauslöschung im gesunden Lebergewebe. Tumoren und Läsionen, die kein RES besitzen, stellen sich hingegen unverändert dar. Tumoren mit RES-Aktivität bzw. -Restaktivität unterliegen allerdings weiterhin einer signalvermindernden Wirkung. Superparamagnetische Substanzen sind außerordentlich effektive KM, die in kleinsten Mengen schon zu starken Signalveränderungen führen. Jedoch ist es pharmazeutisch schwierig und aufwendig, Partikel geeigneter Größe mit weitgehend konstantem Durchmesser herzustellen. Tierexperimentell zeigten zudem viele dieser Verbindungen bei i.v.-Applikation zwar eine hohe LD-50, aber auch ausgeprägte, unerwünschte Herz-Kreislauf-

Effekte. Die meisten Erfahrungen liegen mit AMI 25 vor. Es besteht aus dextranbeschichteten Fe_{23}/Fe_3O_4-Partikeln mit einem Durchmesser von 0,5–1,0 µm. Die Halbwertszeit im Blut beträgt 15 min [9]. Die Ausscheidung aus dem RES ist stark variabel. Die Halbwertszeit in der menschlichen Leber liegt bei etwa 8 Tagen [8]. In klinischen Studien werden 10–50 µmol Fe/kg KG injiziert, wobei die schnelle Injektion von 40 µmol/kg relativ häufig zu anhaltender Hypotension führte. Bei geringeren Dosierungen, die wahrscheinlich diagnostisch auch ausreichend sind, wurden diese Effekte bisher nicht beobachtet. Der Vorteil der superparamagnetischen KM liegt in der Möglichkeit, die Auflösungsgrenze z. B. für kleine Metastasen zu senken. Aufgrund der beschriebenen Schwierigkeit ist es jedoch ungewiß, ob superparamagnetische, eisenoxidhaltige KM in naher Zukunft zur Zulassung gelangen. Durch leichte Veränderungen der Formulierung können evtl. die unerwünschten Wirkungen teilweise oder auch ganz beseitigt werden.

Ähnlich wie Gd-Chelate können partikuläre Eisenoxide als enterale KM verwendet werden. Sie führen im gesamten Gastrointestinaltrakt zu einem anhaltenden Signalverlust. Sie verursachen geringeres Bildrauschen als Gd-DTPA und ermöglichen einen hohen Kontrast zwischen Darm und angrenzendem abdominellem Fett. Die Abgrenzung der Darmwand als solche ist schlechter als bei Gd-DTPA. Als unerwünschte Ereignisse nach eisenoxidhaltigen KM wurden Diarrhö und Völlegefühl beschrieben. Eine hinreichend sichere Nutzen-Risiko-Abschätzung ist z. Z. noch nicht möglich.

Im Ausblick auf zukünftige Entwicklungen sind die größten Fortschritte bei spezifischen KM (z. B. KM-haltigen Liposomen, superparamagnetischen und polymeren paramagnetischen Substanzen) zu erwarten. Im Vergleich zu dem sehr gut verträglichen Gd-DTPA ist bei der Entwicklung von unspezifischen EZR-Markern nur noch mit geringfügigen Fortschritten zu rechnen.

Literatur

1. Hamm B, Laniado M, Saini S (1990) Contrast-enhanced magnetic resonance imaging of the abdomen and the pelvis. Magn Reson Q 6:108–135
2. Heywang SH (1990) Gd-DTPA-enhanced MRI of the breast. In: Bydder G (eds) Contrast media in MRI. Medicom Europe, Bussum, pp 261–265
3. Kashanian FK, Goldstein HA, Blumetti RF et al (1990) Rapid bolus injection of gadopentetate dimeglumine: absence of side effects in normal volunters. AJNR 11:853–856
4. Lackner K, Krahe T, Götz R et al (1990) The dialysability of Gd-DTPA. In: Bydder G (eds) Contrast media in MRI. Medicom Europe, Bussum, pp 321–326
5. Laniado M, Niendorf HP, Schörner W et al (1986) Spin echo and inversion recovery sequences for gadolinium-DTPA enhanced magnetic resonance imaging of intracranial tumors. Acta Radiol (Suppl) 369:469–471
6. Niendorf HP, Dinger JC, Haustein J et al (1990) Tolerance of Gd-DTPA: clinical experience. In: Bydder G (eds) Contrast media in MRI. Medicom Europe, Bussum, pp 31–39
7. Niendorf HP, Laniado M, Semmler W et al (1987) Dose administration of gadolinium-DTPA in MR imaging of intracranial tumors. Am J Neuroradiol 8:803–815

8. Saini S, Stark DD, Hahn PF et al (1989) Are superparamagnetic ferrite particles cleared from the liver? Radiology 173:175
9. Stark DD, Weissleder R, Elizondo G et al (1988) Superparamagnetic iron oxide: clinical application as a contrast agent for magnetic resonance imaging of the liver. Radiology 168:297–301
10. Weinmann HJ, Laniado M, Mützel W (1984) Pharmacokinetics of gadolinium-DTPA/dimeglumine after intravenous injection into healthy volunteers. Physiol Chem Phys Med NMR 16:167–172
11. Weinmann HJ, Press WR, Radüchel B et al (1990) Characteristics of Gd-DTPA and new derivatives. In: Bydder G (eds) Contrast media in MRI. Medicom Europe, Bussum, pp 19–30

10.2 Ultraschalldichte Kontrastmittel

R. Schlief, R. Schürmann und *H. P. Niendorf*

Einleitung

Die Echosignalintensitäten im US-Bild und damit auch die Kontraste hängen vom akustischen Rückstreuverhalten der beschallten Region ab. Bekanntlich gibt es 2 physikalisch verschiedene Echoqualitäten aus der untersuchten Region. Zum einen werden die elastischen US-Wellen an Grenzflächen reflektiert, die wesentlich größer sind als die Wellenlänge (ca. 0,3–1 mm), wie z. B. an Organgrenzen. Zum anderen entstehen Streuechos (Binnenechos) und Überlagerungsmuster (Textur) an anatomischen Strukturen, die kleiner sind als die Wellenlänge. Neben den Reflexlinien der Organgrenzen führen auch diese Unterschiede in der summarischen Echosignalintensität („Echogenität") einer Region sowie ihre Textur zur Abgrenzbarkeit von anatomischen Strukturen im Untersuchungsgebiet („Kontraste").

Folglich können grundsätzlich alle Medien, die eine vom Körpergewebe abweichende Echogenität und/oder Textur haben als „KM" Verwendung finden. „Echoarme KM" können die Erkennung von echogenen Grenzflächen erleichtern. Das Auffüllen des Cavum uteri mit physiologischer Kochsalzlösung kann z. B. die Beurteilung des Endometriums oder die Lokalisation von Myomen erleichtern. Jedoch haben „echoarme" oder „echoleere" KM die grundsätzlichen Nachteile der fehlenden Spezifität (fehlende Echos aus anderen Gründen) und der fehlenden Darstellung von Bewegungs- bzw. Flußphänomenen, wie z. B. Blutflüssen in Gefäßen. Deshalb versteht man unter „Echo-KM" üblicherweise echosignalsteigernde Medien oder *echogene KM*. Nur mit echogenen KM sind Strömungsphänomene im B-Bild direkt beobachtbar, können Dopplersignale verstärkt werden, bzw. kann das KM als Indikatorlösung zur Funktionsbestimmung benutzt werden (z. B. Hysterosalpingokontrastsonographie, Darstellung kardialer Shuntflüsse, Herzleistung aus „Kontrast-Verdünnungskurve").

Die Entwicklung von reproduzierbaren echogenen KM hat länger gedauert als zunächst erwartet worden war, was nicht zuletzt darauf zurückzuführen ist, daß ein Präparat entwickelt werden muß, das physiologisch abbaubare akustische Streuer in Mikrometerdimensionen enthält.

Seit den Pionierarbeiten von Gramiak 1968 [6] und Meltzer 1980 [8] ist bekannt, daß kleine Gasbläschen („Mikrobläschen") sehr effektive US-Streuer sind. Sie sind die eigentlich echogen-wirksame Komponente der in der Kardiologie verwendeten agitierten Injektionslösungen. Alle z. Z. bekannten industriellen Echo-KM-Entwicklungen basieren letztlich auf Mikrobläschen [11]. Wegen ihrer speziellen akustischen Eigenschaften spielen Mikrobläschen für US-KM eine ähnlich wichtige Rolle wie Iod für RKM oder Gadolinium für MRT-KM.

Ein grundsätzliches Problem besteht – ohne zusätzliche stabilisierende Hilfsmittel – in der kurzen Lebensdauer solch kleiner Mikrobläschen. Fehlende Stabilisierung ist eine Hauptursache für die fehlende Reproduzierbarkeit von selbst hergestellten Echo-KM. Noch höhere Anforderungen an die Bläschenstabilität ergeben sich für die Passage durch die Lungenkapillargefäße. Bislang sind (soweit publiziert) nur 2 Präparate in der klinischen Entwicklung, bei denen dieser Grad der Stabilisierung erreicht wurde und Echosignalverstärkungen auch im linken Herzen und im arteriellen Gefäßbett nach einer i.v.-Injektion erreichbar sind (Albunex und ein Prüfpräparat der Schering AG mit der Bezeichnung SH U 508 A).

Typen und Entwicklungsstand echogener Kontrastmittel

Die z. Z. verwendeten oder in der klinischen Prüfung befindlichen echogenen KM lassen sich in 3 physikalisch verschiedene Typen einteilen, die jeweils verschiedene Prinzipien der Mikrobläschenstabilisierung repräsentieren.

Mikrobläschenhaltige Flüssigkeiten („Mikroschaum")

Am längsten bekannt ist die Verwendung von agitierten oder aufgeschäumten Injektionslösungen, um echogene Effekte im Blut während echokardiographischer Untersuchungen zu erzeugen. Eine erste Publikation beschrieb diese Effekte bereits 1968 [6]. In den nachfolgenden Jahren wurden verschiedene Injektionslösungen als Trägermedien untersucht, um die Reproduzierbarkeit des Kontrasteffektes und die In-vivo-Lebensdauer zu erhöhen. Auch wurden verschiedene Präparationstechniken verglichen (Schütteln, Aufschäumen zwischen einem Dreiwegehahn, Aufschäumen mit US von hoher Energie [„Sonication"]). In mehreren Arbeiten wurde die Überlegenheit der „Sonication"-Methode bezüglich der Bläschengrößen und Intensivität des KM-Effektes aufgezeigt, jedoch ist es bislang nicht gelungen, Mikrobläschen in einem rein flüssigen Trägermedium so reproduzierbar zu erzeugen und soweit zu stabilisieren, daß man von einem dosierbaren KM sprechen könnte. Weiterhin ist bislang keine ausreichende In-vivo-Stabilität erreicht worden, um Kontrasteffekte nach Lungenkapillarpassage in diagnostisch relevantem Ausmaß zu erreichen. Die Anwendung von KM dieses Typs bleibt deshalb auf venöse Gefäße, rechtes Herz und Körperhöhlen beschränkt.

Gasgefüllte Mikrohohlkugeln

Mit Hilfe einer speziellen „Sonifikations"-Methode und bei Verwendung von Humanalbumin als Trägerlösung ist es gelungen, luftgefüllte Mikrosphären herzustellen, die nach i.v.-Injektion die Lungenkapillarpassage überdauern und Linksherzkontrasteffekte erzeugen. Neben publizierten Eigenherstellungen [9] wird dieser Typ echogener KM von der industriellen Entwicklung Albunex [5] repräsentiert. Das Präparat befindet sich in den USA (Molecular Biosystems, Mallinckrodt), Europa (Nycomed) und Japan (Shionogi) in klinischer Entwicklung als echokardiographisches KM für B-Sektorscans.

Mikrobläschenhaltige Suspensionen

Mikrobläschenhaltige Suspensionen aus speziell hergestellten Galaktosemikropartikeln sind die Basis der ersten industriellen Entwicklung von Echo-KM, die vor ca. 10 Jahren begann und mit der Markteinführung des 1. Entwicklungsproduktes SH U 454 (Echovist) erfolgreich abgeschlossen wurde. Ein weiteres Präparat (SH U 508) wird derzeit klinisch geprüft.

Das grundlegende Prinzio von SH U 454 (Echovist) und SH U 508 A ist identisch. In einem speziellen Produktionsprozeß hergestelltes Galaktosemikropartikelgranulat wird kurz vor der Anwendung durch Aufschütteln in Galaktoselösung (Echovist) oder Aqua ad injectionem (SH U 508 A) suspendiert. Nach Injektion der milchigweißen mikrobläschenhaltigen Suspension wird das Blut vorübergehend während der Boluspassage echogen, bis diese akustischen Mikrostrukturen sich im Blutstrom aufgelöst haben [10]. Nach i.v.-Injektion löst sich SH U 454 (Echovist) nach Verlassen des rechten Herzens infolge der Vermischung und Verdünnung mit dem Blut auf, bevor das linke Herz erreicht wird. Es ist deshalb für die kontrastechokardiographische Untersuchung des rechten Herzens mittels B-Mode-Sektorscan und Doppler sowie des venösen Gefäßsystems geeignet. Darüber hinaus wird es als echogene Indikatorlösung zur sonographischen Darstellung der Eileiterdurchgängigkeit angewendet [12].

SH U 508 A besitzt gegenüber SH U 454 eine größere intravaskuläre Stabilität, die durch eine kleine galenische Veränderung (physiologische Fettsäure als Additiv) erreicht werden konnte. Damit wird ein Echogeni-

tätsanstieg im Blut erreicht, der nach i.v.-Injektion die Lungenpassage über-
dauert und so das arterielle Gefäßbett erreicht. Der während der Boluspassage echogene Blutstrom führt bei entsprechender Dosierung zu einer echogenen Kontrastierung der rechten und linken Herzhöhlen im Sektorbild
oder bereits in geringerer Dosis zu einem Anstieg der Doppler-Signalinten-
sität.

Anwendungsbereiche von Ultraschallkontrastmitteln

Echokardiographie

Die Kontrastechokardiographie des rechten Herzens eignet sich insbesondere zur Diagnostik von Shunts auf Vorhof- oder Ventrikelebene sowie zum
Nachweis einer Klappeninsuffizienz. Darüber hinaus wird durch die echogene Kontrastierung der rechten Herzhöhlen die Endokardabgrenzung verbessert. Gerade die im Normalfall *nicht* zu erwartende Lungenpassage des
echogenen Kontrasteffektes nach Echovist und anderen Rechtsherz-KM ist
für die Diagnostik kleiner Shunts, insbesondere auch eines offenen Foramen
ovale, von Vorteil.

Der Einsatz von KM in der Farbdoppler-Echokardiographie steigert die
Sensitivität der Blutflußdarstellung und kann so, insbesondere bei Patienten
mit schlechten Dopplersignal-Rausch-Verhältnissen, nicht sicher nachweis-

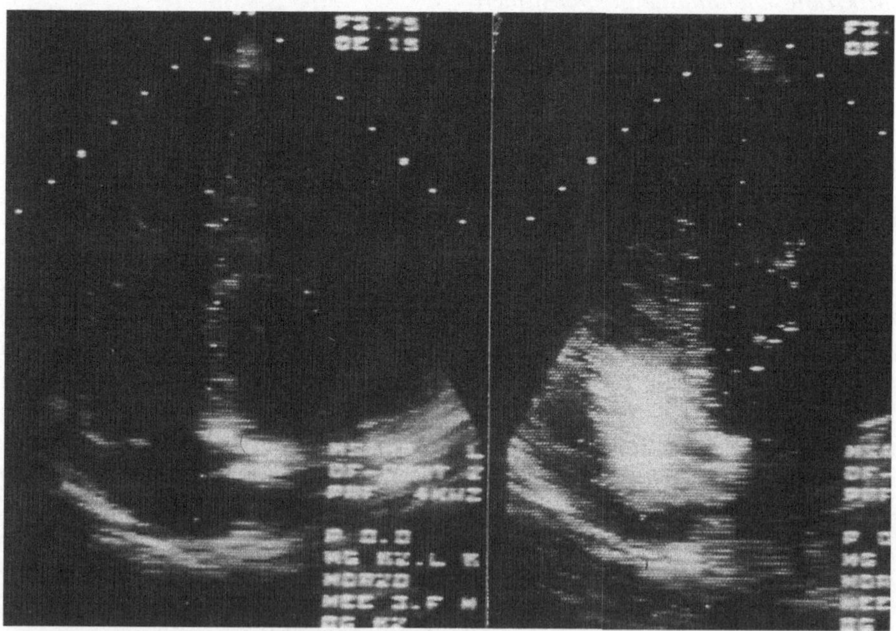

Abb. 10.2.1a, b. Apikaler Vierkammerblick in der Farbdoppler-Echokardiographie: Vorhofseptumdefekt mit Links-rechts-Shunt, **a** vor und **b** nach Injektion von Echovist, *RV =
rechter Ventrikel, RA = rechter Vorhof, LV = linker Ventrikel, LA = linker Vorhof*

bare Shunts- oder Klappeninsuffizienzen eindeutig darstellbar machen [1, 2, 14]. Die Abbildung 10.2.1 zeigt einen Shuntfluß von links nach rechts bei Vorhofseptumdefekt, der erst nach Signalverstärkung mittels Echovist darstellbar wurde.

Phlebokontrastsonographie

Die Kontrastierung des venösen Rückstroms in peripheren und zentralen Gefäßen erlaubt die Beobachtung der Hämodynamik im B-Mode oder eine Intensitätssteigerung der Flußsignale bei der Dopplersonographie. Diagnostische Vorteile ergeben sich daraus für den Ausschluß von Thrombosen und Gefäßverschlüssen in nativ unsicheren Fällen, in der Verlaufskontrolle unter Lysetherapie, für den Nachweis venöser Insuffizienzen sowie für die funktionelle Beurteilung von Dialyseshunts und V.-cava-Filtern [12].

Hysterosalpingokontrastsonographie

Mit Einsatz des ersten echogenen KM SH U 454 (Echovist), insbesondere in Kombination mit transvaginaler Untersuchungstechnik, war es möglich, eine sonographische Alternativmethode zur Röntgenhysterosalpingographie zu entwickeln [3]. Neben der Diagnostik von Uterusanomalien läßt sich durch transzervikale Applikation und Pertubation von Echovist sonographisch eine freie Tubenpassage nachweisen. Gegenüber konventionellen Verfahren wie HSG oder Chromolaparoskopie bestehen die Vorteile dieser Methode im Wegfall einer Strahlenbelastung, allergischer KM-Reaktionen oder operativer Risiken. Eine On-line-Beobachtung der Untersuchung und Ergebnisdemonstration zusammen mit der Patientin ist möglich. Eine sehr detaillierte Beschreibung der Untersuchungstechnik sowie differentialdiagnostische Diskussion von Befunden findet sich bei Deichert et al. [4].

Klinische Studien ergaben für die Erkennung durchgängiger Tuben in der Hysterosalpingokontrastsonographie (HKSG) im Vergleich zur konventionellen Diagnostik (Laparoskopie, Röntgen-HSG) eine Spezifität von 100 % und eine Sensitivität von 88 % [12]. Die HKSG bietet sich so als ein zukünftiges, wenig invasives Screening-Verfahren im Rahmen der Sterilitätsdiagnostik an.

Erste Erfahrungen mit PW- und Farbdopplervaginalsonden weisen darauf hin, daß eine zusätzliche Dopplerregistrierung die diagnostische Sicherheit, insbesondere bei Verdacht auf Tubenverschluß, sowie die Befunddokumentation weiter verbessern können [3, 7]. Die Abbildung 10.2.2 zeigt einen transvaginalen Duplexscan. Der ungehinderte tubare Fluß während der KM-Pertubation wird dabei durch das simultan registrierte Dopplersignal dokumentiert.

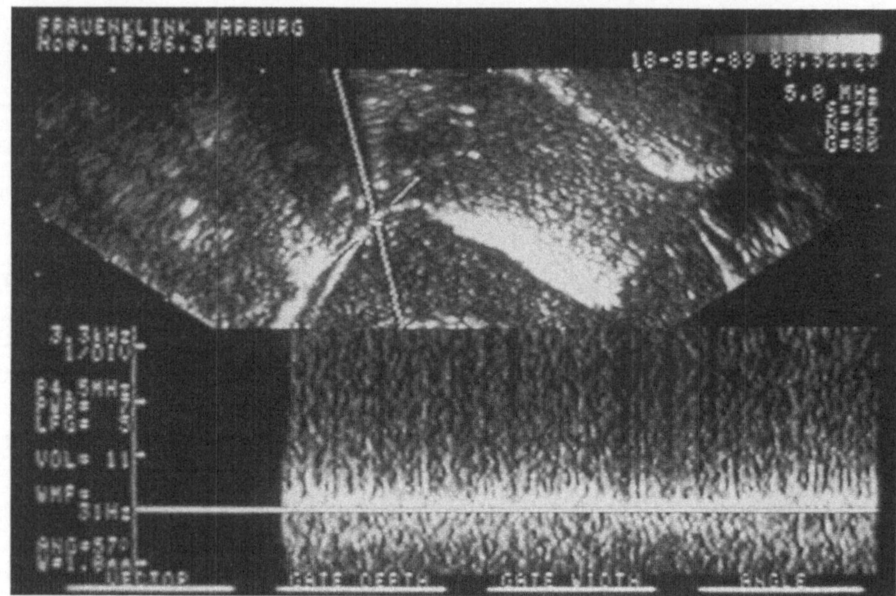

Abb. 10.2.2. Transvaginale Duplexsonographie: charakteristische Dopplersignale bei der Perfusion mit Echovist bestätigen die Durchgängigkeit der linken Tube

Weitere Anwendungsgebiete

Erste Ergebnisse klinischer Studien mit lungenkapillarstabilen KM (Albunex, SH U 508 A) haben gezeigt, daß der Echogenitätsanstieg im arteriellen Blut nach i.v.-Injektion die diagnostische Aussagekraft der Echokardiographie des linken Herzens verbessern und den Einsatzbereich insbesondere von Gefäß-Doppleruntersuchungen – wie für SH U 508 A berichtet – erweitern kann. Die Abbildung 10.2.3 zeigt eine Folge von apikalen Vierkammerblicken während der KM-Passage von SH U 508 A in beiden Herzhöhlen. Abbildung 10.2.4 zeigt den Fall einer Mitralinsuffizienz, der in der konventionellen Farbdopplertechnik nicht sichtbar war, jedoch aufgrund gesteigerter Dopplerintensität nach i.v.-Injektion von SH U 508 A diagnostiziert werden konnte.

Themen zukünftiger klinischer Studien mit SH U 508 A sind transkranielle Dopplersonographie, 1- und 2-dimensionale Doppleruntersuchungen zentraler und peripherer Gefäße einschließlich der Hauptstämme der Koronararterien (per transösophagealer Ableitung) sowie Tumorabgrenzung mittels Farbdopplersonographie.

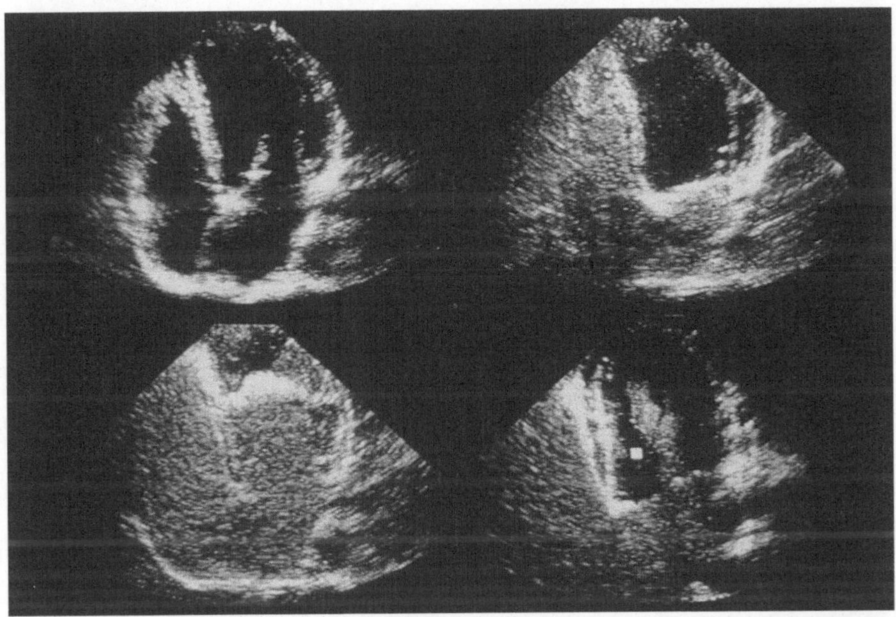

Abb. 10.2.3a–d. Echokardiographischer apikaler Vierkammerblick. **a** vor und **b–d** nach Injektion von SH U 508 A. **b** Echogener markierter Blutfluß in den rechten Herzhöhlen und Einstrom in den linken Vorhof nach Lungenpassage. **c** Erster diastolischer Einstrom in den linken Ventrikel. **d** Korrespondierende endsystolische Phase mit kontrastiertem Residualblut

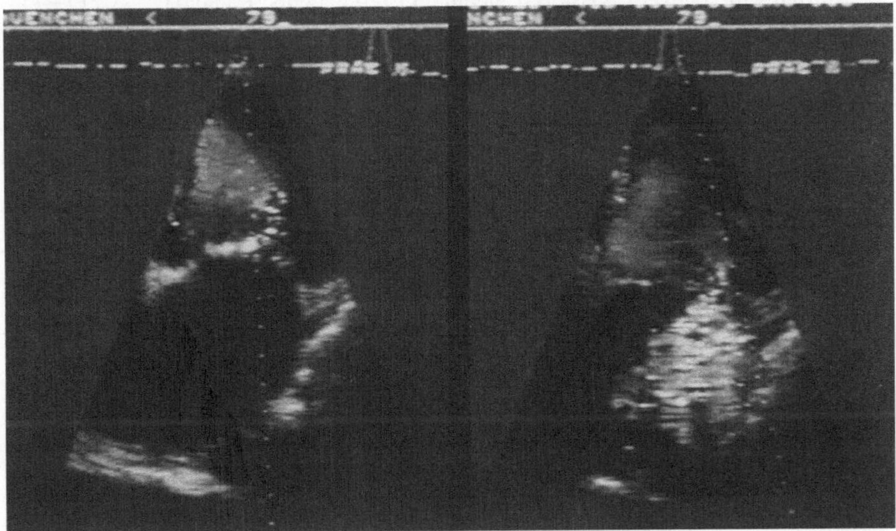

Abb. 10.2.4a, b. Echokardiographische Farbdopplersonographie des linken Herzens vor **a** und nach Injektion von SH U 508 A **b**. Der systolische Rückstrom durch die Mitralklappe in den Vorhof ist erst nach Dopplersignalverstärkung durch KM sichtbar (Nachweis einer Mitralinsuffizienz)

Literatur

1. Becher H, Schlief R (1989) Improved sensitivity of color Doppler by SH U 454. Am J Cardiol 64:374–377
2. Becher H, v Bibra H, Glänzer K, Schlief R, Aupperle B, Vetter H (1990) Contrast enhanced colour doppler imaging of left heart chambers. Circulation [Suppl] 82:375
3. Deichert U, Schlief R, van de Sandt M, Juhnke I (1989) Transvaginal hysterosalpingo-contrast-sonography (Hy-Co-Sy) compared with conventional tubal diagnostics. Hum Reprod 4:418–424
4. Deichert U, Duda V, Schlief R (eds) (1992) Funktionelle Sonographie in der Gynäkologie und Reproduktionsmedizin. Springer, Berlin Heidelberg New York (in press)
5. Feinstein SB, Cheirif J, Ten Cate FJ, Silverman PR, Heidenreich PA, Dick C, Desir RM, Armstrong WF, Quinones MA, Shah PM (1990) Safety and efficacy of a new transpulmonary ultrasound contrast agent: initial multicenter clinical results. J Am Coll Cardiol 16:316–324
6. Gramiak R, Shah PM (1968) Echocardiography of the aortic root. Invest Radiol 3:356
7. Hünecke B, Lindner C, Braendle W (1989) Untersuchung zur Tubenpassage mit der vaginalen gepulsten Kontrastmittel-Doppler-Sonographie. Ultraschall Klin Prax 4:192–198
8. Meltzer RS, Tickner G, Sahines TP, Popp RL (1980) The source of ultrasound contrast effect. J Clin Ultrasound 8:121
9. Reisner AS, Shapiro JR, Amico AF, Meltzer RS (1989) Contrast agents for myocardial perfusion studies. In: Meerbaum S, Meltzer R (eds) Myocardial contrast two-dimensional echocardiography. Kluwer, Dortrecht
10. Schlief R (1988) Echovist©: Physikalisch-pharmakologische Eigenschaften, Ergebnisse klinischer Prüfungen und Anwendungspotential eines neuartigen Ultraschall-Kontrastmittels. Biermann, Münster, pp 163–170 (Jahrbuch der Radiologie)
11. Schlief R (1991) Ultrasound contrast agents. Curr Opin Radiol 3:198–207
12. Schlief R, Deichert U (1991) Hysterosalpingo-contrast-sonography: results of a clinical trial with a novel US contrast medium in 120 patients. Radiology 178:213–215
13. Schlief R, Staks T, Mahler M, Rufer M, Fritzsch T, Seifert W (1990) Successful opacification of the left heart chambers on echocardiographic examination after intravenous injection of a new saccharide based contrast agent. Echocardiography 7:61–64
14. v Bibra H, Hartmann F, Petrick M, Schlief R, Reuner U, Blömer H (1988) Kontrast-Farbdoppler-Echokardiographie. Verbesserte Rechtsherzdiagnostik nach intravenöser Injektion von Echovist. Z Kardiol 78:101–108
15. Vorwerk D, Gehl HB, Schlief R, Nelles A, Günther RW (1990) Dynamische Kontrastmittelgestützte Ultraschallkavographie bei Kavafilterpatienten. Ultraschall Med 11:146–149

Sachverzeichnis